CLAUDIA WILHELMI

Natur auf meiner Haut

50
Einfache Beauty-Rezepturen
mit Pflanzen aus
Natur & Garten

NACHHALTIGE NATURKOSMETIK ZUM SELBERMACHEN

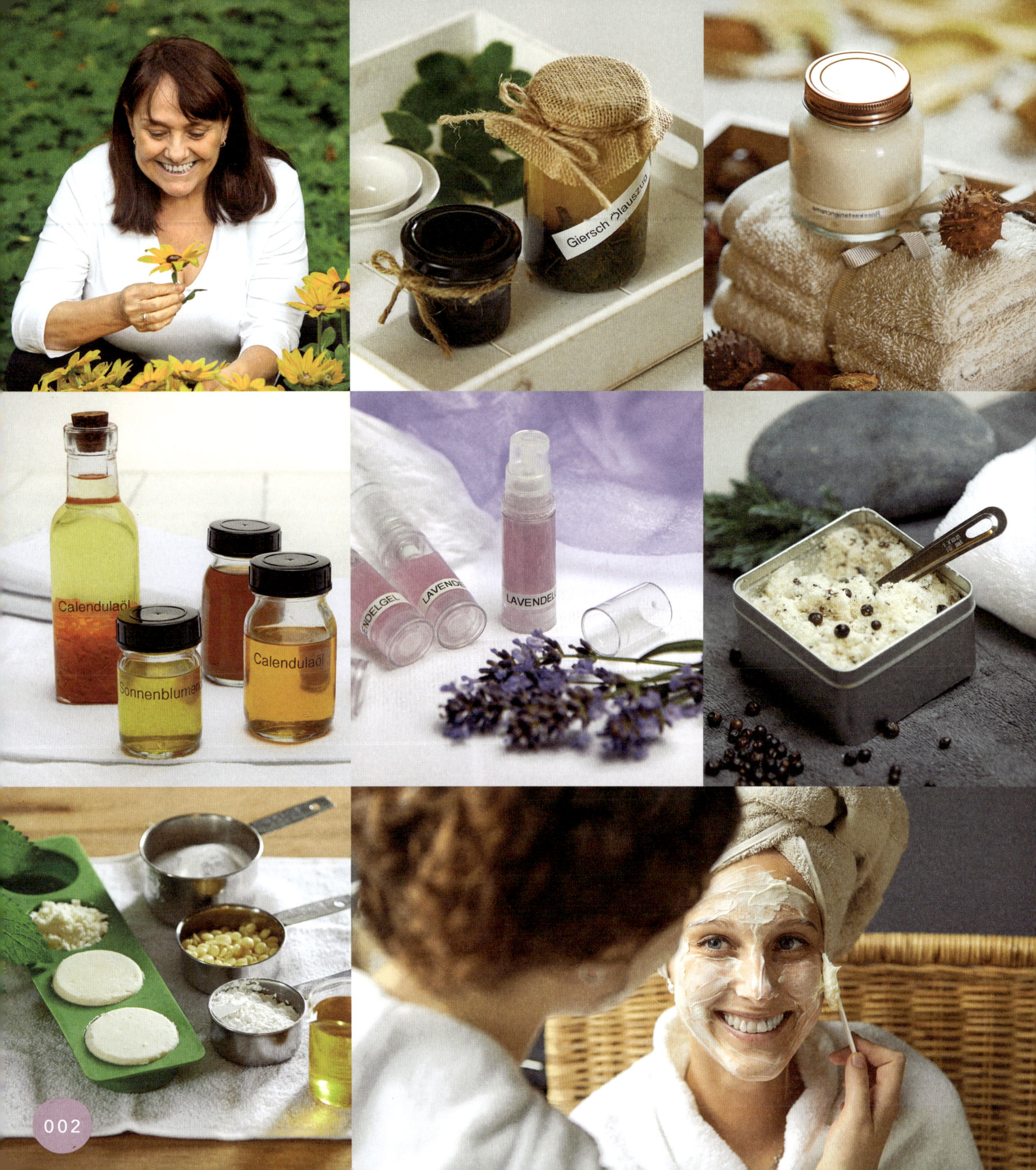

INHALTSVERZEICHNIS

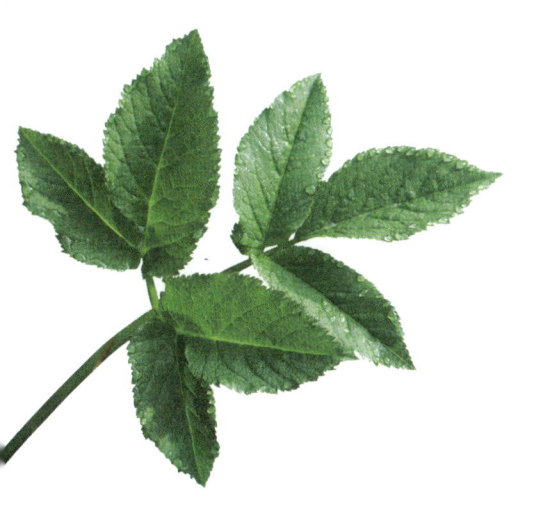

004 *Auf ein Wort*

016 *Frühling*

046 *Sommer*

080 *Herbst*

104 *Winter*

126 *Wellness mit Freundinnen*

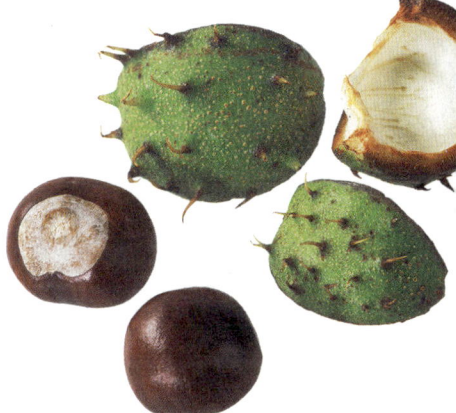

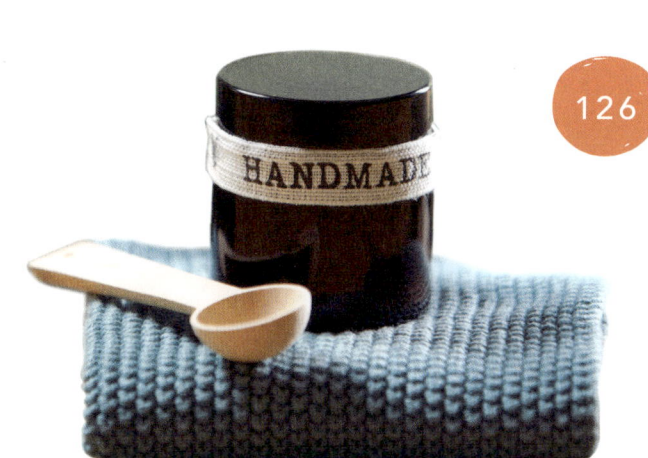

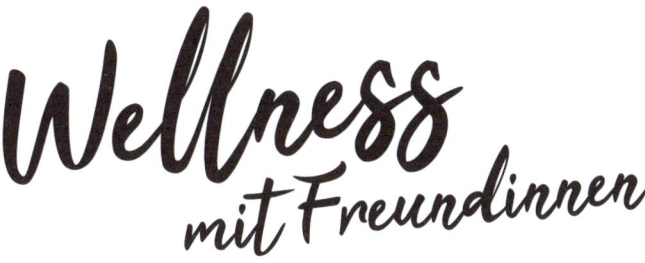

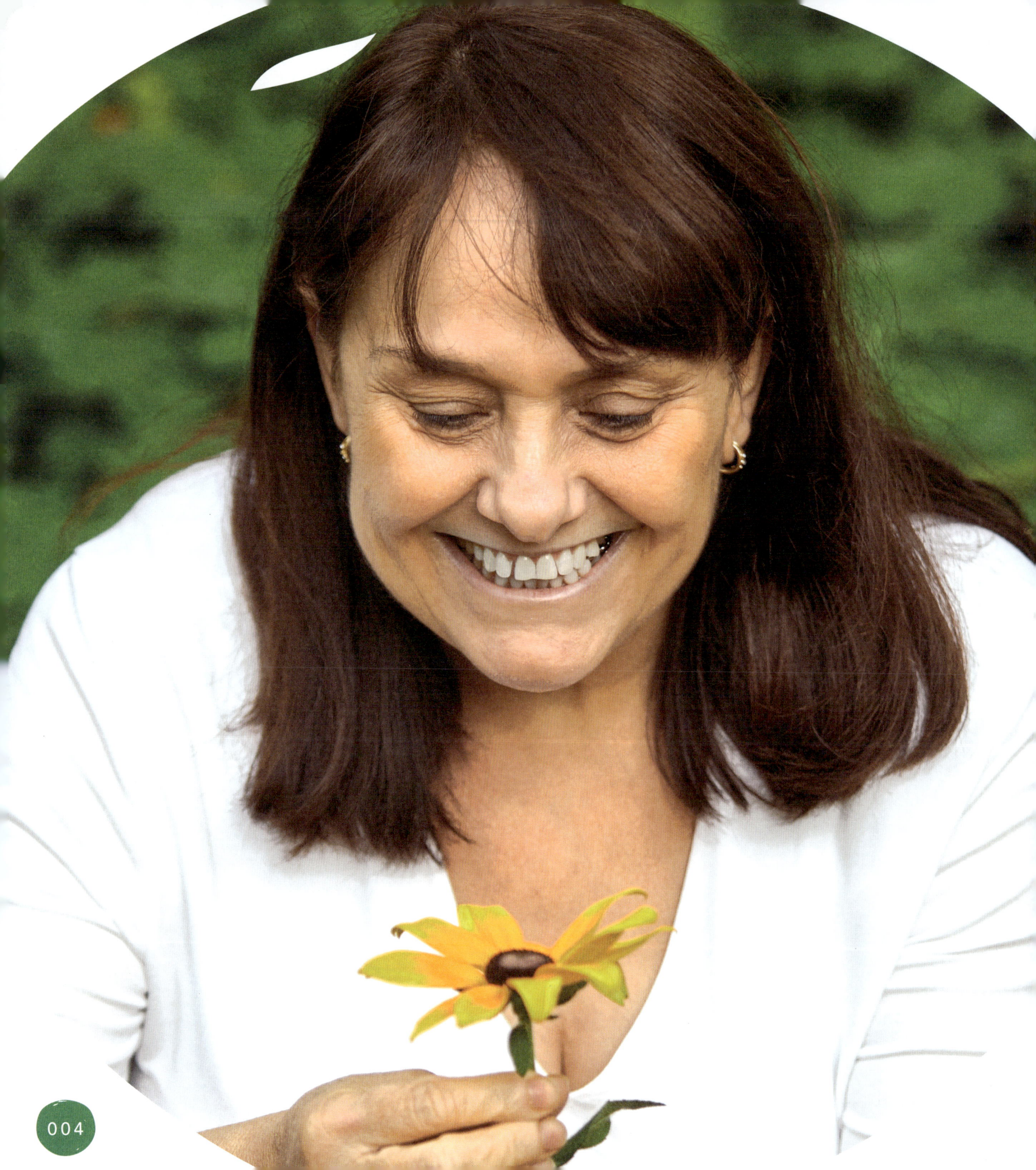

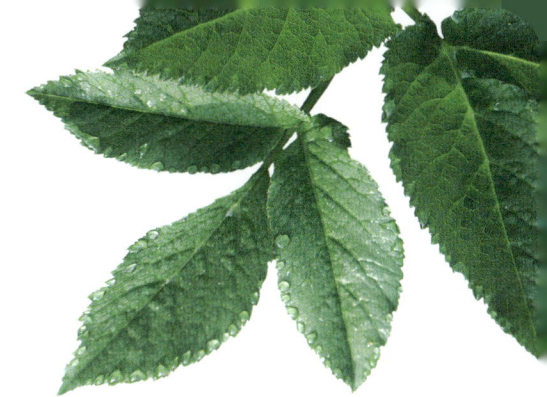

Auf ein Wort

Warum sollte ich Naturkosmetik selber machen, werden sich einige fragen. Der Markt ist groß genug, für jeden Hauttyp gibt es alles – richtig! Aber gleichzeitig wächst bei vielen Menschen das Bedürfnis, genau zu wissen, was in der jeweiligen Kosmetik steckt. Die Kontrolle über die Inhaltsstoffe zu haben, zu wissen, dass diese naturrein und ohne chemische oder sonstige unerwünschte Zusatzstoffe sind, bestärkt bei vielen den Wunsch zur Eigenproduktion. Auch ich werde in meiner Seifenmanufaktur und meinen Workshops immer wieder danach gefragt. Deshalb habe ich mich entschlossen, dieses Buch zu schreiben. Ich möchte zeigen, wie einfach es ist, Naturkosmetik selbst herzustellen, wie viel Spaß es macht und nicht zuletzt, dass ein tolles Ergebnis dabei entsteht.

NATURREIN

Alle Rezepturen basieren auf natürlichen Rohstoffen, einigen wenigen ausgewählten Basisstoffen und dazu die unterschiedlich wirksam werdenden Naturkomponenten. Ich verzichte weitestgehend auf Konservierungsmittel, künstliche Aromen oder Farbstoffe.

VERTRÄGLICH

Alle Rezepte sind für normale Hauttypen ausgelegt und so mild, dass sie auch bei empfindlicher Haut anwendbar sind. Lediglich Allergiker oder Menschen mit Hautproblemen sollten die Produkte zunächst punktuell ausprobieren und die Reaktionen testen.

VERFÜGBAR

Alle Inhaltsstoffe sind gut erhältlich. Eine Liste mit den Bezugsquellen findet sich am Ende des Buches. Die pflanzlichen Bestandteile sammle ich im Garten oder in der freien Natur. Dabei ist unbedingt darauf zu achten, dass die Pflanzen nicht gespritzt oder anderweitigen negativen Einflüssen ausgesetzt sind. Man sollte auch keinen Raubbau an der Natur vornehmen und immer nur so viel sammeln, wie man tatsächlich für seine Naturkosmetik benötigt.

SELBSTBESTIMMT

Generell sollte man beobachten, wie einem die Kosmetik bekommt. Das Gute an selbst erstellten Crèmes, Tinkturen, Gesichtswasser und Gels ist, dass man die einzelnen Bestandteile in ihrer Menge variieren kann. Schon bald entwickelt man ein gutes Gespür dafür, was einem selbst guttut, was die jeweilige Haut braucht, in welchen Zuteilungen und in welchen Zeiträumen. So kann man von Anfang an selbst entscheiden, wie die eigene Haut gepflegt wird.

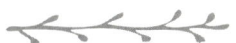

UMWELTFREUNDLICH

Und schließlich ist das Ganze auch noch umweltfreundlich! Zum einen stelle ich immer nur so viele Kosmetika her, wie ich in der nächsten Zeit benötige. So wird nichts ranzig oder schlecht. Zudem verwende ich alle Tiegel, Flaschen und Tübchen erneut, sodass kein Plastikmüll entsteht, wie es bei gekauften Kosmetika zuhauf der Fall ist. Also: Alles gute Gründe für die selbst gemachte Naturkosmetik!

Die Pflanzenöle

Pflanzenöle sind die Grundessenz bei der Hautpflege. Sie verleihen der Haut einen seidigen Glanz und versorgen sie mit den so wichtigen Fettsäuren, Mineralstoffen, Vitaminen und Wirkstoffen. Sie sind die wertvollen Begleiter in unserer Hautpflege. Die Wirkstoffe der unterschiedlichen Pflanzenöle können entweder pflegend, regenerierend, feuchtigkeitsspendend, kühlend, aber auch wärmend sein. Man sollte selbst austesten, welches Öl man am besten verträgt und welches man am angenehmsten auf der eigenen Haut findet.

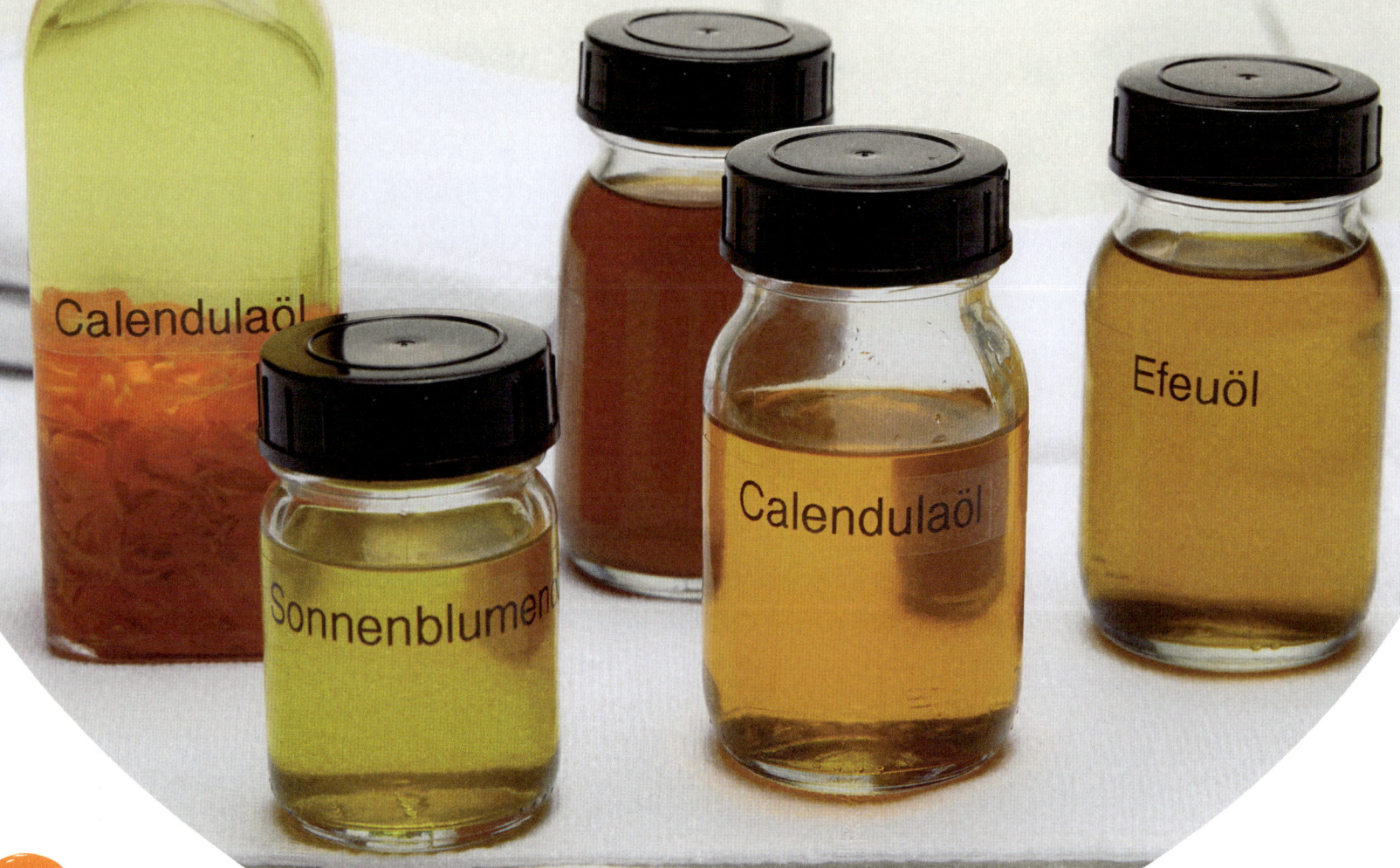

Der Ölkaltauszug

Ich verwende gerne kaltgepresste Öle. Dabei werden die Öle ohne chemische Lösungsmittel und ohne Erhitzen, sondern lediglich durch Pressung aus der Pflanze gewonnen. Der Vorteil ist, dass die Inhaltsstoffe des Ausgangsprodukts bei der Ölgewinnung vollständig erhalten bleiben.

Ich bereite meine Ölkaltauszüge (Ölmazerate) genau wie die Tinktur zu, die auf Seite 010 beschrieben wird. Ein großer Vorteil dieser Methode ist die Umweltfreundlichkeit, da man nur ganz wenig Pflanzenmaterial benötigt.

Für den Ölkaltauszug nehme ich leicht angetrocknetes Pflanzenmaterial, am besten eignen sich hierfür Blüten und Blätter. Als Öle verwende ich entweder Mandel-, Sesam- oder Jojoba-Öl. Sie sind oxidationsstabil und lange haltbar. In der Regel wähle ich wie bei den Tinkturen eine Mischung von 1:10, aber das kann jeder für sich selbst entscheiden.

ZUTATEN

eine kleine Menge
Pflanzenmaterial

Öl nach Belieben
(Mandel-, Sesam-
oder Jojoba-Öl)

AUSSERDEM

2 Marmeladengläser

Einmachglas

Stabmixer

Filter oder Leinentuch

dunkle Apothekerglasflasche

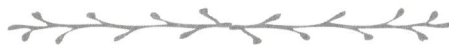

HERSTELLUNG

1 Die Pflanzenteile müssen sauber und frei von abgestorbenen oder welken Bestandteilen sein. 2 Pflanzenteile ins Einmachglas füllen und mit dem gewählten Öl bedecken. 3 Alles mit dem Stabmixer kurz anmixen. Zum Schluss alles in das andere Glas umfüllen. Darin bleibt die Pflanzen-Öl-Mischung für einen Tag stehen. 4 Zwischendurch mehrmals umrühren. Wichtig! Das Pflanzenmaterial sollte gut mit dem Öl bedeckt sein, damit es nicht zur Verkeimung oder Schimmelbildung kommt. 5 Wenn sich die Pflanzenteile auf dem Boden abgesetzt haben, das Öl durch den Filter abgießen. 6 Den Auszug in eine dunkle Flasche umfüllen und entsprechend beschriften.

Der warme Ölauszug

Vor allem bei Pflanzenteilen wie Wurzeln, Früchten und Gemüse, die eine hohe Feuchtigkeit aufweisen, mache ich lieber einen warmen Ölauszug (Ölmazerat). Gerne verwende ich zum Beispiel Kürbis, Sanddorn, Hagebutte, Möhre oder Kartoffelschalen, um nur einige zu nennen. Bei der Auswahl der hinzukommenden Öle nehme ich gerne Oliven- oder Kokos-Öl. Sie sind oxidationsstabil, lange haltbar und passen vor allem gut zum Herbst und Winter.

Der Vorteil des warmen Ölauszugs ist die hohe Ausbeute in relativ kurzer Zeit. Bei stark wasserhaltigen und frischen Pflanzen, bei denen Wasser leichter verdunsten kann, verringert sich auch die Schimmelgefahr.

ZUTATEN

eine kleine Menge
Pflanzenmaterial
oder Früchte

Öl nach Belieben
(Oliven- oder Kokos-Öl)

AUSSERDEM

Filter

Topf

Einmachglas

mittelgroßes
Einmachglas

Kochlöffel

Messer

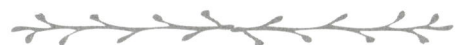

HERSTELLUNG

1 Die Pflanzenteile müssen sauber sein und dürfen keine fauligen Stellen haben. 2 Pflanzenteile möglichst klein schneiden, ins Einmachglas füllen und mit dem ausgewählten Öl auffüllen. 3 Das Pflanzenmaterial soll gut mit dem Öl bedeckt sein und für 2 bis 3 Stunden im Öl und auf kleinster Stufe im Wasserbad ziehen. 4 Wichtig ist, dieses nicht zu heiß werden zu lassen, damit das Pflanzenmaterial nicht frittiert wird. 5 Zwischendurch mal umrühren, damit sich alle Mineralien und Vitamine lösen können. 6 Wenn alles fertig ist, durch einen feinen Filter sieben und die Pflanzenreste entfernen. 7 In Flaschen oder Gläser abfüllen, Name und Datum draufschreiben, fertig!

Blüten-Hydrolat herstellen

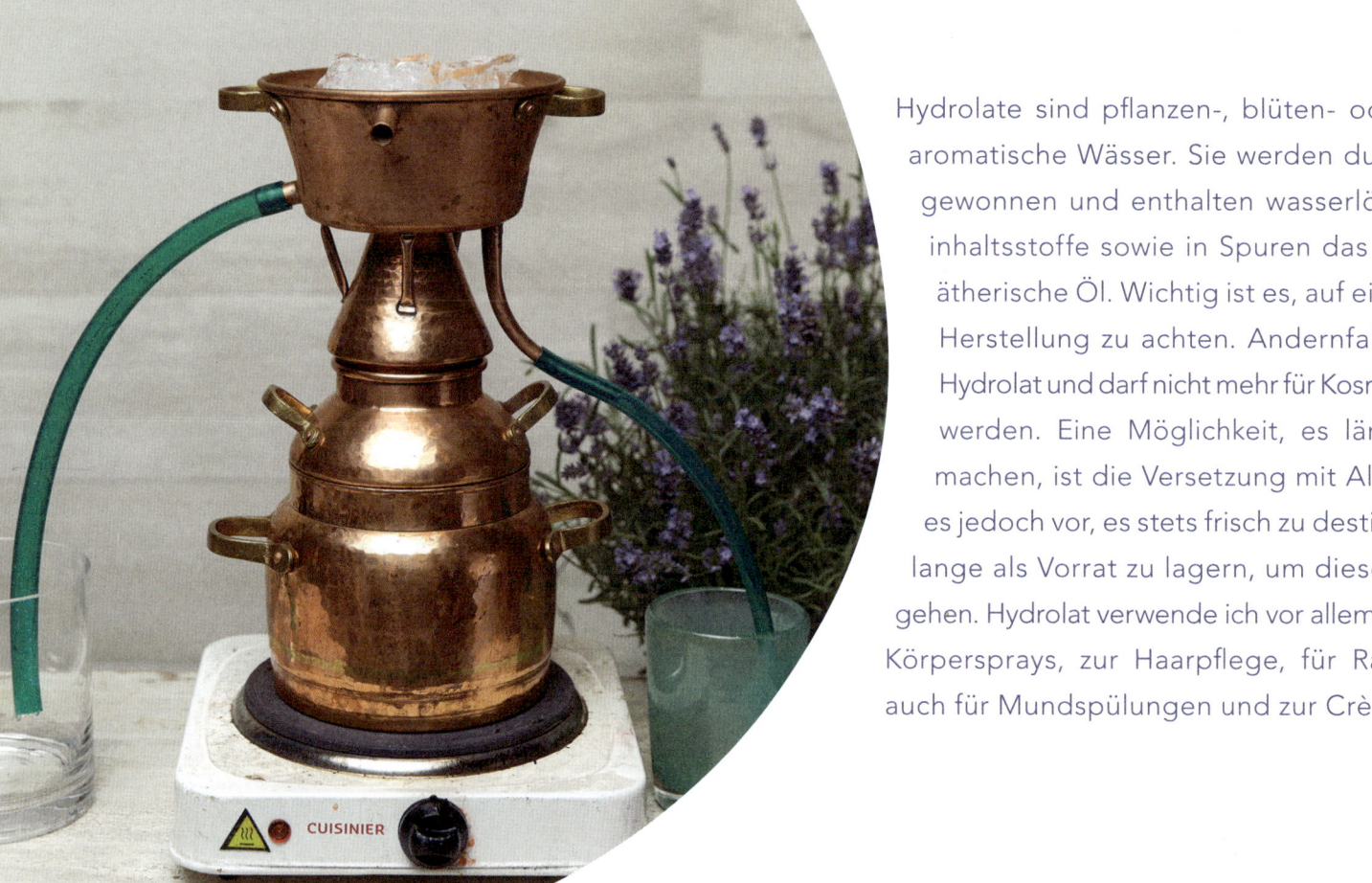

Hydrolate sind pflanzen-, blüten- oder auch frucht-aromatische Wässer. Sie werden durch Destillieren gewonnen und enthalten wasserlösliche Pflanzeninhaltsstoffe sowie in Spuren das entsprechende ätherische Öl. Wichtig ist es, auf eine sehr saubere Herstellung zu achten. Andernfalls verkeimt das Hydrolat und darf nicht mehr für Kosmetika verwendet werden. Eine Möglichkeit, es länger haltbar zu machen, ist die Versetzung mit Alkohol. Ich ziehe es jedoch vor, es stets frisch zu destillieren und nicht lange als Vorrat zu lagern, um diese Gefahr zu umgehen. Hydrolat verwende ich vor allem für erfrischende Körpersprays, zur Haarpflege, für Raumdüfte, aber auch für Mundspülungen und zur Crèmeherstellung.

BLÜTEN FÜR HYDROLATE

Pfingstrose

Rose

Lavendel

Rotklee

Gänseblümchen

Holunder

Brennnessel

… und viele mehr.

ZUTATEN

ca. 4 Handvoll Blütenblätter

gecrashtes Eis

AUSSERDEM

Dampfdestillator

Glasbecher

HERSTELLUNG

1 Die Blütenblätter abzupfen, ggf. zerkleinern und in den Aufsatz des kupfernen Dampfdestillators geben. **2** In den unteren Brennkessel Wasser einfüllen, den Aufsatz mit dem Auflauf aufsetzen und den Apparat auf die Herdplatte stellen. Bei hoher Temperatur das Wasser zum Kochen bringen. **3** Die Kühlkuppel oben mit Eis füllen. **4** Schon bald wird dann das Destillat aus dem Rohr tropfen, das mittels untergestelltem Glasbecher aufgefangen wird.

Ich stelle für meine Naturkosmetik Hydrolate aus folgenden Pflanzen/Früchten her:

Eukalyptus

Gänseblümchen

Lavendel

Orange

Rose

Rosskastanie

Zaubernuss

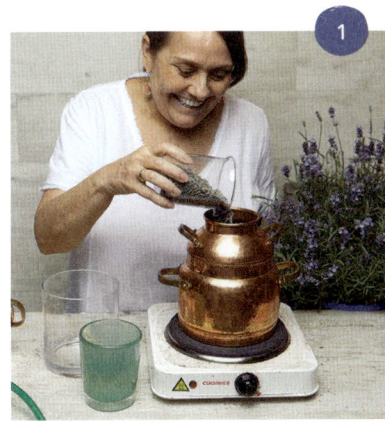
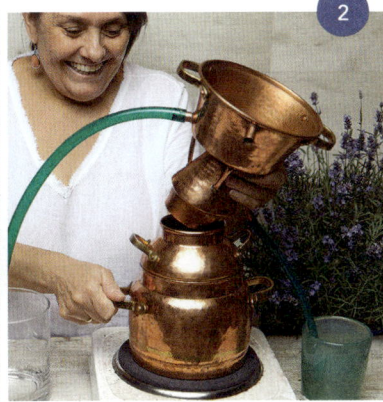
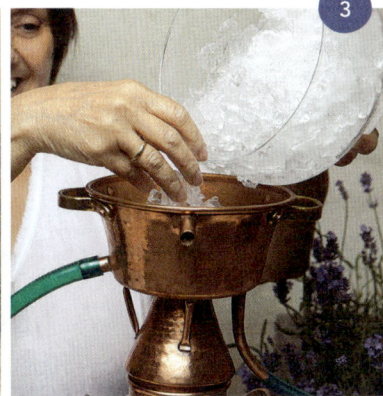
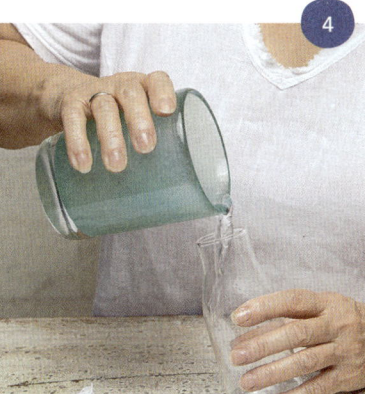

Die Tinkturen

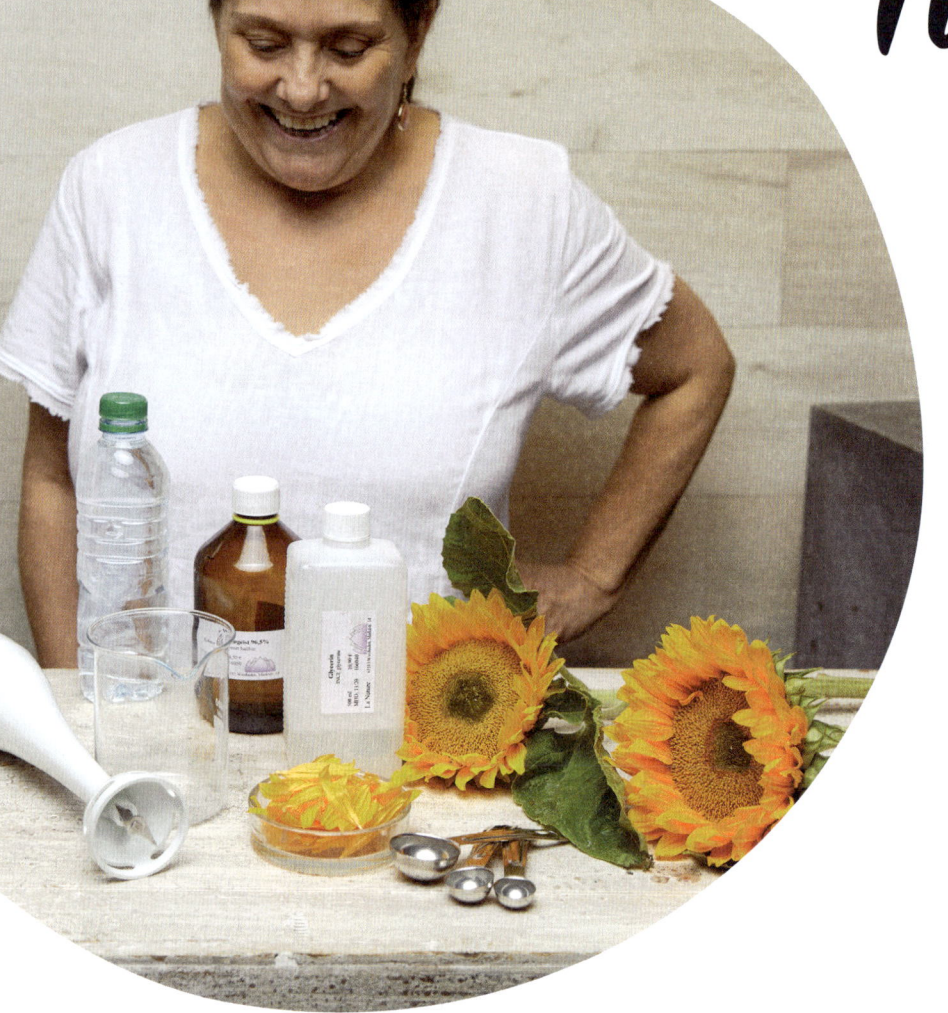

Tinkturen (Extrakte) sind Pflanzenextrakte, die durch Auszug der frischen oder getrockneten Pflanzenteile auf alkoholischer oder Glycerinbasis hergestellt werden. Sie sind einfach in der Verwendung, haben eine lange Haltbarkeit und bieten für die selbst gerührte Kosmetik die ganze Pflanzenkraft der Natur. Die Tinkturen werden während der Wirkstoffphase in die handwarme Crème gerührt und haben durch ihren Alkoholgehalt eine zusätzliche konservierende Wirkung auf das Endprodukt. Alle Tinkturen, die ich in meiner Naturkosmetik verwende, mache ich selbst aus frisch gesammelten oder getrockneten Pflanzen. Weil ich meine Tinkturen meist für die sofortige Weiterverarbeitung benötige, arbeite ich nach dem Extraktionsverfahren, der sogenannten Turbo- oder Wirbelextraktion.

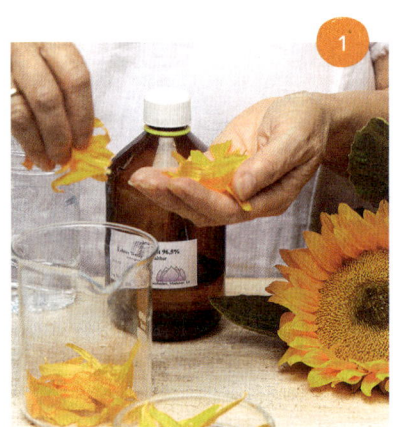
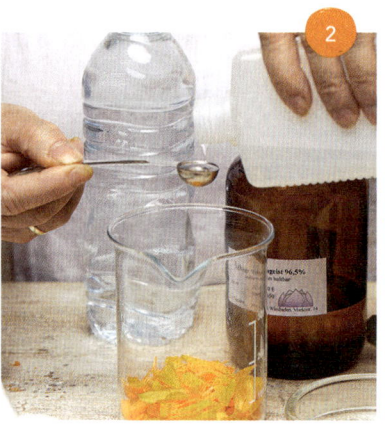
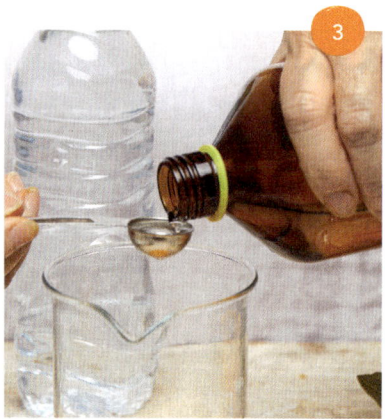
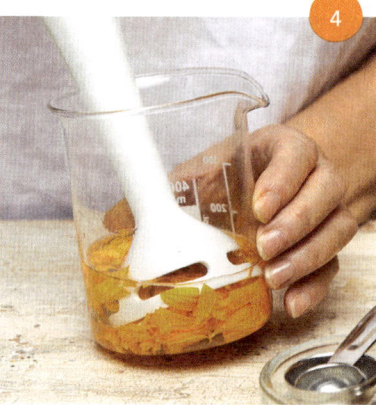

Die Turbo-Extraktion

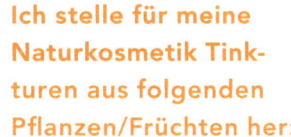

ZUTATEN

Pflanzenmaterial
(frisch oder getrocknet)

70%iger Alkohol

AUSSERDEM

Becherglas

Filternutsche aus Glas

Gummikonus

Saugstutzen

Saugflasche

Peleusball

leistungsstarker Stabmixer
(der nicht so schnell heiß wird)

Topf

Pipettenglas

ÜBRIGENS

Wem eine 70%ige Alkohollösung zu hoch ist, kann auch eine Mischung aus 50 Prozent Weingeist, 20 Prozent Glycerin und 30 Prozent Wasser nehmen.

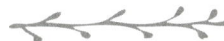

HERSTELLUNG

1 Die Pflanzenteile müssen sauber und frei von abgestorbenen oder welken Bestandteilen sein. **2** Pflanzenteile ins Einmachglas füllen und **3** mit der gewählten Lösung bedecken. **4+5** Alles ordentlich mixen, am besten mit dem Stabmixer. **6** Zum Schluss alles in das andere Glas umfüllen. Darin bleibt die Pflanzen-Öl-Mischung für einen Tag stehen. Zwischenzeitlich mehrmals umrühren. Wichtig! Das Pflanzenmaterial sollte gut mit der Alkohollösung bedeckt sein, damit es nicht zur Verkeimung oder Schimmelbildung kommt. **7+8** Wenn sich die Pflanzenteile auf dem Boden abgesetzt haben, die Tinktur in den Filter abgießen. Den Auszug in eine dunkle Flasche umfüllen und entsprechend beschriften.

Ich stelle für meine Naturkosmetik Tinkturen aus folgenden Pflanzen/Früchten her:

Apfel

Brennnessel

Efeu

Giersch

Kapuzinerkresse

Kirschharz

Mahonie

Pfingstrose

Quitten

Ringelblume

Rosskastanie

Rotklee

Sonnenhut

Wacholder

Walnuss

Zaubernuss

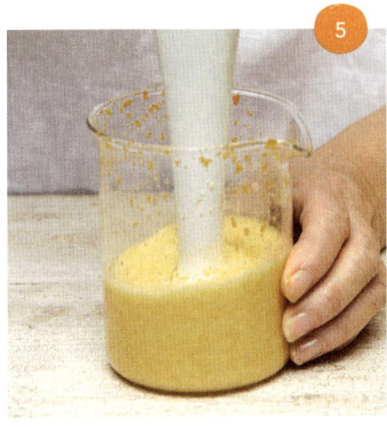

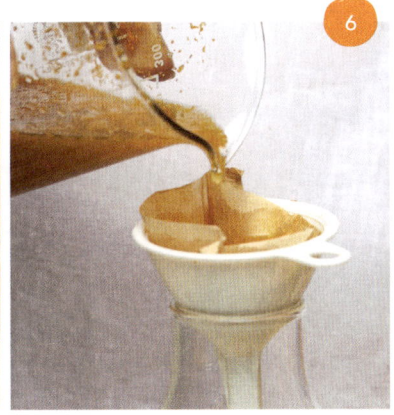

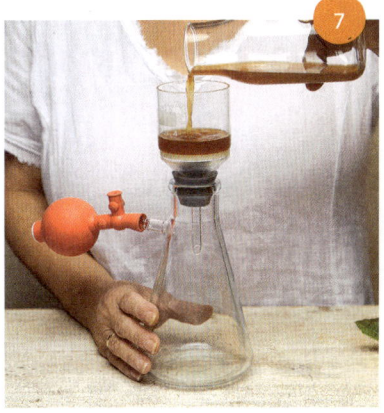

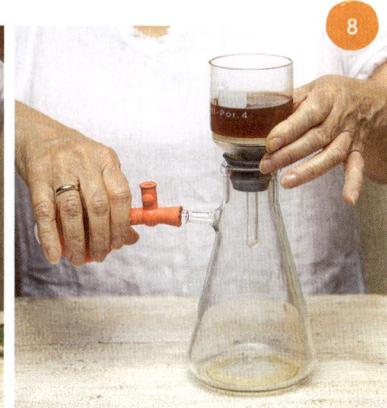

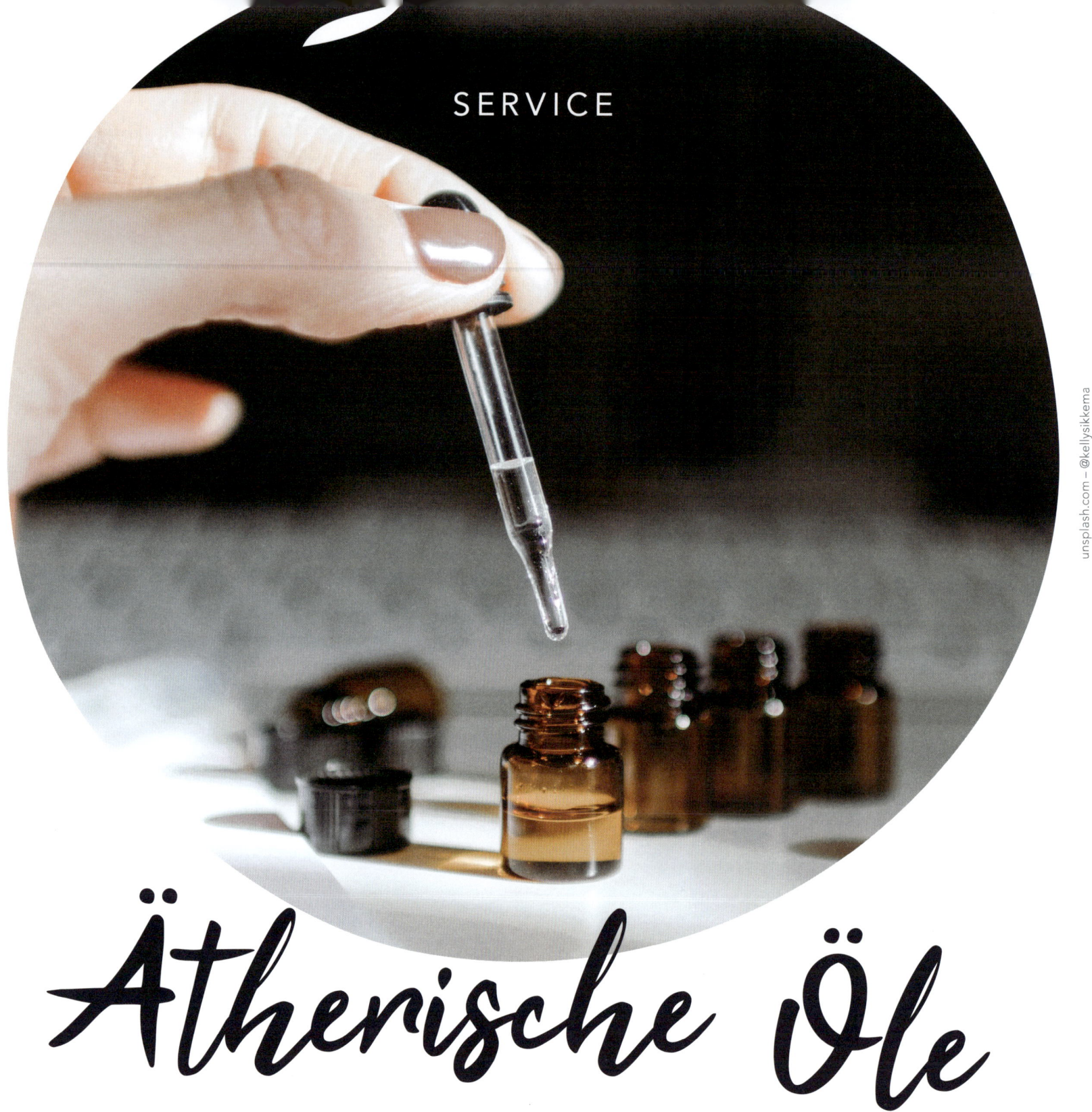

unsplash.com – @kellysikkema

Ätherische Öle

Die von mir verwendeten ätherischen Öle zur Verfeinerung meiner Kosmetikrezepturen sind naturrein und somit qualitativ hochwertig. Sie werden aus der jeweils angegebenen Stammpflanze aus Blüten, Blättern, Zweigen, Wurzeln oder Harzen gewonnen. Naturrein heißt auch, sie sind hundertprozentig natürlich, ohne synthetische Zusätze und nicht mit anderen minderwertigen Ölen versetzt. Sie dürfen – bis auf wenige Ausnahmen – nie pur auf die Haut aufgetragen werden. Daher werden sie meistens mit Ölen vermischt und in der Pflege verwendet.

GRAPEFRUIT-ÖL

Das sehr harmonische wirkende Zitrus-Öl ist anregend und sehr tonisierend bzw. erfrischend. Grapefruit-Öl ist das ätherische Öl, was hauptsächlich zur Beduftung von Shampoos sowie Dusch- und Badezusätzen Anwendung findet.

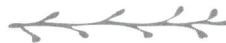

INGWER-ÖL

Man gewinnt das ätherische Öl durch eine Wasserdampfdestillation der Wurzeln. Dabei ergeben 25 Kilogramm Wurzeln einen Liter ätherisches Öl. Dieses Öl duftet sehr frisch und fruchtig, balsamisch und etwas zitronig.

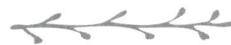

KIEFERNNADEL-ÖL

Kiefernnadel-Öl wird aus den getrockneten Nadeln des gleichnamigen Baumes gewonnen. Für die äußere Anwendung ist es nötig, das Öl zu verdünnen.

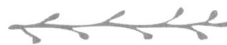

LAVENDEL-ÖL

Lavendel-Öl wirkt heilend und beruhigend auf geschädigte Haut. Es ist anregend und sehr hautpflegend und kann in nahezu jedes kosmetische Produkt eingearbeitet werden.

NEROLI-ÖL

Das Neroli-Öl ist eine sehr wertvolle Essenz aus den Blüten des Neroli-Öl-Baumes. Die Bitterorange, aus der man das Öl herstellt, kommt ursprünglich aus China, wo sie schon seit Jahrhunderten für Kosmetik verwendet wird.

ORANGEN-ÖL

Das stimmungsaufhellende, intensiv duftende Orangen-Öl bringt Schwung in den Tag. Es wirkt sehr erfrischend und erinnert auch an schlechten Tagen an Sonnenschein. Vor allem beliebt in Shampoos und Seifen sowie Bade- und Duschzusätzen.

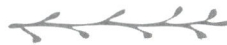

PFEFFERMINZ-ÖL

Ein Alleskönner in der Haar- und Kopfhautpflege ist das Pfefferminz-Öl. Es beruhigt trockene Kopfhaut und lindert Juckreiz, gleichzeitig wird auch die Durchblutung angekurbelt. Enorm wach macht es am frühen Morgen dank seines frischen Mentholgeruchs.

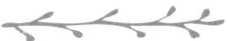

ROSEN-ÖL

Rosen-Öl ist eines der wertvollsten ätherischen Öle überhaupt. Der hohe Preis wird leicht verständlich, wenn man bedenkt, dass für die Herstellung eines Milliliters Rosen-Öl ca. 5 kg Rosenblüten-Blätter benötigt werden. Besonders trockene, empfindliche und reife Haut profitiert von der pflegenden Wirkung des Rosen-Öls. Dieses Öl ist ein Erlebnis für Haut und Sinne.

ROSMARIN-ÖL

Ein sehr vielseitiges Öl, das desinfizierend und kreislaufanregend wirkt. Bestens geeignet zur Pflege unreiner, fettiger Haut. Es regt die Durchblutung an, wirkt reinigend und zellerneuernd. Ideal als Shampoo-Zusatz bei stumpfen oder fettigen Haaren.

TEEBAUM-ÖL

Teebaum-Öl wird gerne als Tausendsassa bezeichnet, weil seine Wirkung so vielfältig ist. Es wirkt antiseptisch, entzündungshemmend, schmerzlindernd, allgemein anregend und infektionshemmend. Pur auf Warzen aufgetragen, können diese verschwinden. Teebaum-Öl kann zudem bei Akne und Kopfhautproblemen helfen.

WACHOLDER-ÖL

Das leicht gelbliche, aus den getrockneten Beeren hergestellte Öl duftet sehr fruchtig und aromatisch. Sein angenehmes Aroma macht das Öl auch für die Anwendung als Badezusatz, für Massage-Öle oder in Seifen interessant.

Um die hier verwendeten Basis-Öle zu veredeln, habe ich sie mit einem Ölkaltauszug oder einem warmen Öl-Auszug aus nachfolgend gelisteten Pflanzen aufgewertet. Sie sind der Intensität der Wirkstoffe nach sortiert.

Kiefer	Efeu
Rotklee	Kürbis (auf Seite 082)
Giersch	Walnuss
Gänseblümchen	Quitten
Holunderblüte	Hagebutten
Brennnessel	Wacholder
Ringelblumen	Kartoffel
Sonnenblumen	
Mohn	

Seifen herstellen

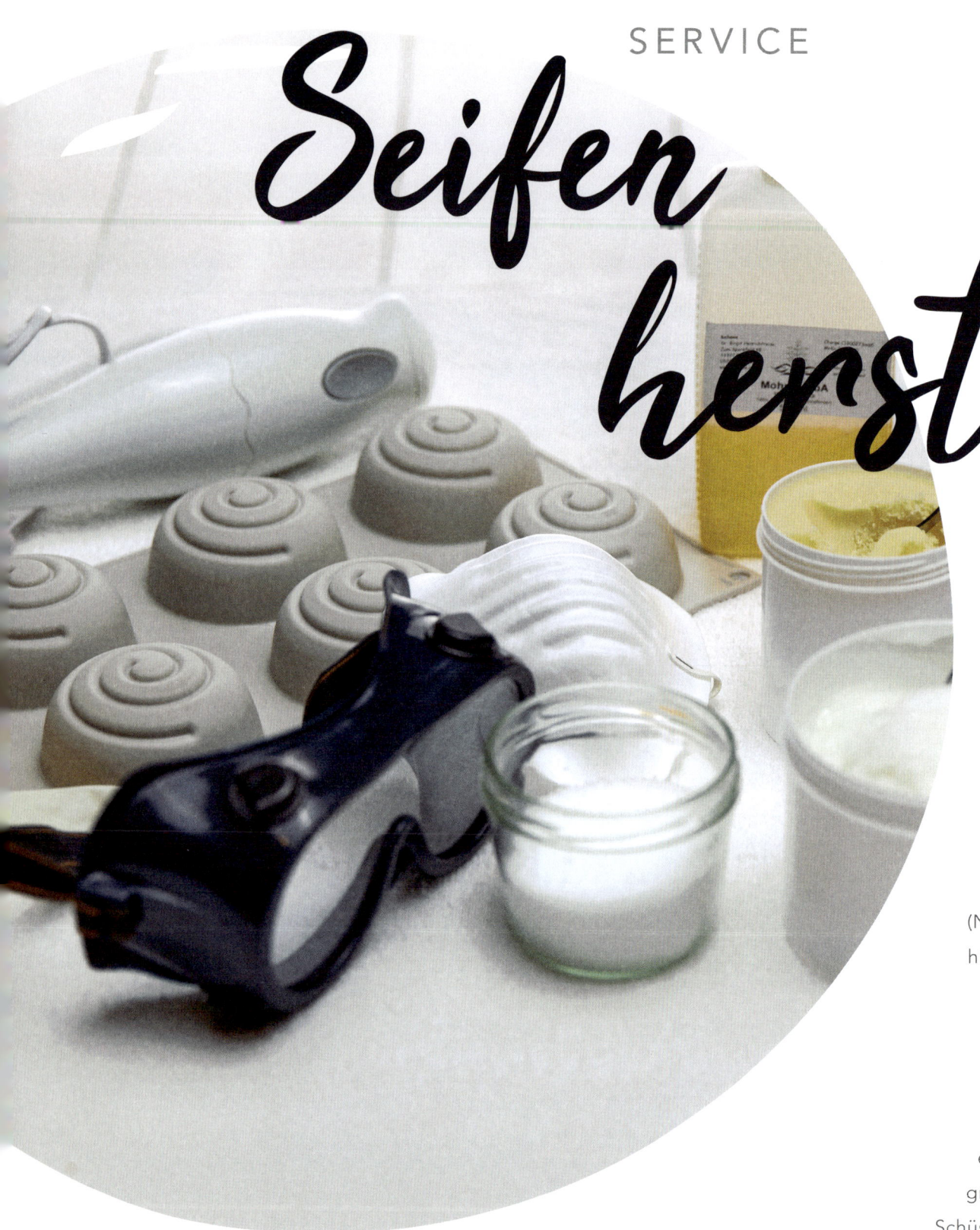

BENÖTIGTES MATERIAL

Schutzbrille

Schutzhandschuhe

langärmeliges Oberteil

NaOH
(Natriumhydroxid, Ätznatron)

hitzebeständiges Becherglas

Topf fürs Wasserbad

Herd oder einzelne
elektrische Herdplatte

Thermometer (Edelstahl)

elektrischer Pürierstab

engmaschiges Küchensieb

grammgenaue Küchenwaage

Schüsseln aus Plastik oder Edelstahl

Plastikbecher
zum Abwiegen der Öle

Löffel aus Plastik oder Edelstahl

Seifenform

alte Handtücher

Frischhaltefolie

Wer selber Seifen sieden möchte, benötigt eine kleine Grundausstattung, die ausschließlich für diesen Zweck verwendet werden sollte. Die hier aufgeführte Methode für die Seifenherstellung nennt sich Cold Process (CP). Diese Methode habe ich für meine Mohnseife angewandt.

DARAUF SOLLTE MAN ACHTEN!

NaOH, auch Ätznatron genannt, ist eine gefährliche Chemikalie, deshalb ist höchste Vorsicht geboten! Seifensieder sollten beim Umgang mit Natriumhydroxid immer Handschuhe und Schutzbrille tragen. Bereits ein Spritzer in die Augen kann zur Erblindung führen. Außerdem empfehle ich immer eine langärmelige Schürze oder ein altes Oberhemd als Schutz für die Kleidung.

Unbedingt sollte man sich viel Zeit nehmen für das Seifensieden und darauf achten, dass keine Haustiere oder kleine Kinder anwesend sind. Denn Unbedachtsamkeiten könnten unangenehme Folge haben.

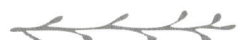

HERSTELLUNG

1 Für den Anfang sollte man ein einfaches und günstiges Seifenrezept auswählen. Ich empfehle zum Beispiel das klassische, das ich bei der Mohnseife auf Seite 70 angewendet habe. Es sollte zu 50 Prozent aus festen Fetten und zu 50 Prozent aus flüssigen Ölen bestehen. Später kann man das abwandeln und mit den Anteilsverhältnissen selbst experimentieren.

2 Der Arbeitsplatz sollte sauber, frei von anderen Gegenständen und möglichst gut belüftet sein. Viele Hobby-Seifenköche arbeiten in ihrer Küche, aber dort vor allem Lebensmittel außer Reichweite platzieren. Besser eignet sich ein Arbeitsplatz im Keller. Ich empfehle, die Arbeitsfläche immer mit Zeitungspapier auszulegen und alles, was nicht wegschaffbar ist, mit alten Handtüchern abzudecken.

3 Alle benötigten Utensilien sollten nun griffbereit platziert werden, um ein späteres Suchen, womöglich noch mit Seifenschleim bzw. Lauge an den Fingern, zu vermeiden.

4 Abwiegen der einzelnen Fette.

5 Spätestens jetzt beim Anrühren der Lauge, sollte man Handschuhe, den Kleidungsschutz anlegen und die Schutzbrille aufsetzen und ab diesem Schritt nicht mehr ausziehen.

6 Wasser abwiegen und in ein möglichst hohes Gefäß füllen, in das man dann die abgewogene Menge NaOH-Pulver langsam und unter Rühren mithilfe eines Löffels hineinrieseln lässt. Nicht alles auf einmal hineingeben und keinesfalls das Wasser zu dem Natriumhydroxid geben! Am besten ist es, dies an einer belüfteten Stelle, wie dem offenen Fenster oder im Freien zu machen, um ein Einatmen der Dämpfe vermeiden.

7 Solange Rühren, bis sich das NaOH-Pulver komplett aufgelöst hat. Die Lauge an einem sicheren Ort abkühlen lassen.

8 Nun die festen Fette in das hitzebeständige Becherglas geben und in dem erhitzten Wasserbad auf der Herdplatte bei geringer Wärmezufuhr (maximal 72°C) schmelzen lassen. Die Temperatur dabei laufend mit dem Thermometer überprüfen.

9 Sind die Fette geschmolzen, diese vom Herd nehmen und die flüssigen Fette hinzugeben.

10 Während alles auf ca. 30°C bis 40°C (Handwärme) abkühlt, können die weiteren Zutaten bereitgestellt und die dafür notwendigen Arbeitsschritte vorbereitet werden. So ist der Duft abzuwiegen, die Farbe anzurühren und die Seifenformen sind bereitzustellen.

11 Die Lauge durch das Sieb den flüssigen Fetten zuführen und alles mit einem Löffel gründlich verrühren.

12 Mit dem Pürierstab, zunächst nur am Boden der Schüssel unter leichten Rührbewegungen, zu einer schleimartigen Masse vermengen. Dabei immer kurz und heftig pürieren, dann den elektrischen Pürierstab ausstellen und wieder per Hand mit dem Löffel rühren, dieses mehrmals im Wechsel wiederholen. Unbedingt darauf achten, dass der Pürierstab immer unter der Oberfläche bleibt, um Spritzer zu vermeiden!

13 Nun können Duft oder ätherische Öle nach eigener Wahl und Vorliebe hinzugefügt werden.

14 Nochmals verrühren. Den Löffel oder Pürierstab (bitte abgeschaltet) herausziehen, wenn sich der rücktropfende Seifenschleim auf der Oberfläche abzeichnet. Das sogenannte Puddingstadium ist nun erreicht.

15 Die Seifenform auf Frischhaltefolie stellen, ggf. darunter die alten Handtücher zur Abdeckung platzieren und den Seifenschleim in die Form füllen.

16 Die gefüllte Seifenform an einem warmen Platz aufstellen. Nun sollte die Gel-Phase einsetzen. Die Seife sollte mindestens 24 Stunden ruhen.

17 Nach frühestens 24 Stunden (noch besser 2 bis 3 Tagen) ausformen und die Seife in Stücke schneiden. Ist die Seife noch zu weich, lieber etwas länger warten oder vor dem Ausformen kurz im Gefrierfach einfrieren.

18 Die fertigen Seifenstücke an einem luftigen und kühlen Ort 4 bis 6 Wochen reifen lassen.

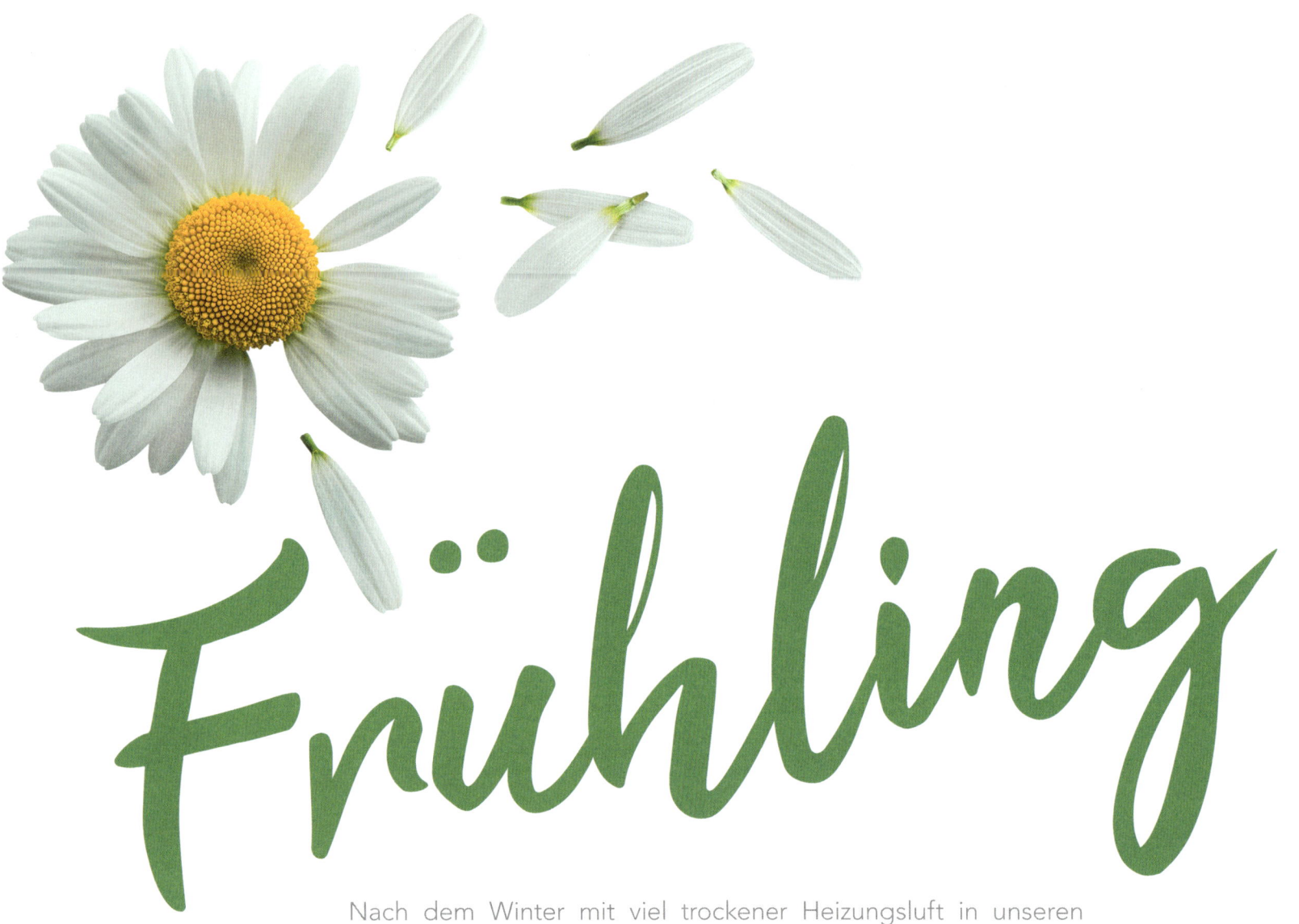

Frühling

Nach dem Winter mit viel trockener Heizungsluft in unseren Wohnräumen braucht unsere Haut jetzt im Frühling besonders viel Feuchtigkeit und Vitamine, um gesund und rosig auszusehen. Allein das Sammeln der frischen Kräuter und Blüten ist für mich schon Jungbrunnen pur! Jetzt braucht es noch ein paar Handgriffe und Vorbereitungen in meiner Kosmetikküche, damit dann auch meine Seifen, Hautcrèmes, Gesichtsmasken, Lotions und Haarpflegemittel die Frühlingspower auf und in der Haut spürbar werden lassen. Gänseblümchen, Giersch, die ersten ergrünten Kiefernspitzen, aber auch Brennnesseln, duftende Holunderblütendolden, die traumschönen Pfingstrosenblüten und der sich bescheiden ins Wiesengrün duckende Rotklee beschenken mich jetzt mit ihren natürlichen Pflege- und Heilkräften.

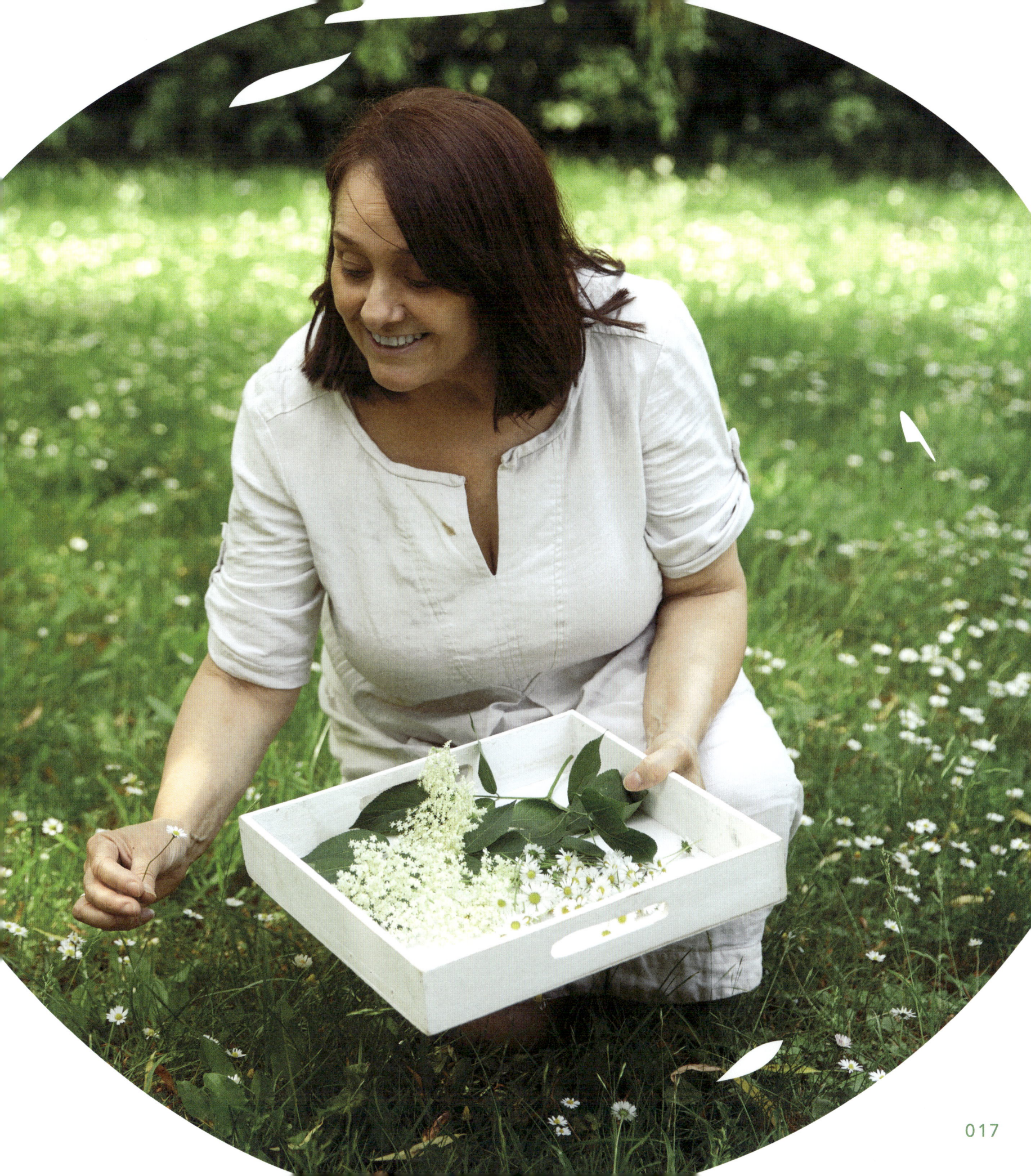

vitalisierend

Badekugeln aus Kiefernspitze

Baden erfrischt den gesamten Körper. Wichtig dabei ist jedoch, die Temperatur tatsächlich lauwarm zu halten und sie auf keinen Fall zu kühl einzustellen. Denn liegt die Temperatur unter 20 Grad, muss der Körper viel Energie aufwenden, um die Körpertemperatur wieder auf ein normales Niveau zu bringen. Der passende Badebegleiter für alle, die es trotzdem gerne kühl im Sinne von erfrischend mögen, sind daher meine Kiefern-Badekugeln.

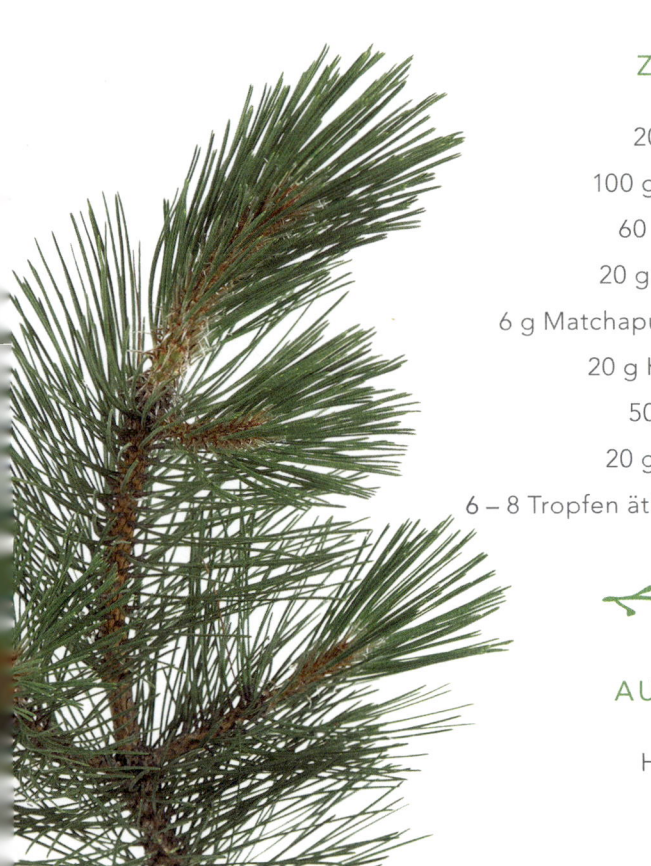

ZUTATEN

200 g Natron

100 g Zitronensäure

60 g Maisstärke

20 g Joghurtpulver

6 g Matchapulver (nur für die Farbe)

20 g Kiefernnadel-Öl

50 g Kokos-Öl

20 g Kakao-Butter

6 – 8 Tropfen ätherisches Kiefernnadel-Öl

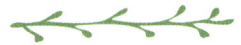

AUSSERDEM

Handschuhe

Rührlöffel

Schüssel

hitzebeständiges Becherglas

Kugel- oder Muffinform

Aufbewahrungsbox

HERSTELLUNG

Zuallererst Handschuhe anziehen. Nun in der Schüssel Natron, Zitronensäure, Stärke, Joghurt- und das Matchapulver sowie das Kiefernnadel-Öl mischen. Das Kokos-Öl sowie die Kakao-Butter in das hitzebeständige Becherglas geben und im Wasserbad bei ca. 72°C schmelzen lassen. Anschließend die Fette zu den trockenen Zutaten geben. Alles gut vermischen.

Die Masse sollte sich sandig anfühlen, aber nicht zu trocken sein, sonst gegebenenfalls etwas Öl hinzufügen.

Zum Schluss noch das ätherische Kiefernnadel-Öl untermischen. Die Masse in die Kugel- oder Muffinform geben, dabei die Masse gut zusammenpressen. Damit die Badekugeln wiederum einfacher aus der Form entnommen werden können, klopfe ich mit dem Finger auf die Rückseite und drehe zunächst eines der Schälchen vorsichtig weg. Anschließend folgt das zweite. Ich lasse die Badekugeln stets mindestens einen Tag trocknen, bevor ich sie schließlich verpacke.

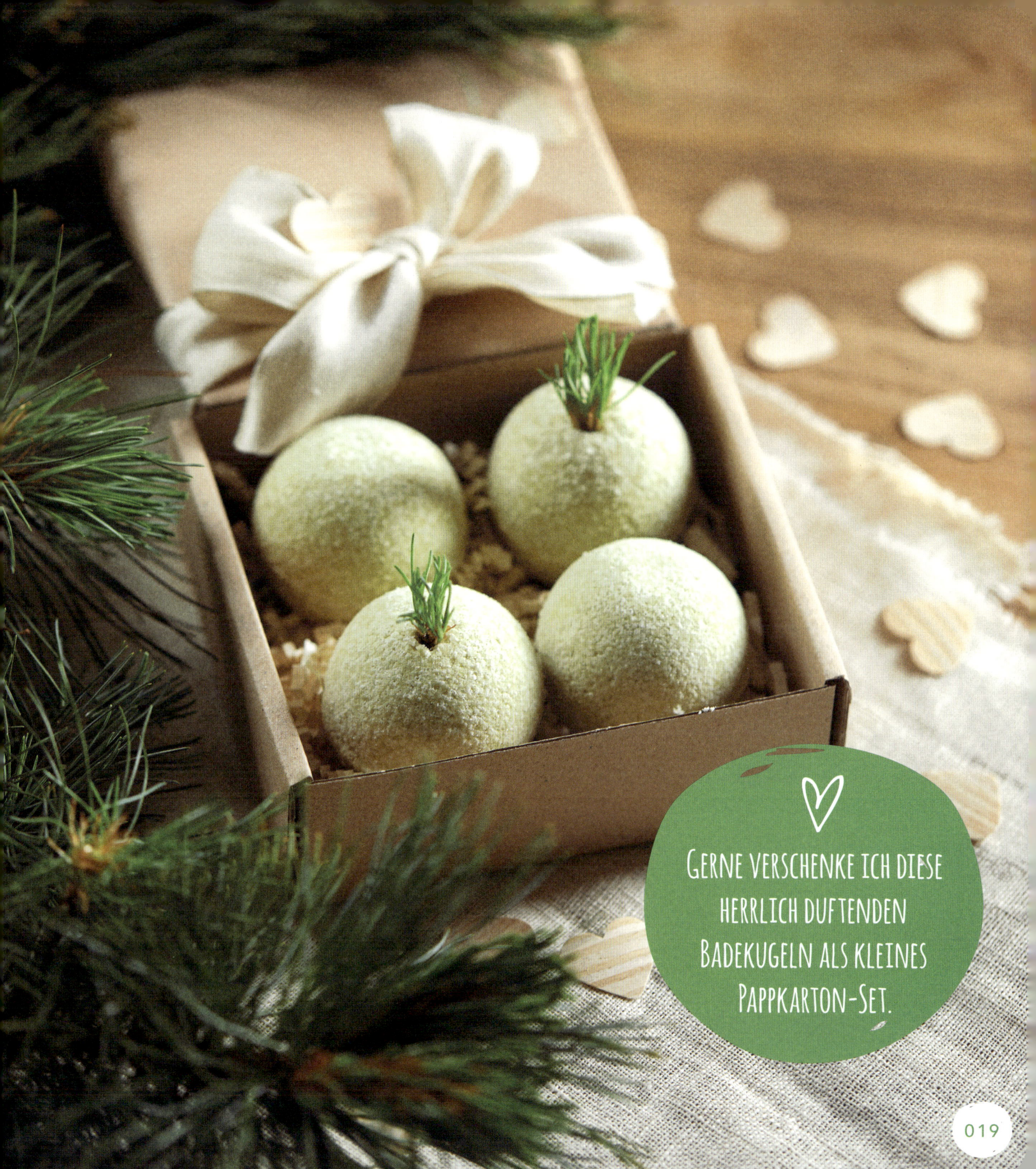

GERNE VERSCHENKE ICH DIESE HERRLICH DUFTENDEN BADEKUGELN ALS KLEINES PAPPKARTON-SET.

stärkend

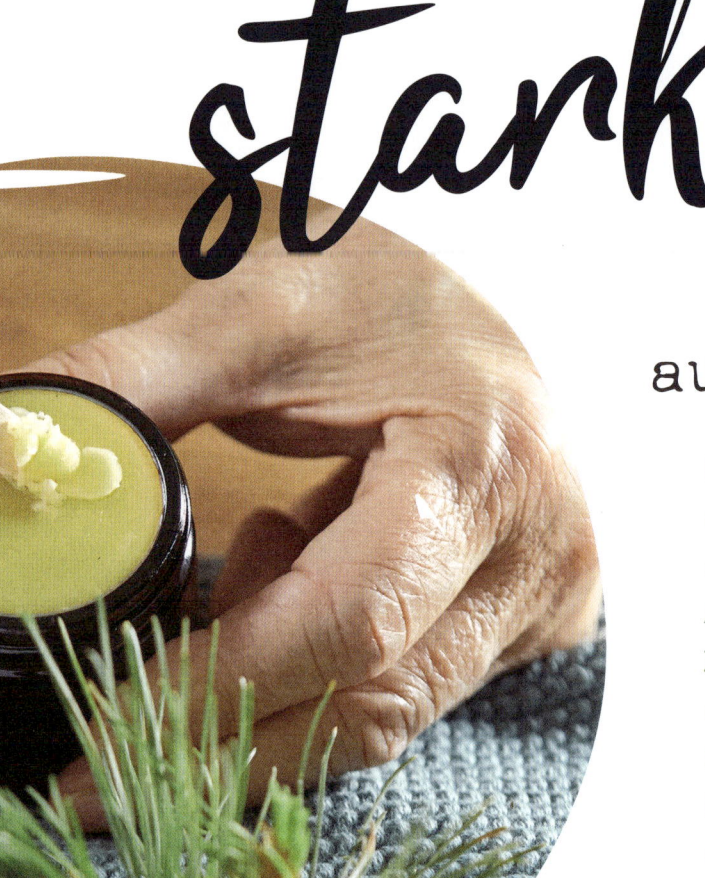

Balsam aus Kiefernspitze

Mit dem wärmer werdenden Frühjahr werden wir auch wieder aktiver und streben hinaus unter freien Himmel. Auch unsere Füße freuen sich auf diese Zeit, denn endlich dürfen sie raus aus den dicken Socken und Schuhen. Das Schuhwerk wird leichter und offener. Ein Grund, dass ich jetzt gerne die vernachlässigten Füße frühlingsfit mache. Mit diesem Balsam gelingt dies ganz schnell.

ZUTATEN

20 g Kiefernnadel-Öl

10 g Shea-Butter

10 g Kokos-Öl

10 g Bienenwachs

5 – 10 Tropfen
ätherisches Kiefernnadel-Öl

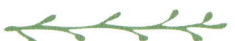

AUSSERDEM

hitzebeständiges Becherglas
Kosmetik-Tiegel (50 ml)

HERSTELLUNG

Kiefernnadel-Öl, Shea-Butter, Kokos-Öl und Bienenwachs in das hitzebeständige Becherglas geben und im Wasserbad bei ca. 72°C erwärmen. Anschließend ca. 5 Minuten abkühlen lassen, jetzt das ätherische Kiefernnadel-Öl hinzutropfen und nochmals umrühren. Den Balsam nun in den Kosmetik-Tiegel füllen, erkalten lassen und mit Deckel verschließen. Gegebenenfalls noch etwas Bienenwachs (zur Festigung) oder Shea-Butter (für die crèmigere Konsistenz) hinzufügen.

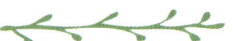

ANWENDUNG

Bei starker Hornhautbildung empfehle ich, die Balsamanwendung zwei- bis dreimal in der Woche zu wiederholen. Ansonsten den Fußbalsam gelegentlich ganz nach Belieben verwenden.

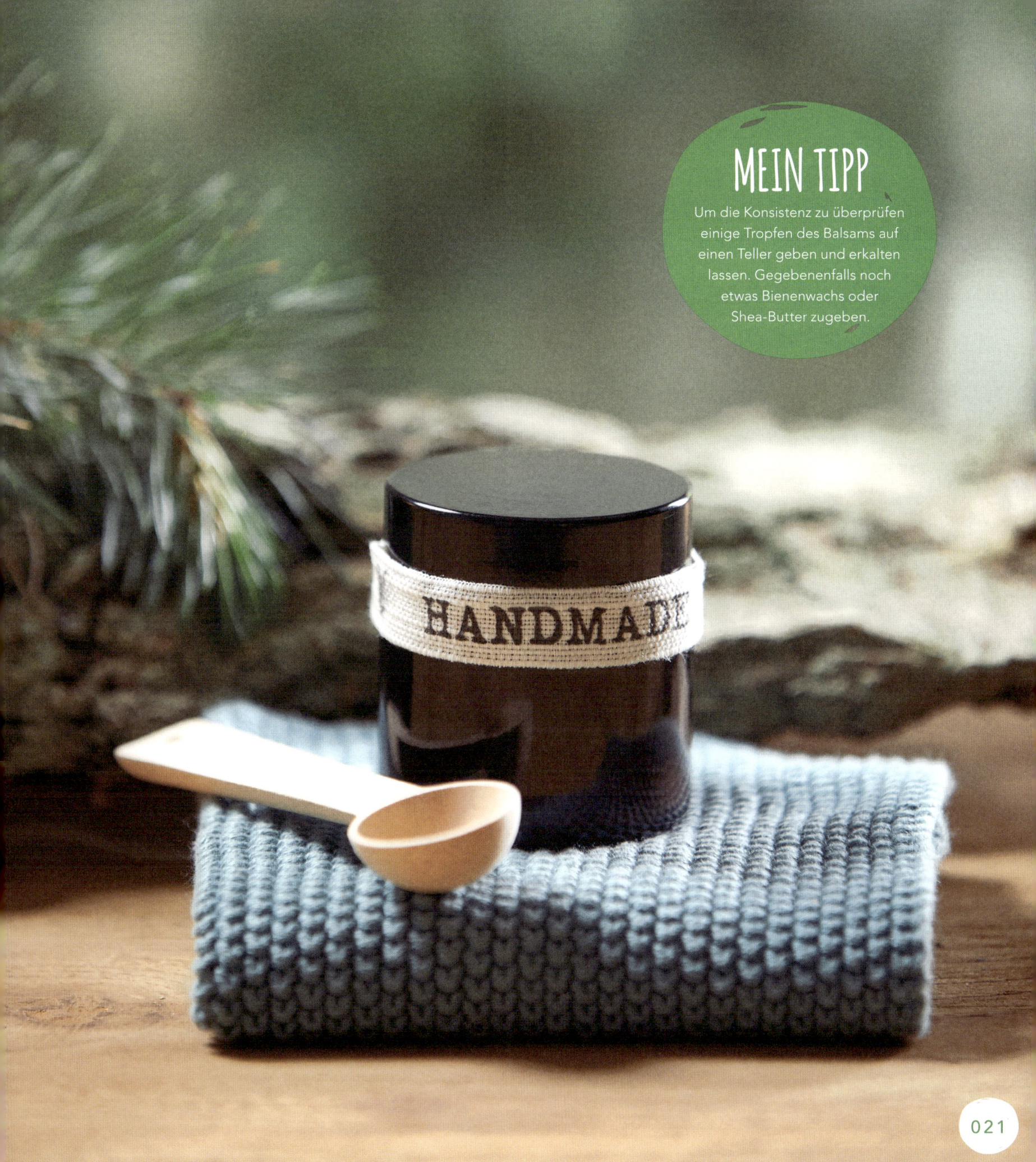

HANDMADE

erfrischend

Seife aus Kiefernspitze

Für diese Seife habe ich bewusst auf eine fertige Rohseife gesetzt. Denn mit dieser Basiskomponente ist sie besonders leicht herzustellen, ohne dass man komplizierte Arbeitstechniken lernen muss. Denn entscheidend ist bei allem, was ich mache, immer die Freude an der Herstellung von selbst gefertigter Kosmetik.

ZUTATEN

500 g Shea-Butter-Rohseife

10 Tropfen Kiefernnadel-Öl

6 Tropfen ätherisches
Kiefernnadel-Öl
(optional)

getrocknete Kiefernnadeln

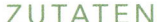

AUSSERDEM

mikrowellengeeignetes Gefäß

Holzspatel oder Löffel

Seifengießform (für den Anfang
ist aber auch eine Eiswürfelform
ausreichend)

HERSTELLUNG

Die Shea-Butter-Rohseife in kleine Stücke schneiden und in das für Mikrowellen geeignete Gefäß füllen und entsprechend der Angabe zur Seife bei entsprechender Wattzahl schmelzen lassen. Dabei darauf achten, sie nicht zu überhitzen!

Wenn die Seife geschmolzen ist, das Kiefernnadel-Öl und bei Bedarf das ätherische Kiefernnadel-Öl hinzufügen.

Nun kann die Form mit dem Seifenleim gefüllt werden. Schließlich noch die getrockneten Kiefernnadeln aufstreuen und die Seife etwa 24 Stunden in der Form erkalten lassen. Dann kann sie entnommen werden.

Übrigens: Sollte die Seife nach dem Erkalten zerbrechen oder die Form nicht gefallen, kann sie erneut eingeschmolzen werden. Erneutes Erwärmen kann auch das Gießen in die Form erleichtern, wenn die Masse vorher bereits etwas abgekühlt und dadurch zähflüssiger geworden ist.

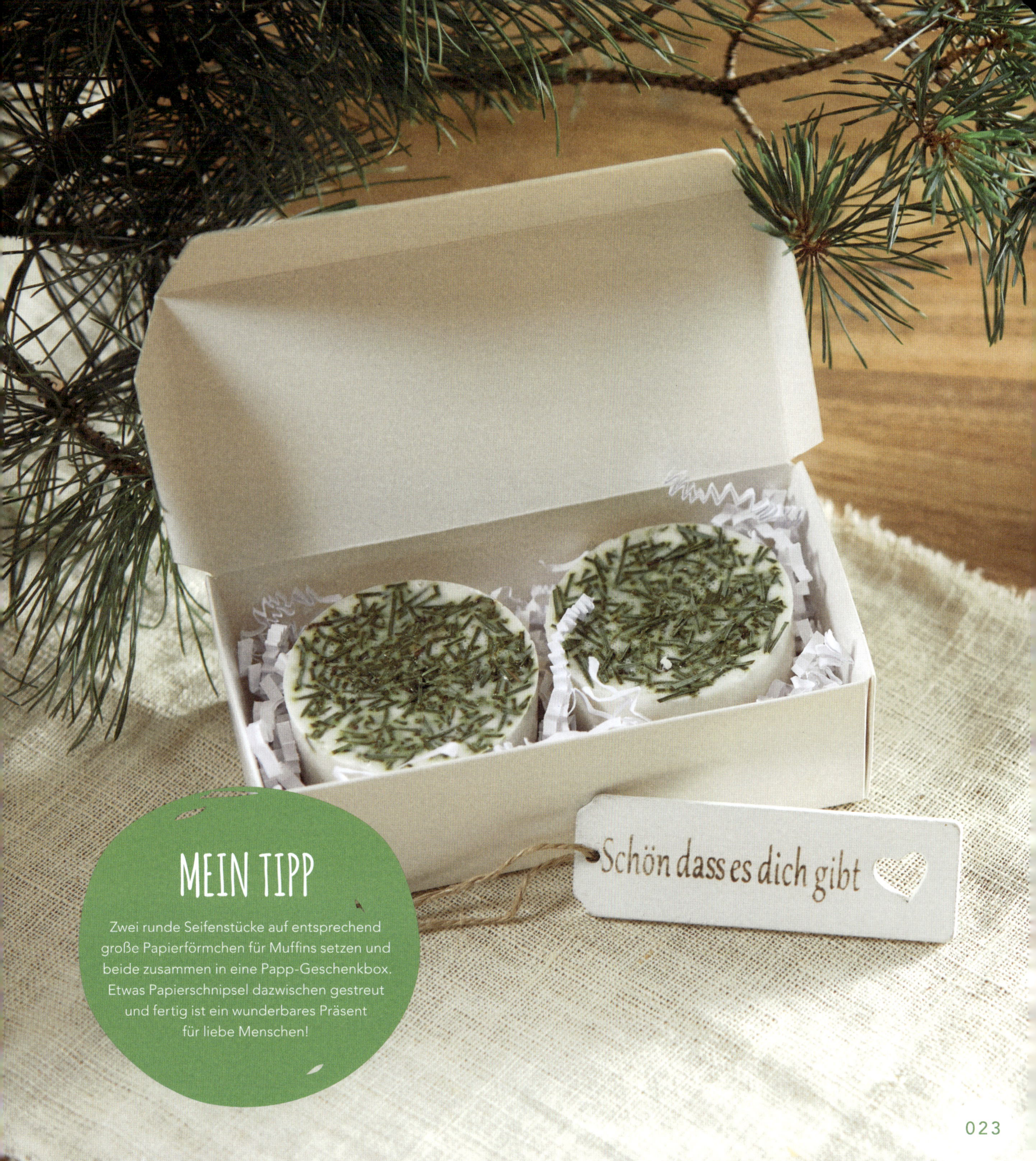

MEIN TIPP

Zwei runde Seifenstücke auf entsprechend
große Papierförmchen für Muffins setzen und
beide zusammen in eine Papp-Geschenkbox.
Etwas Papierschnipsel dazwischen gestreut
und fertig ist ein wunderbares Präsent
für liebe Menschen!

Schön dass es dich gibt

anregend

Gesichtscrème aus Rotklee

Rotklee ist für die Haut sehr wertvoll, denn er wirkt hautregenerierend und antioxidativ. Außerdem bringt er den Zellstoffwechsel der Haut wieder in Schwung. Dafür verantwortlich ist der hohe Anteil an Isoflavonen, die ebenfalls zu den Phytohormonen zählen. Mir hat diese Crème bei schuppiger, trockener Haut gute Dienste geleistet.

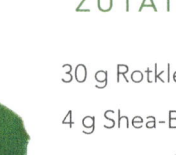

ZUTATEN

30 g Rotklee-Öl

4 g Shea-Butter

8 g Emulsan

40 g Mineralwasser

26 g Rosen-Hydrolat

10 Tropfen Rotklee-Tinktur

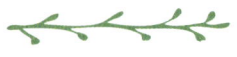

AUSSERDEM

2 hitzebeständige
Bechergläser

Milchaufschäumer

Kosmetik-Spatel

Kosmetik-Tiegel (100 ml)

HERSTELLUNG

Rotklee-Öl, Shea-Butter und das Emulsan (Fettphase) in ein hitzebeständiges Becherglas geben, das Rosen-Hydrolat und die Rotklee-Tinktur (Wasserphase) ins zweite und beide Gläser im Wasserbad bei ca. 72°C erwärmen. Nun die Wasserphase langsam und unter ständigem Rühren in die Fettphase gießen. Mit dem Milchaufschäumer rühren bis die Crème entsteht. Zum schnelleren Abkühlen kann das Becherglas mit der Crème dabei in ein kaltes Wasserbad gestellt werden. Dann die Crème mit dem Spatel in den Kosmetik-Tiegel füllen. Ihre endgültige Konsistenz erreicht die Crème erst nach einigen Stunden im Kühlschrank.

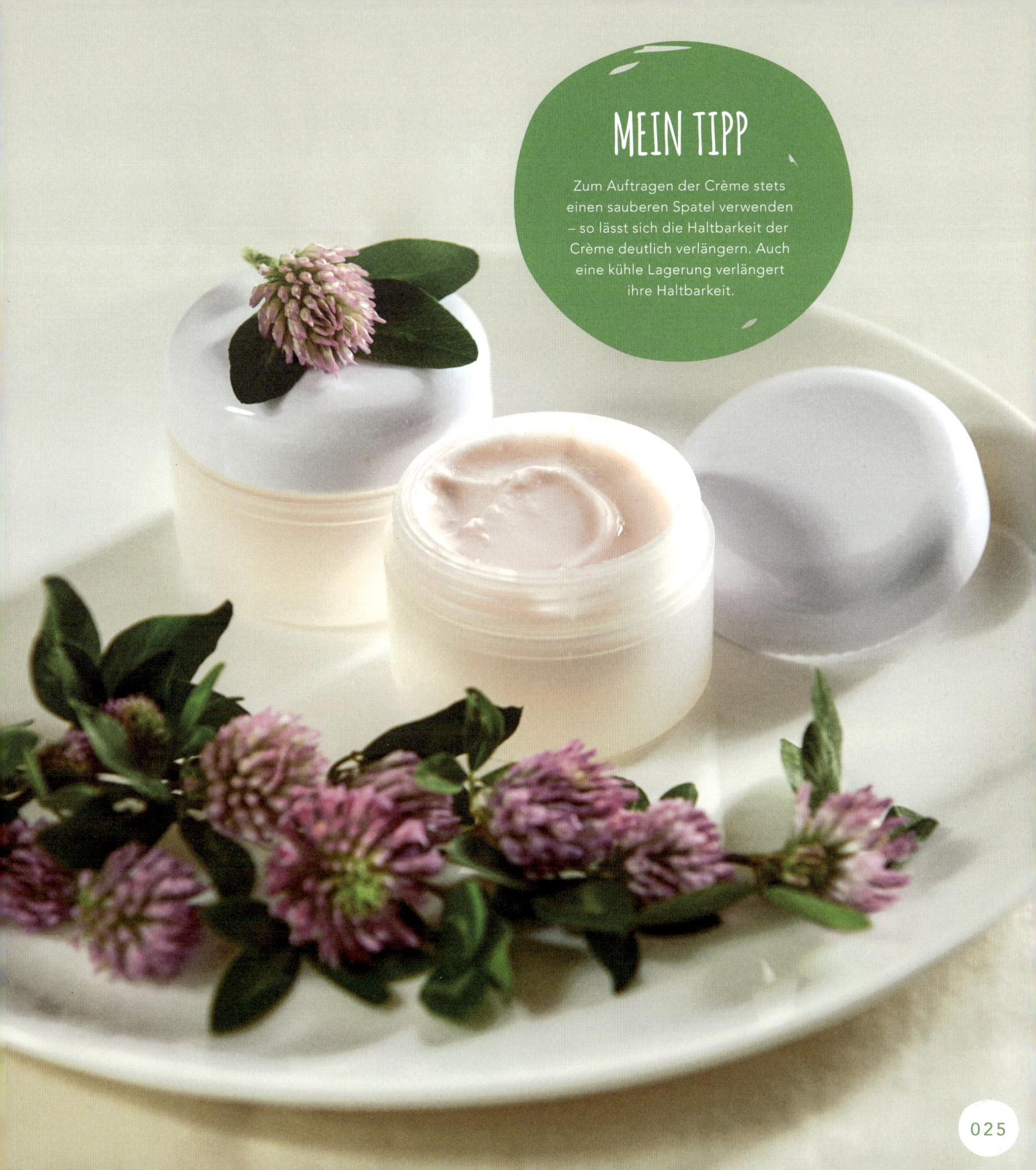

025

feuchtigkeits-spendend

Körperbalsam aus Giersch

Giersch ist eine meiner Lieblingspflanzen – nicht nur, weil ich eine große Menge davon im Garten habe, sondern auch weil er vielseitig zu verwenden ist. Mir tut er dabei von innen als auch von außen gut. Gerade bei meiner Gelenk-erkrankung vor einigen Jahren hat sich der Giersch sehr bewährt. Doch auch bei anderen Problemen hat sich der Giersch bereits einen guten Namen gemacht. Ich empfehle ihn gerne als Salbe, Crème oder Badezusatz bei Rheuma-, Gicht- oder Arthrosebeschwerden.

ZUTATEN

50 mg Giersch-Öl

4 Tropfen Giersch-Tinktur

5 g Lanolin

6 g Bienenwachs

5 Tropfen ätherisches Wacholder-Öl (optional)

AUSSERDEM

hitzebeständiges Becherglas

Rührlöffel

Kosmetik-Spatel

Kosmetik-Tiegel (60 ml)

HERSTELLUNG

Giersch-Öl, Bienenwachs und Lanolin ins hit-zebeständige Becherglas geben und im Wasserbad bei ca. 72°C erwärmen. Sind die Öle geschmolzen, dann die Giersch-Tinktur und das ätherische Wacholder-Öl zufügen, gut verrühren und mit dem Spatel in einen Tiegel umfüllen. Hier fest werden lassen, dann mit dem Deckel verschließen.

Der Giersch-Körperbalsam ist ca. 6 Monate haltbar.

ANWENDUNG

Der Balsam eignet sich fürs Eincrèmen des ganzen Körpers. Ideal ist er auch als Massage-Balsam geeignet.

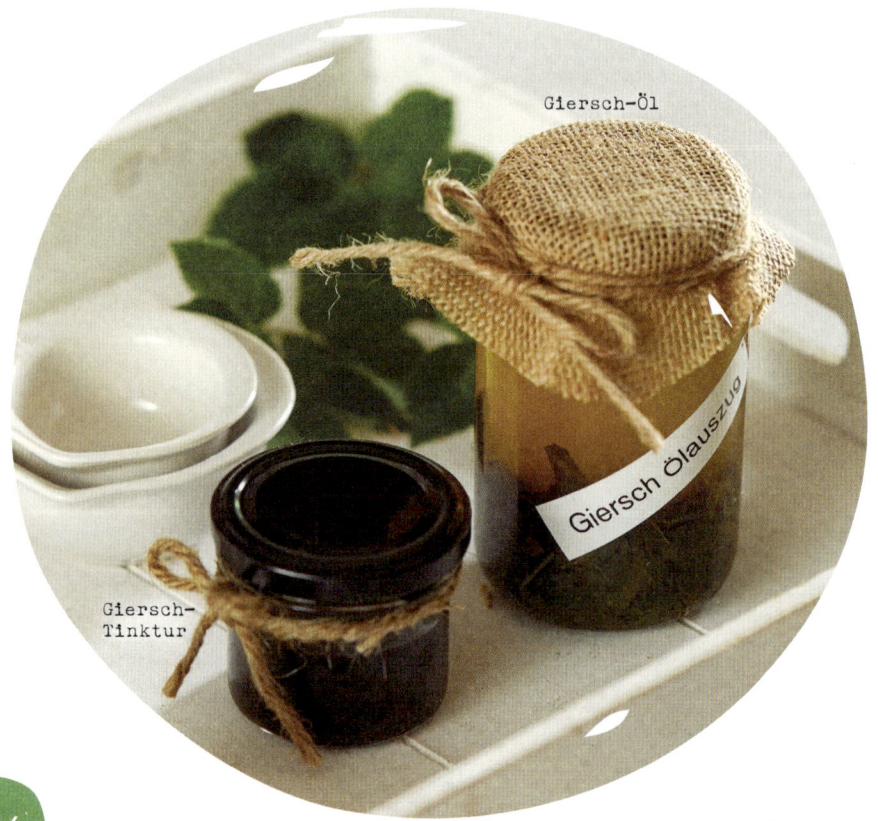

Giersch-Öl

Giersch-Tinktur

Giersch Ölauszug

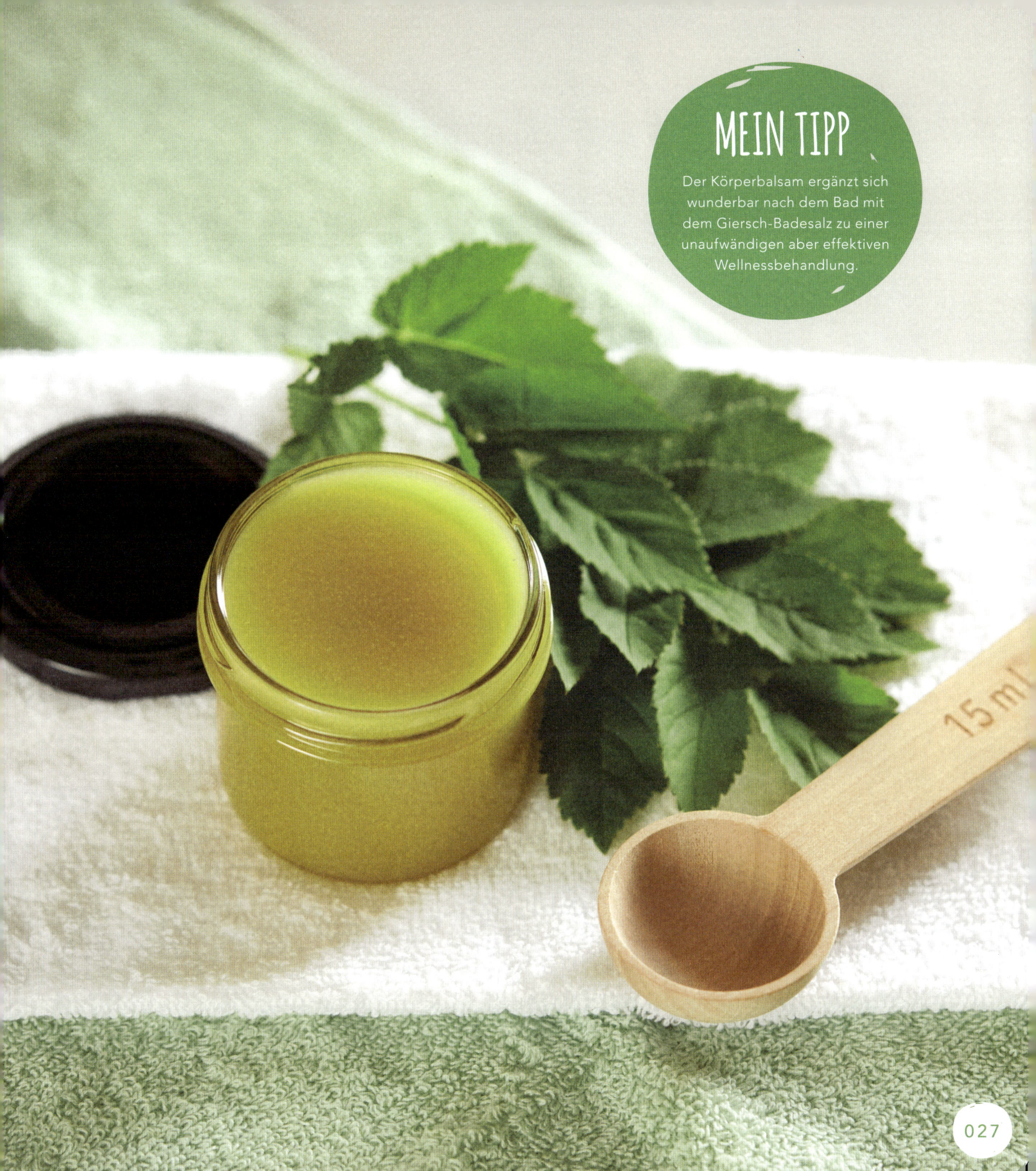

MEIN TIPP

Der Körperbalsam ergänzt sich wunderbar nach dem Bad mit dem Giersch-Badesalz zu einer unaufwändigen aber effektiven Wellnessbehandlung.

15 ml

reinigend

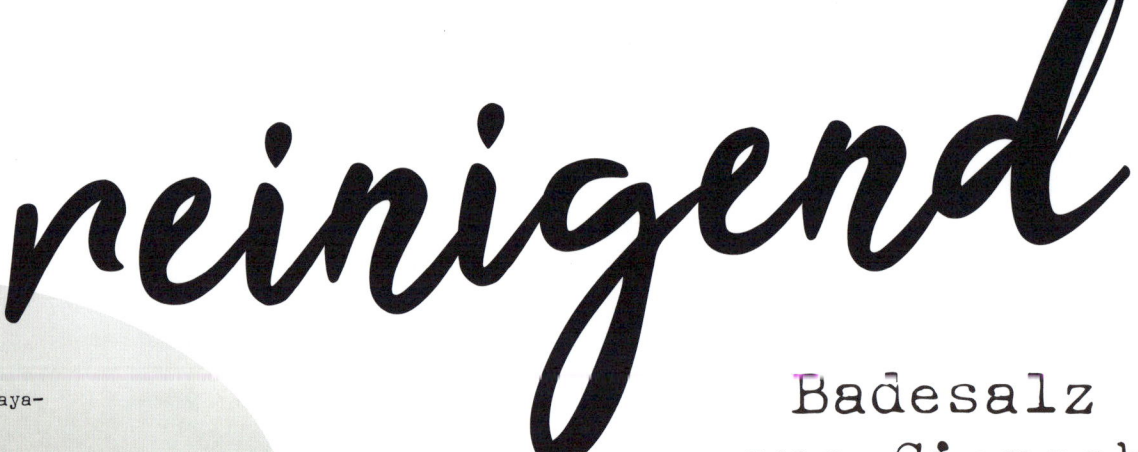

Badesalz aus Giersch

Ein Bad mit dem Giersch-Badesalz empfehle ich zur Entspannung nach einem anstrengenden Tag. Insbesondere nach der Gartenarbeit, bei der ich dem Giersch den Garaus mache, entschädigt er mich anschließend mit seiner Wellnesswirkung.

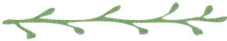

ZUTATEN

100 g Himalaya-Salz (oder Meersalz)

15 g Giersch-Öl

10 g Giersch-Tinktur

1 Handvoll Giersch-Blätter

AUSSERDEM

Schale

Rührstab

HERSTELLUNG

Frischen Giersch klein schneiden. Dann Himalaya-Salz mit dem Giersch-Öl, der -Tinktur sowie den Blättern in der Schale zusammenfügen und alles mit dem Rührstab vermengen.

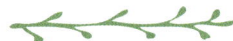

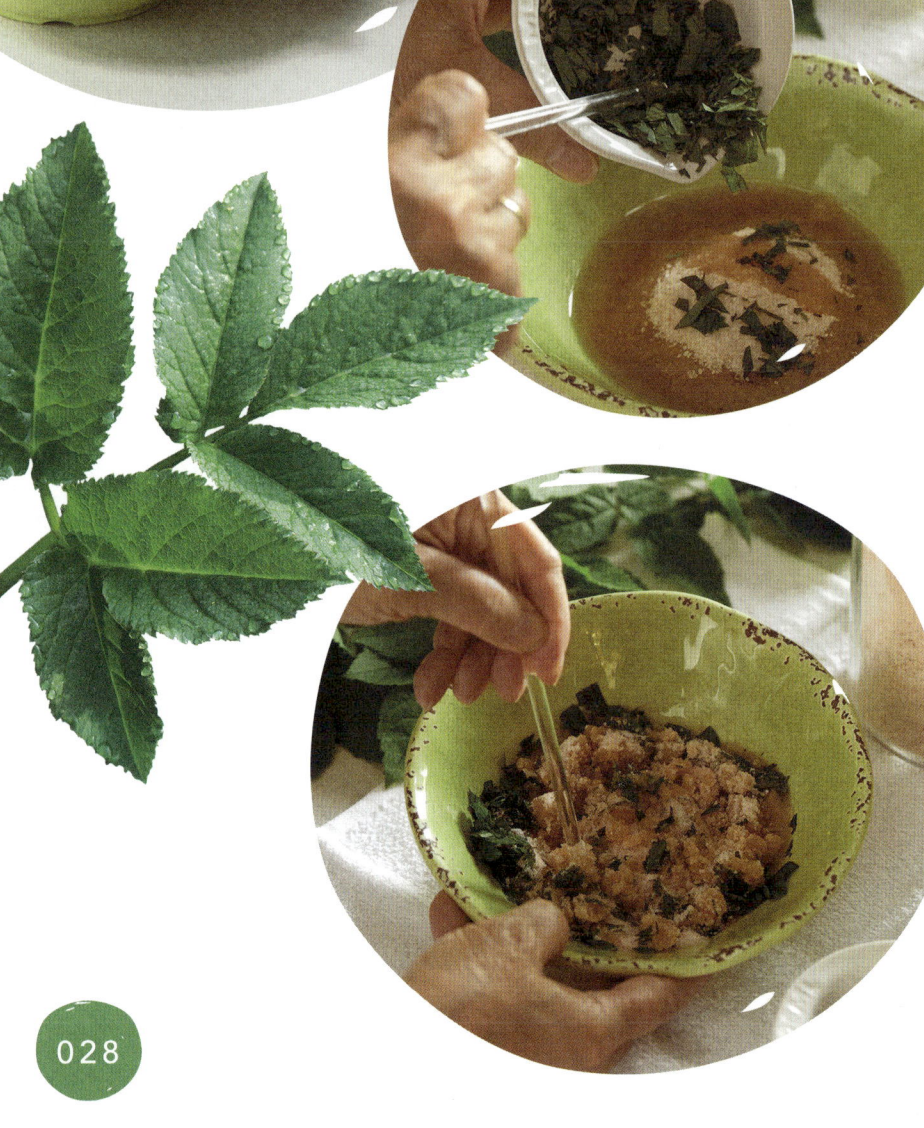

ANWENDUNG

Um seine ganze Wirkung zu entfalten, sollte das Badesalz unmittelbar zur Anwendung kommen. Es macht das Wasser weich, öffnet die Poren und ermöglicht der Haut so, in den Genuss der vollen Wirkkraft dieses Frühlingskrautes zu kommen.

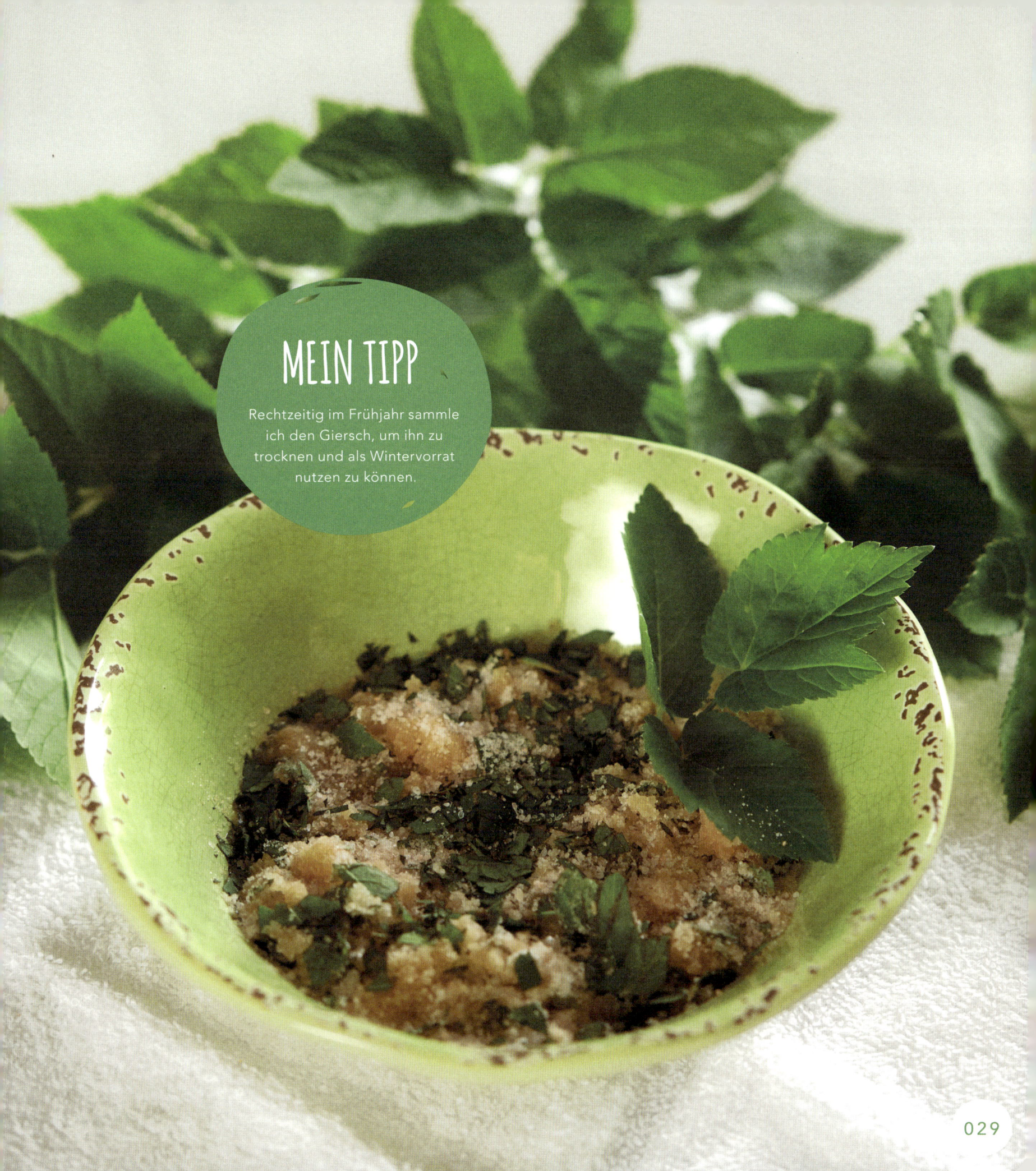

MEIN TIPP

Rechtzeitig im Frühjahr sammle
ich den Giersch, um ihn zu
trocknen und als Wintervorrat
nutzen zu können.

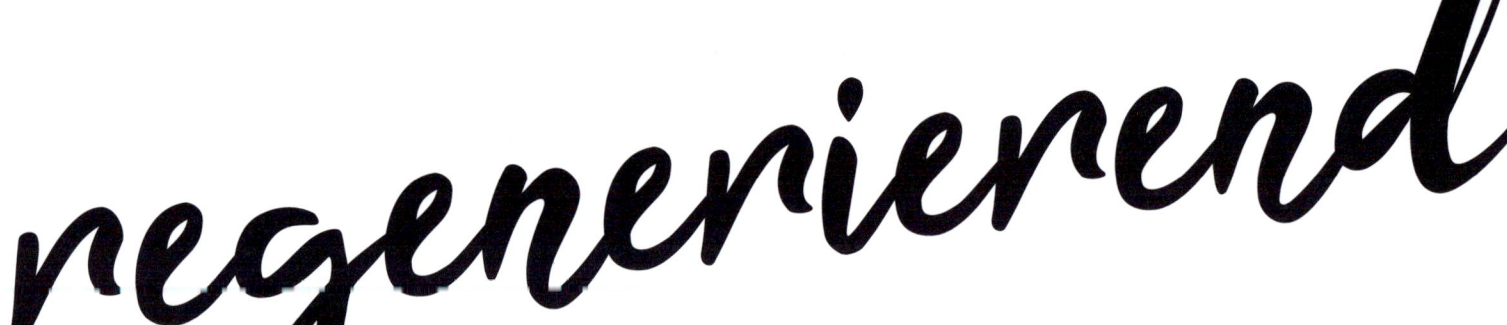

regenerierend

Gesichtscrème aus Gänseblümchen

Die pflegende und regenerierende Gesichtscrème mit dem zarten Duft der Gänseblümchen ist die perfekte Ergänzung zu meiner Gänseblümchen-Gesichtsmaske. Zusammen sind sie also das ideale Duo für die Frühlingspflege.

HERSTELLUNG

Zunächst Öl, Emulsan und die Kakao-Butter (Fettphase) in das hitzebeständige Becherglas geben, das Hydrolat (Wasserphase) in das zweite und beide Gläser im Wasserbad bei ca. 72°C erwärmen bis alles geschmolzen ist. Dann 5 Minuten abkühlen lassen und die Wasserphase unter konstantem Rühren mit dem Milchaufschäumer in die Fettphase einrühren. Ist die Crème auf ungefähr handwarme Temperatur abgekühlt, nur noch ab und zu umrühren, bis die Crème komplett ausgekühlt ist. Zum Schluss das ätherische Neroli-Öl tropfenweise hinzugeben und unterrühren. Mit dem Kosmetik-Spatel in die Tiegel umfüllen und fest verschließen.

Bei kühler Lagerung ist die Gesichtscrème zwei Wochen haltbar.

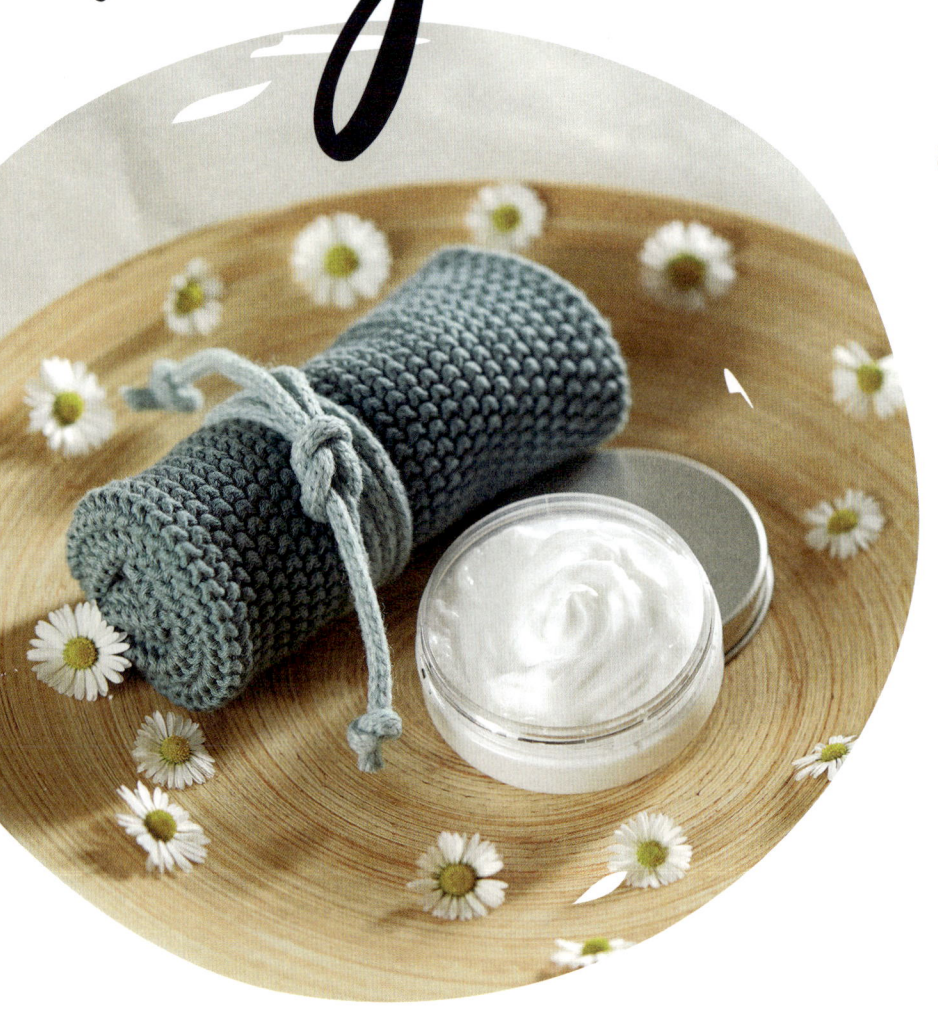

ZUTATEN

15 g Gänseblümchen-Öl

3 g Emulsan

3 g Kakao-Butter

30 g Gänseblümchen-Hydrolat

5 – 10 Tropfen ätherisches Neroli-Öl (optional)

AUSSERDEM

2 hitzebeständige Bechergläser

Milchaufschäumer

Kosmetik-Spatel

Kosmetik-Tiegel (50 ml)

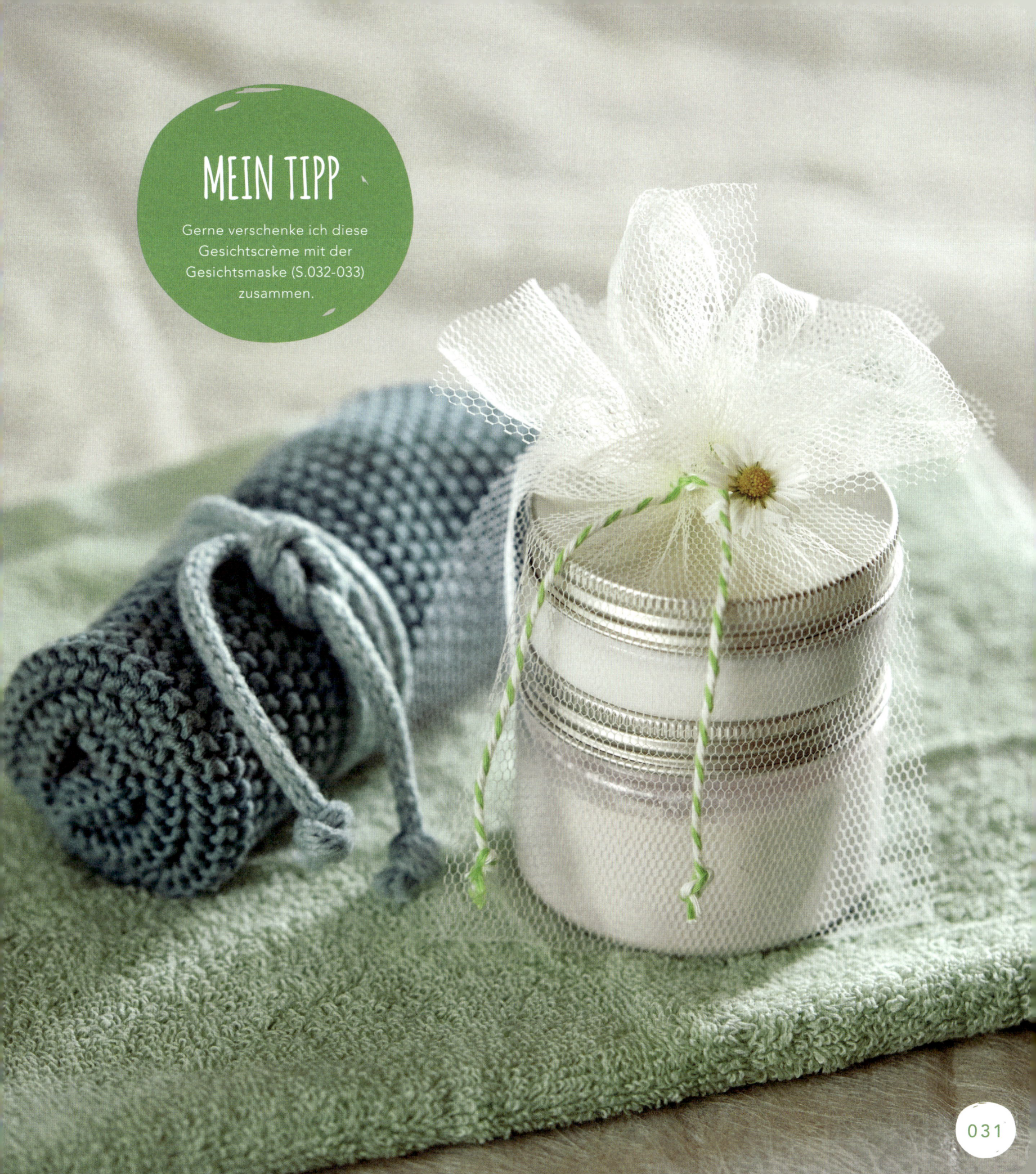

erholsam

Gesichts- und Handmaske aus Gänseblümchen

Mit dieser Gesichtsmaske reinige ich meine Haut sehr gut von Schmutz und Talg. Denn das Gänseblümchen enthält unter anderem Saponine, Gerbstoffe und Flavonoide. Diese Wirkstoffe helfen, verstopfte Poren zu klären und regen die Stoffwechseltätigkeit der Haut an. Außerdem wirkt eine Maske beruhigend auf Haut und das Gemüt, sowie pflegend.

ZUTATEN

20 g weiße Tonerde

2 g violette Tonerde

10 g Gänseblümchen-Öl

5 – 6 Tropfen Aloe-vera-Hydrolat

10 g Joghurt

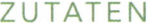

AUSSERDEM

Schüssel

Löffel

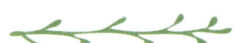

HERSTELLUNG

Die weiße und violette Tonerde in der Schüssel mit dem Öl mischen, dann das Joghurt und Aloe-vera-Hydrolat zufügen und alles gut verrühren.

ANWENDUNG

Die Maske auf die Haut auftragen, etwa 15 bis 20 Minuten einwirken lassen, anschließend mit warmem Wasser abwaschen.

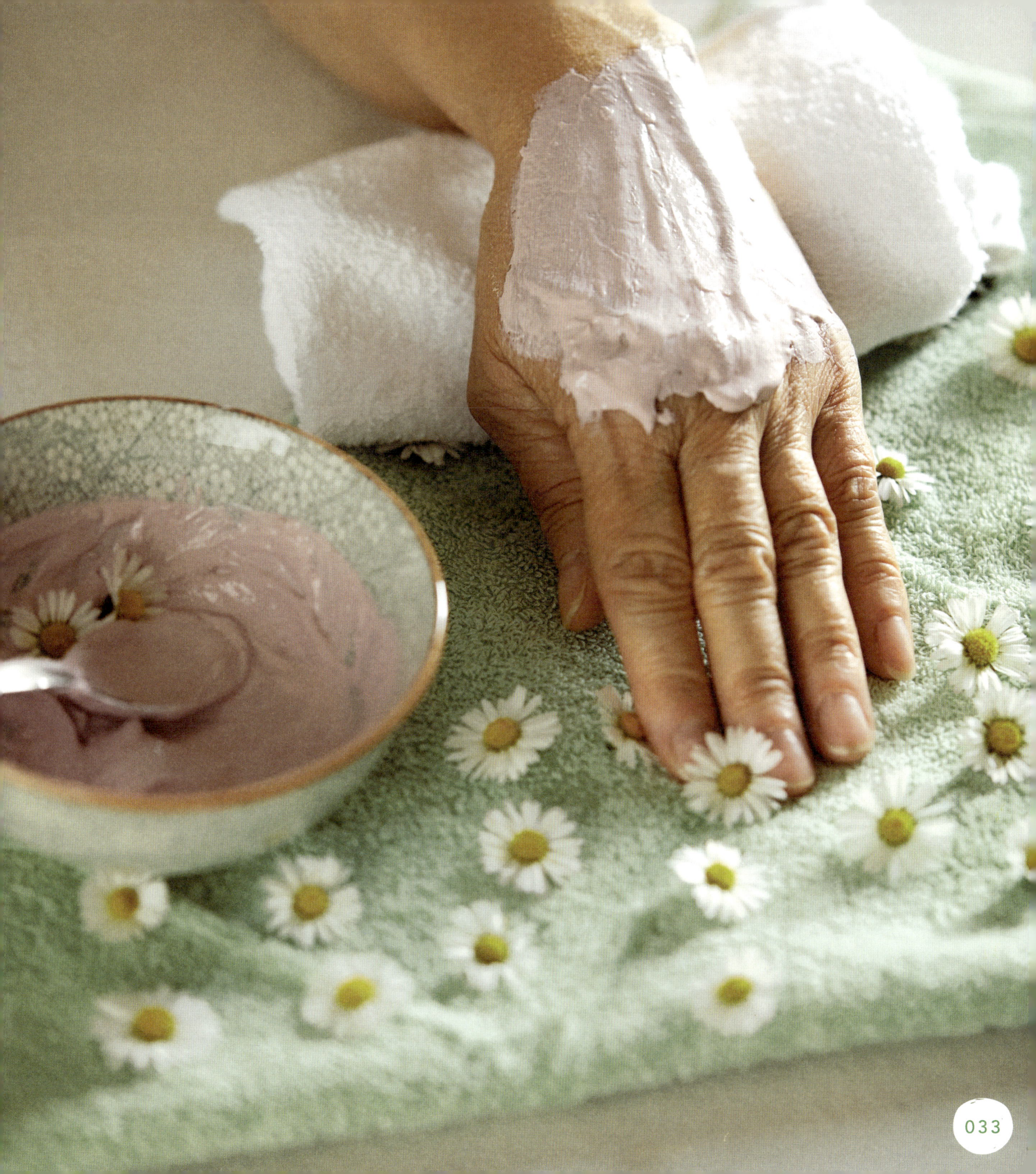

entzündungs-hemmend

Crème-Deostift aus Holunderblüten

Im Deo sorgt die Holunderblüte für eine erfrischende und pflegende Wirkung. Außerdem hat Holunder zusammenziehende Eigenschaften, was zur Folge hat, dass man weniger ins Schwitzen kommt. Aufgrund seiner wundheilenden Eigenschaften nehme ich diesen Deostift gerne, wenn es im Achselbereich mal zu Reibungen oder Entzündungen der Haut gekommen ist.

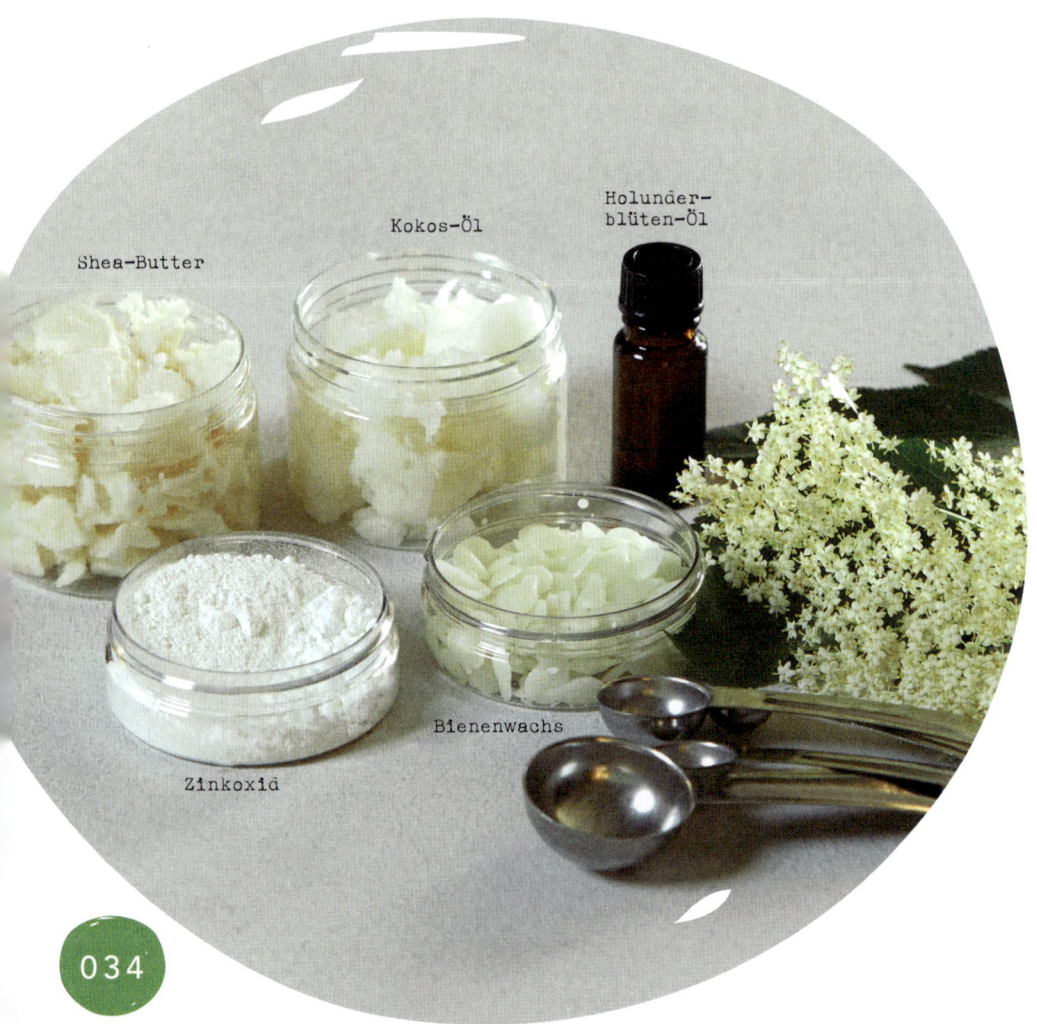

Shea-Butter

Kokos-Öl

Holunder-blüten-Öl

Zinkoxid

Bienenwachs

ZUTATEN

25 g Holunderblüten Öl

10 g Kokos-Öl

15 g Shea-Butter

12 g Bienenwachs

6 g Zinkoxid

10 Tropfen ätherisches Salbei-Öl (optional)

2 Vitamin-E-Kapseln

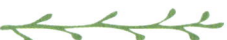

AUSSERDEM

3 Deohülsen (30 g)

hitzebeständiges Becherglas

Rührstab

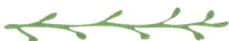

HERSTELLUNG

Holunderblüten-Öl, Kokos-Öl, Shea-Butter und Bienenwachs ins hitzebeständige Becherglas geben und im Wasserbad bei ca. 72°C erwärmen. Wenn alles geschmolzen ist, kommt bei etwa handwarmer Temperatur das Zinkoxid, die Vitaminkapseln und je nach Bedarf auch das ätherische Salbei-Öl hinzu. Alles gut verrühren und in die Deohülsen füllen. Erkalten lassen – fertig! Haltbar ist das Deo etwa 3 bis 4 Monate.

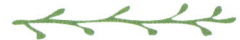

ANWENDUNG

Das Deo sollte nach der Morgentoilette auf die gereinigte Achselhaut aufgetragen werden.

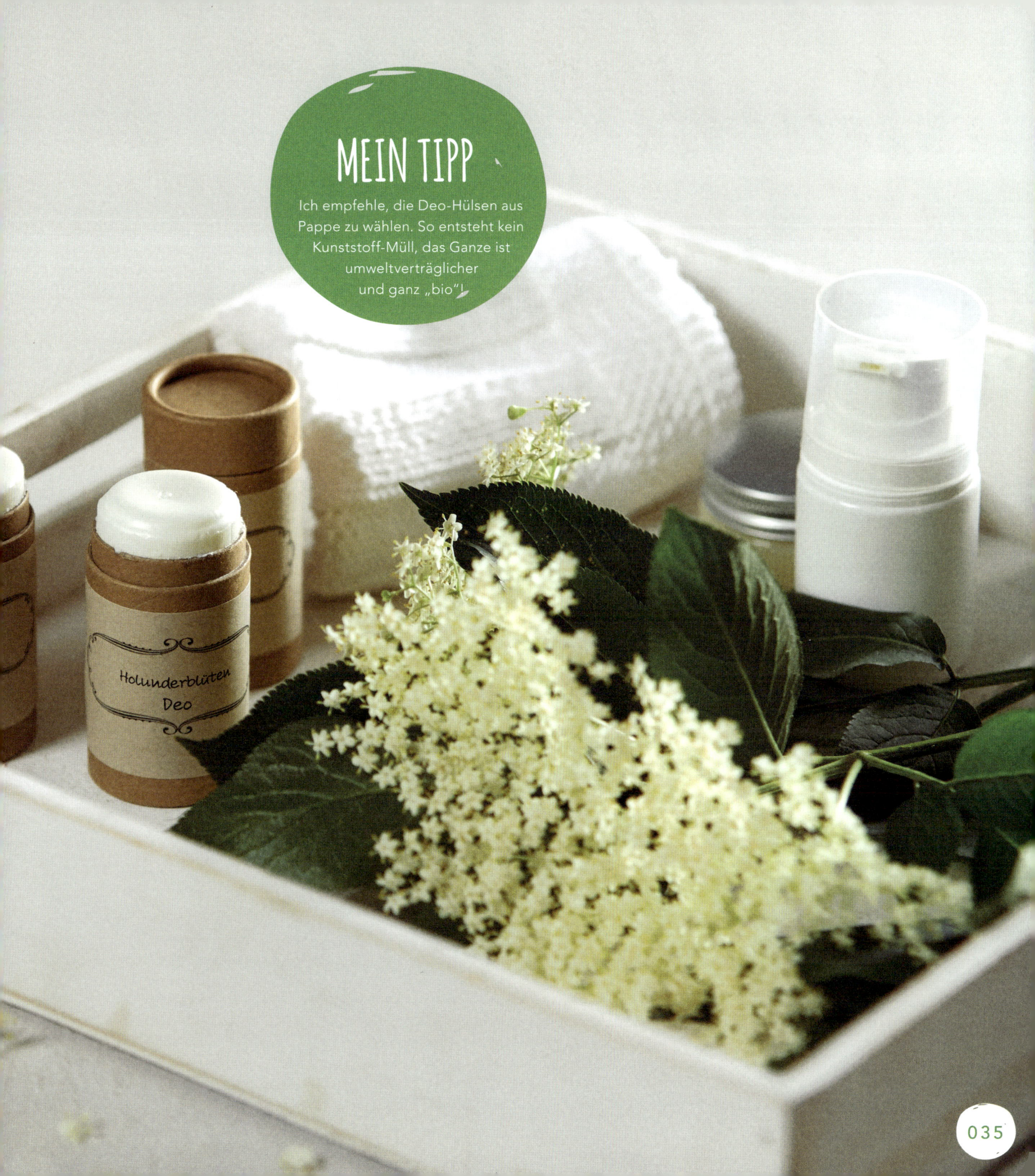

035

feuchtigkeits-ausgleichend

Handcrème aus Holunder

Meine Holunderblüten-Handcrème verwende ich gerne nach handwerklichen Tätigkeiten, um den strapazierten Händen pflegende Feuchtigkeit zu spenden. Sie regeneriert trockene, rissige Haut, macht sie glatt, weich und geschmeidig. Sie stellt die Feuchtigkeitsbalance der Haut wieder her und schützt sie vor schneller Alterung.

ZUTATEN

20 g Holunderblüten-Öl

4 g Shea-Butter

6 g Emulsan

20 g Orangenblüten-Hydrolat

4 – 5 Tropfen Rokonsal BSB-N

1 – 2 Tropfen Milchsäure

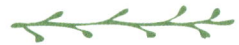

AUSSERDEM

pH-Wert-Messer

2 hitzebeständige Bechergläser

Topf für Wasserbad

Waage

Rührstab oder Milchaufschäumer

Airless Dispenser (50 ml) oder Kosmetik-Döschen

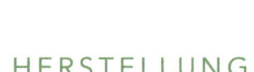

HERSTELLUNG

Das Holunderblüten-Öl, Shea-Butter sowie Emulsan (Fettphase) in ein hitzebeständiges Becherglas geben, das Orangenblüten-Hydrolat ins andere und beide Gläser im Wasserbad bei ca. 72°C erwärmen bis die festen Zutaten geschmolzen sind. Gläser aus dem Wasserbad nehmen, die Zutaten zusammenschütten und während des Abkühlens die Mischung für ca. 10 Minuten immer wieder umrühren. Sobald die Crème etwa handwarm ist, das Rokonsal BSB-N einarbeiten. Anschließend den pH-Wert prüfen und ggf. durch einige Tropfen Milchsäure auf pH 5 bis pH 5,5 korrigieren. Dann die Crème in Dispenser oder Döschen abfüllen. Die Handcrème ist bis zu vier Monate haltbar.

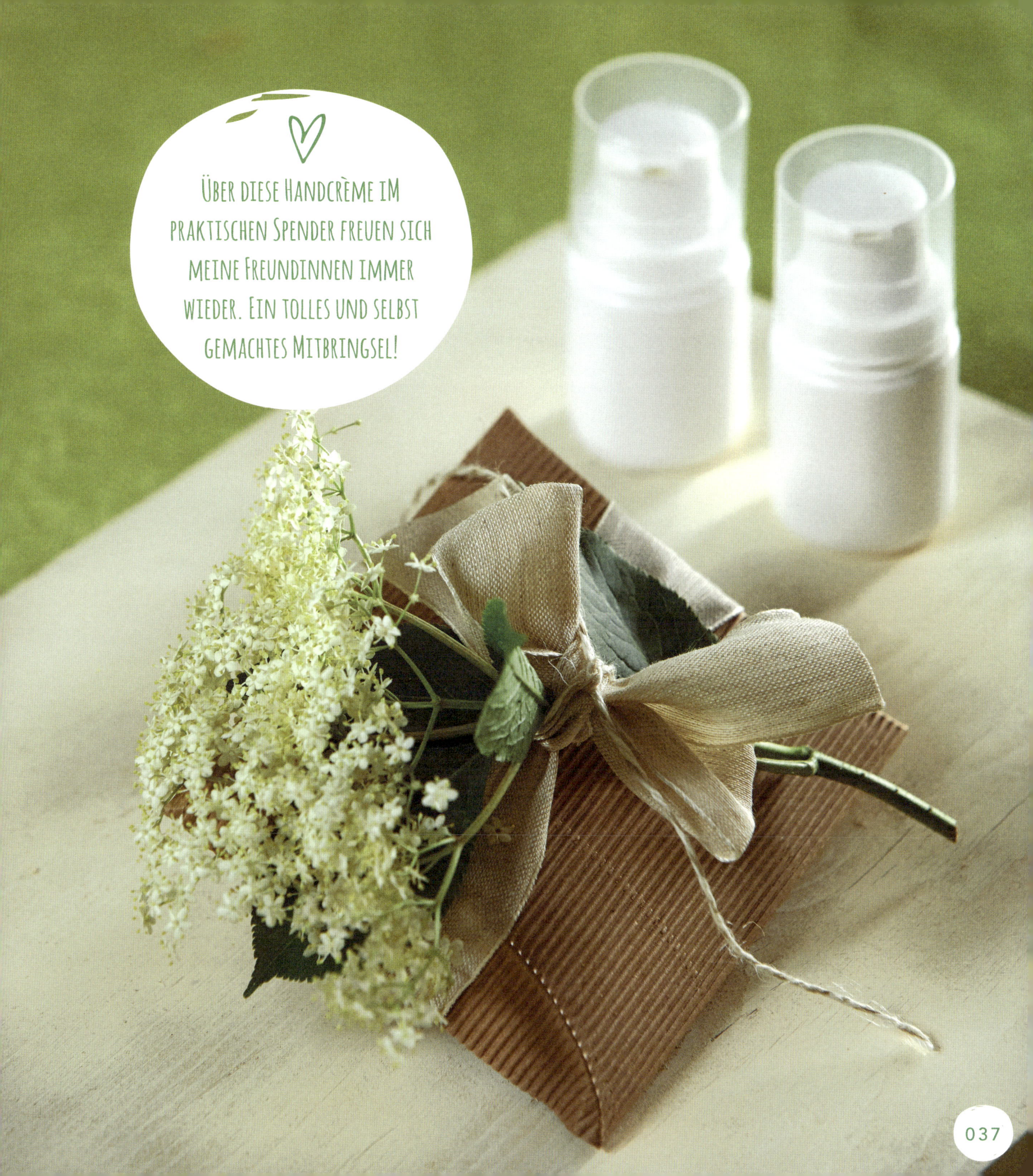

Über diese Handcrème im praktischen Spender freuen sich meine Freundinnen immer wieder. Ein tolles und selbst gemachtes Mitbringsel!

erfrischend

Bodyspray aus Pfingstrosen

Kaum etwas ist einfacher als die Herstellung dieses Body-Sprays. Dazu verwende ich lediglich Hydrolat und eine Tinktur. Als Vorratsbehälter bewahre ich die Flüssigkeit in Glasflaschen auf und fülle sie von Zeit zu Zeit in kleinere Sprayflaschen für die angenehmere Verwendung ab.

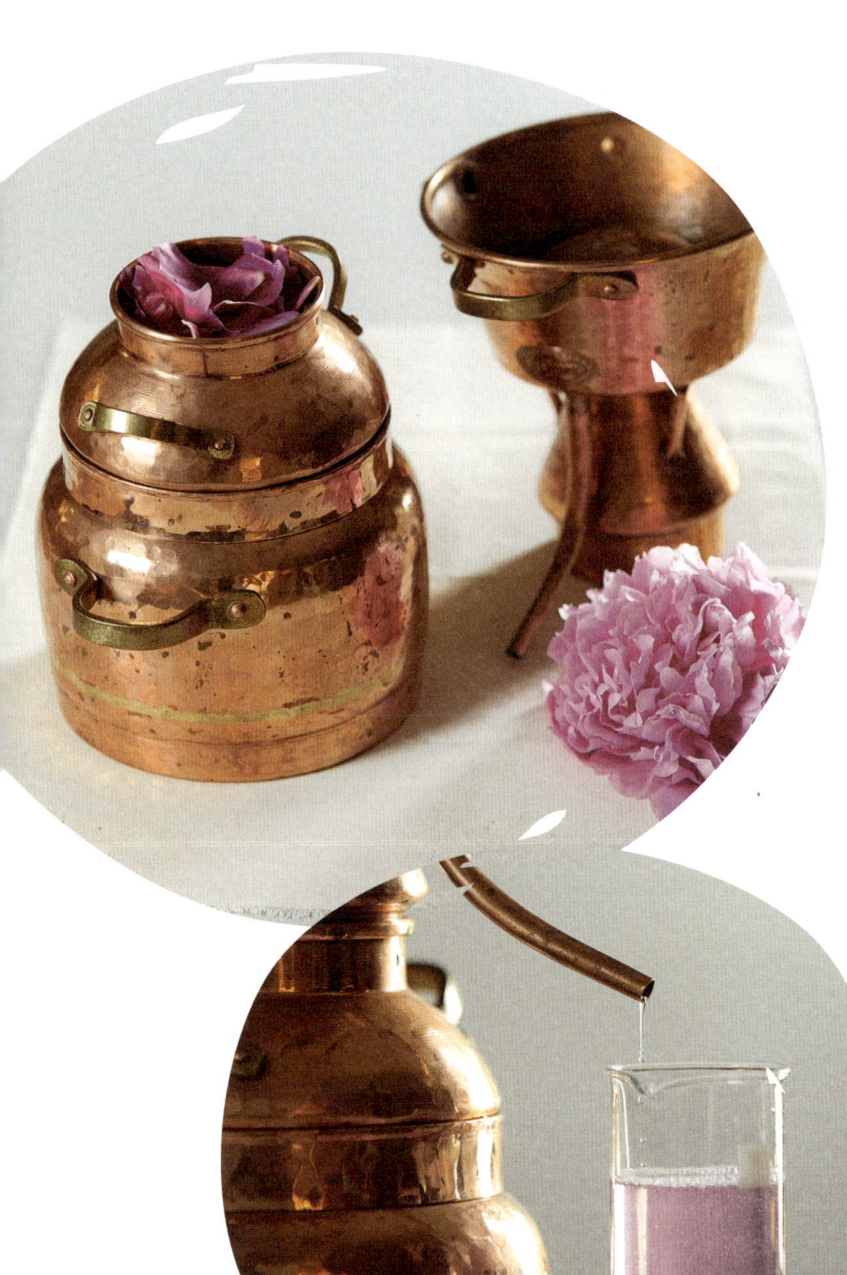

ZUTATEN

60 g Pfingstrosen-Hydrolat

10 g Pfingstrosen-Tinktur

AUSSERDEM

Trichter

Glasflasche

Sprayflasche

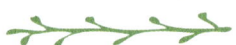

HERSTELLUNG

Beide Flüssigkeiten mithilfe des Trichters in der Glasflasche zusammenfügen und alles gut durchschütteln. Die Tinktur verleiht dem Wasser die schöne rosa Farbe der Pfingstrose, das Hydrolat bringt den Duft dazu.

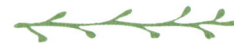

ANWENDUNG

Das Bodyspray ist sehr hautschonend, besonders an heißen Tagen. Ich sprühe es mir oft direkt ins Gesicht, das erfrischt und verhilft der Haut zu einem frischen und erholten Aussehen.

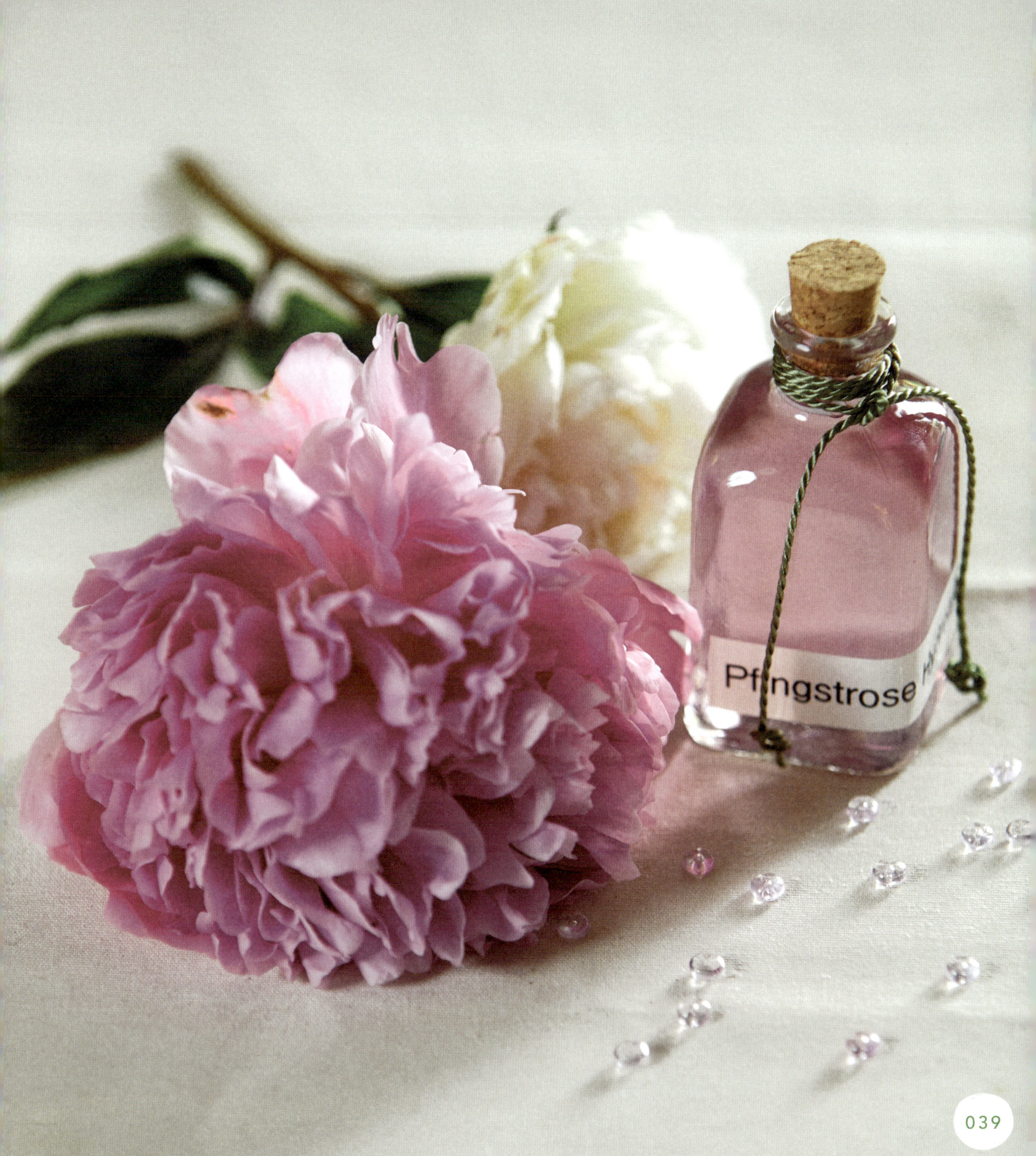

hautglättend

Parfumcrème aus Pfingstrosen

Die Shea-Butter als Bestandteil dieser Parfumcrème wirkt rückfettend, glättend und schützt die Haut vor schädlichen Umwelteinflüssen. Mit dem Duft der Pfingstrose verfeinere ich gerne diese Crème, die ich mir gelegentlich hinters Ohr tupfe.

ZUTATEN

20 g Shea-Butter

10 g Kakao-Butter

10 g Jojoba-Öl

6 – 8 g Bienenwachs

5 Tropfen Pfingstrosen-Tinktur

1 Tropfen ätherisches Rosen-Öl

1 Vitamin-E-Kapsel

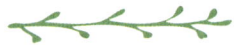

AUSSERDEM

hitzebeständiges Becherglas

Rührlöffel

Kosmetik-Tiegel

Muscheldose

HERSTELLUNG

Shea-, Kakao-Butter und Bienenwachs in das hitzebeständige Becherglas geben und im Wasserbad bei ca. 72°C erwärmen. Dann die restlichen Zutaten zufügen, alles gut umrühren und in die Behälter füllen.

ANWENDUNG

Ein paar Tupfer der Parfumcrème auf dem Hals, im Dekolleté oder hinter den Ohrläppchen verteilen. Das ergibt einen wunderbaren, zarten Duft.

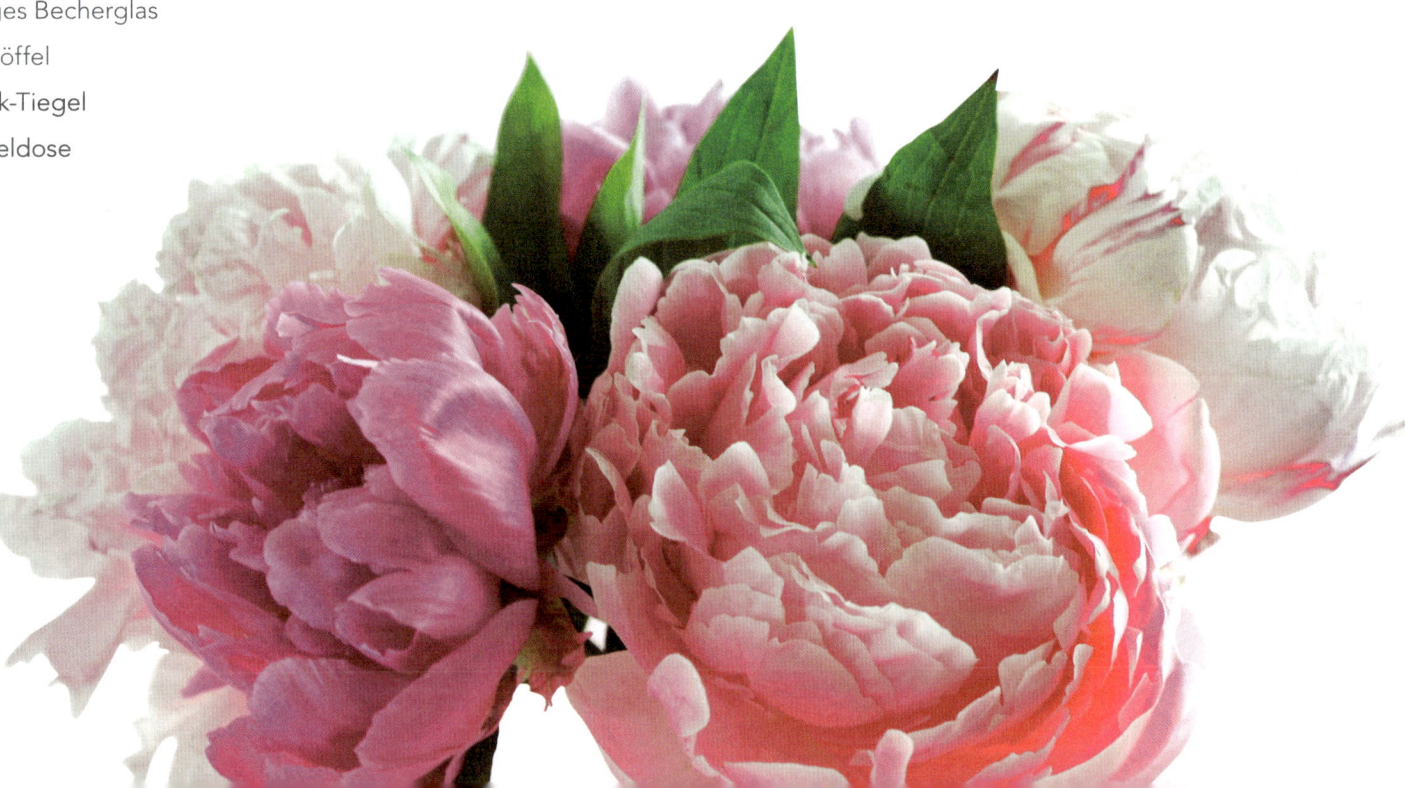

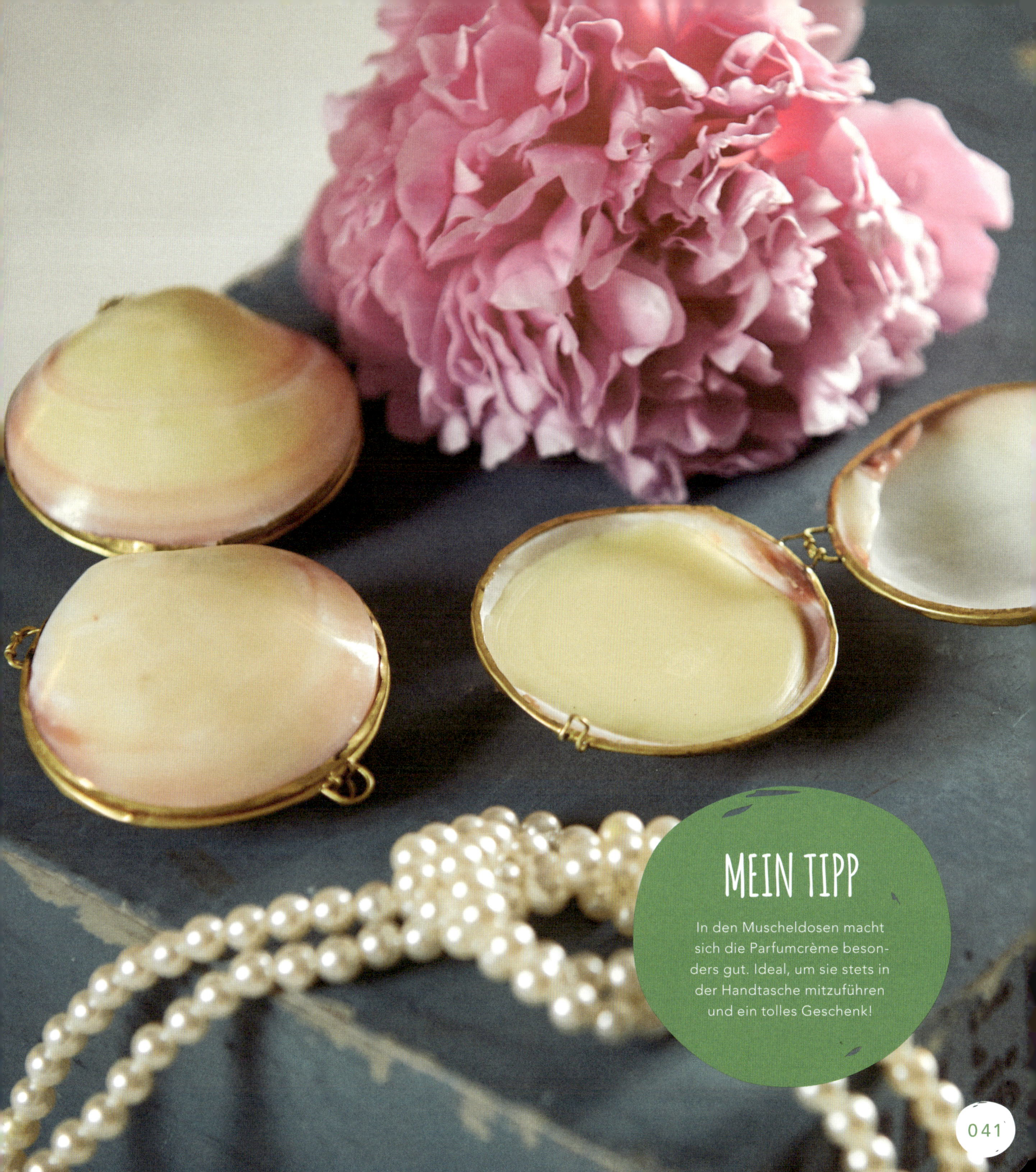

MEIN TIPP

In den Muscheldosen macht sich die Parfumcrème besonders gut. Ideal, um sie stets in der Handtasche mitzuführen und ein tolles Geschenk!

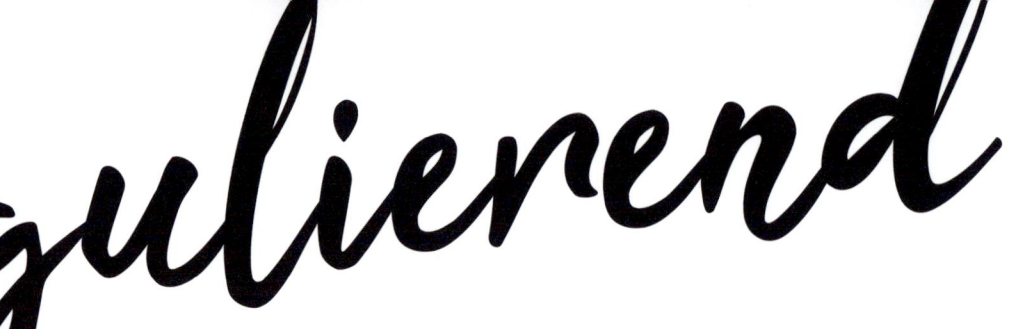

regulierend

Haarseife aus Brennnesseln

Die Brennnessel ist im Frühjahr eine meiner absoluten Lieblingspflanzen. Denn dieses so oft verschmähte Gewächs sorgt nicht nur im Garten für ein gesundes Pflanzenwachstum, sie leistet auch in Bezug auf unsere Schönheit, wenn es um die Frühjahrskur unserer Haare geht, wertvolle Dienste.

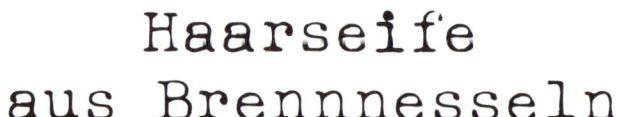

SCI-Tensid

Kakao-Butter

Speisestärke

ZUTATEN

100 g SCI-Tensid

100 g Speisestärke

50 g Kakao-Butter

30 g Brennnessel-Öl

10 – 20 Tropfen ätherisches Öl (optional)

AUSSERDEM

Mundschutz (Staubschutz)

Schüssel

2 hitzebeständige Bechergläser

2 Silikonformen

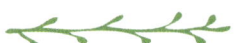

ZUSATZINFORMATION

Mit folgenden ätherischen Pflanzenölen kann die Haarseife aromatisiert werden:

Teebaum-Öl
wirkt entzündungshemmend und antimykotisch (verhindert Pilzbildung).

Rosmarin-Öl
besitzt eine antibakterielle Wirkung und reguliert die Talgbildung.

Pfefferminz-Öl
befreit die Kopfhaut von übermäßigem Fett.

Wacholder-Öl
bremst die Talgbildung des Haares.

HERSTELLUNG

Mundschutz überziehen, denn das verwendete Tensid ist zwar sehr mild und für die Verwendung in Naturkosmetik zugelassen, da es sich aber um ein feines, staubendes Pulver handelt, kann es reizend auf die Atemwege wirken. Dann das Tensid und die Speisestärke in die Schüssel geben und vermischen. Kakao-Butter in das hitzebeständige Becherglas geben und im Wasserbad bei ca. 72°C erwärmen. Im anderen Becherglas Brennnessel-Öl zu den trockenen Zutaten geben und geschmolzene Butter hinzufügen. Alles mit den Fingern gut vermischen. Es sollte sich wie feuchter Sand anfühlen. Nach Wunsch die ätherischen Öle hinzugeben, dann die Mischung in die Silikonformen drücken und mindestens 24 Stunden aushärten lassen.

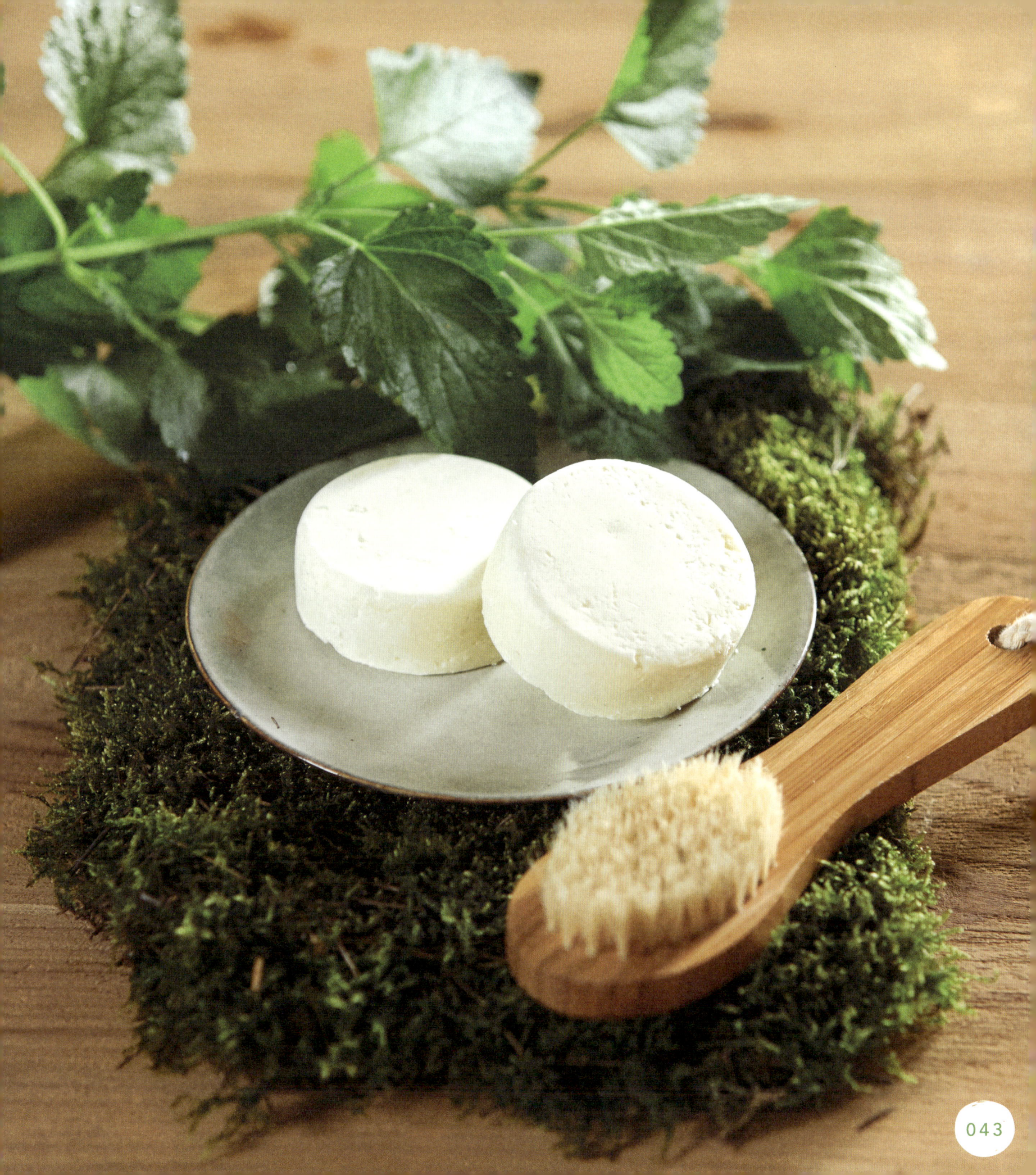

beruhigend

Haarstärkung aus Brennnesseln

Eine Haarspülung muss nicht immer hochkompliziert sein. Im Gegenteil, es reicht bereits, einige wenige, hochwertige Zutaten zu verwenden, um eine wirksame Spülung für die Haare zu zaubern. Ich finde, die Brennnesselpflanze mit ihren spezifischen Eigenschaften ist auch hierfür bestens geeignet.

ZUTATEN

1 Handvoll Brennnesselblätter
(Achtung, mit Handschuhen anfassen!)

100 mg Mineralwasser

10 g Brennnessel-Tinktur

1 – 2 g Zitronensäure

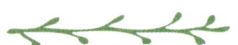

AUSSERDEM

Handschuhe für Umgang mit Brennnesselblättern

hitzebeständiges Becherglas

Löffel

Sieb

Flasche

HERSTELLUNG

Die Brennnesselblätter in in das hitzebeständige Becherglas geben und im Wasserbad zunächst kurz aufkochen lassen, anschließend ziehen lassen. Nach ca. 1 Stunde den Sud durch ein Sieb gießen, Zitronensäure hinzufügen, umrühren und das Ganze vollständig erkalten lassen. Dann die Brennnessel-Tinktur in den kalten Brennnessel-Sud geben, verrühren und in die Flasche abfüllen.

Die Spülung sollte möglichst immer frisch hergestellt werden, sie hält maximal eine Woche.

ANWENDUNG

Idealerweise wird die Spülung direkt nach dem Haarewaschen verwendet. Ich empfehle, sie gut in die Kopfhaut einzumassieren und nicht mehr auszuspülen.

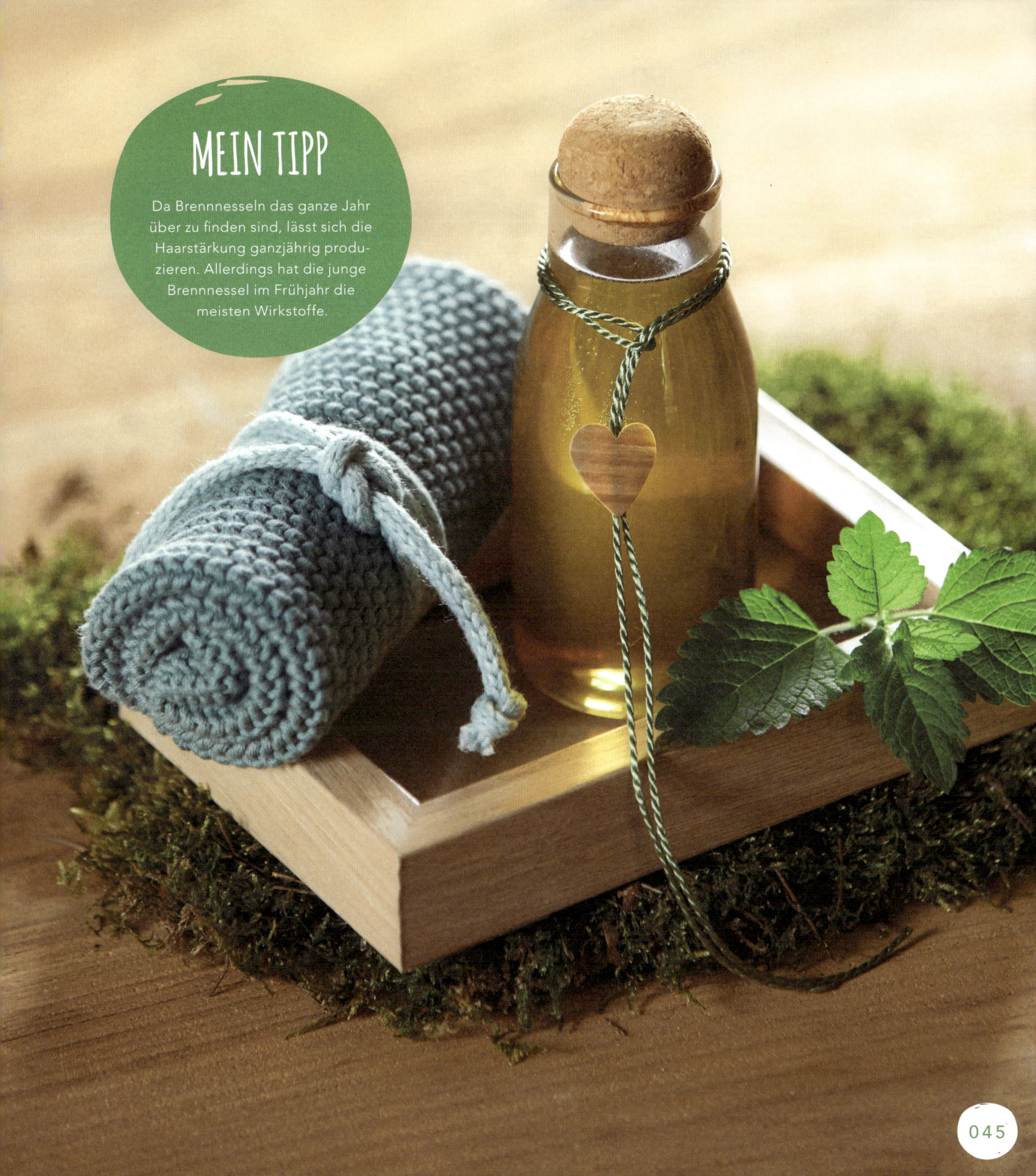

MEIN TIPP

Da Brennnesseln das ganze Jahr über zu finden sind, lässt sich die Haarstärkung ganzjährig produzieren. Allerdings hat die junge Brennnessel im Frühjahr die meisten Wirkstoffe.

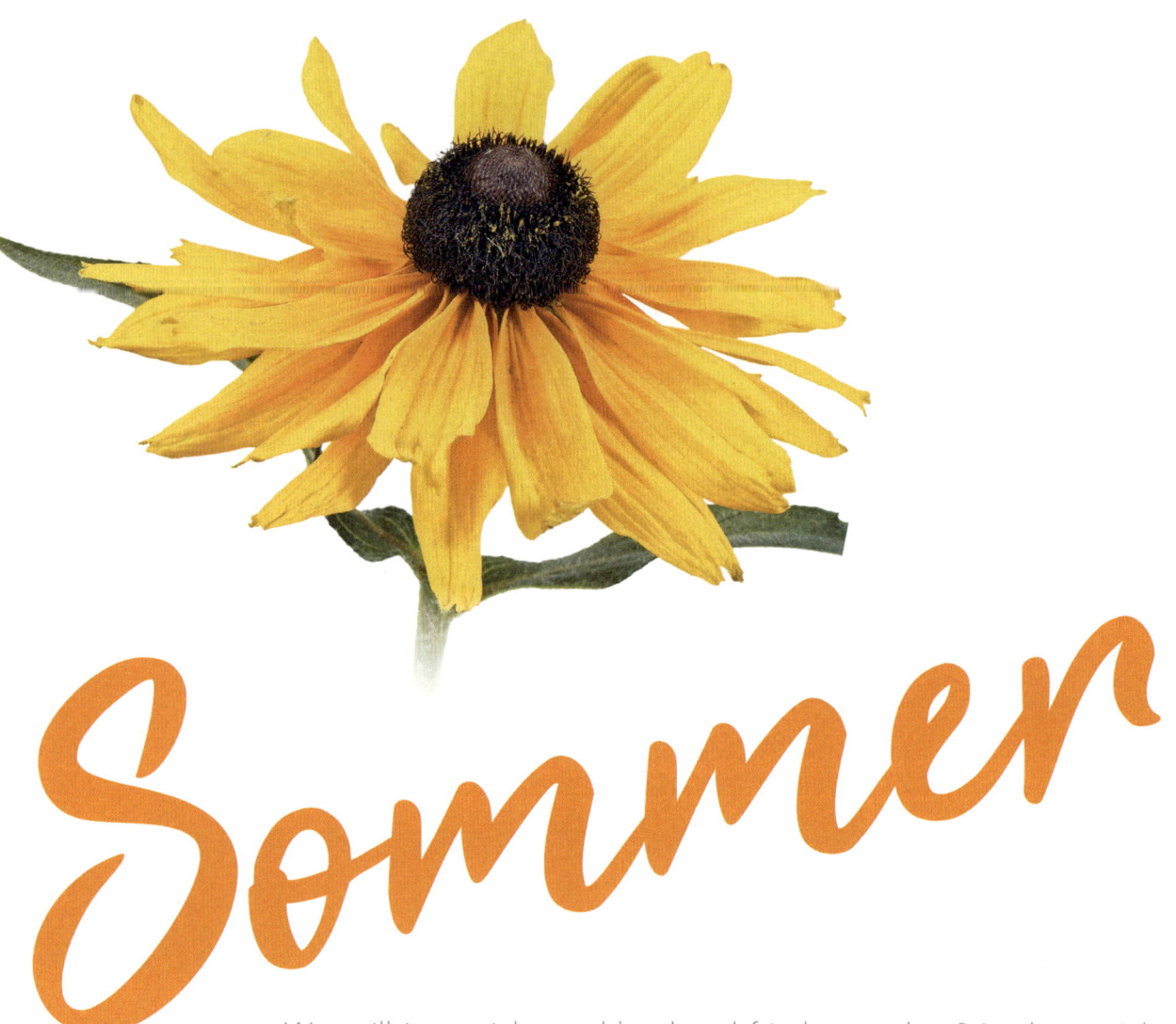

Sommer

Wer will jetzt nicht strahlend und frisch aussehen? In dieser Jahreszeit zeigen wir am meisten Haut. Dabei wollen wir uns wohlfühlen und ein gutes Gefühl für uns haben. Die warmen Temperaturen setzen uns gleichzeitig oftmals zu. Da empfehle ich erfrischende Lotions mit leichten, angenehmen Duftnoten. Im Urlaub kommen verstärkt Sonnenbestrahlung und der Einfluss von salzhaltigem Meereswasser hinzu. Das greift unter Umständen unsere Haare und die Kopfhaut an. Meine Haarspülung habe ich deshalb immer im Urlaubskoffer dabei, ebenso wie das milde Haarshampoo und eine Lippenpflege für sonnentrockene, kribbelnde Lippen. Damit auch die Haut nach einem entspannten Sommersonnentag an der frischen Luft und unter freiem Himmel nicht Schaden nimmt, sind Sonnenmilch und ein After-Sun-Fluid ein absolutes Must-have. Alles habe ich ein paar Tage vor Urlaubsantritt vorbereitet, in der Menge, die ich brauche und verbrauche. So bin ich gerüstet für den Sommer, der nun kommen kann!

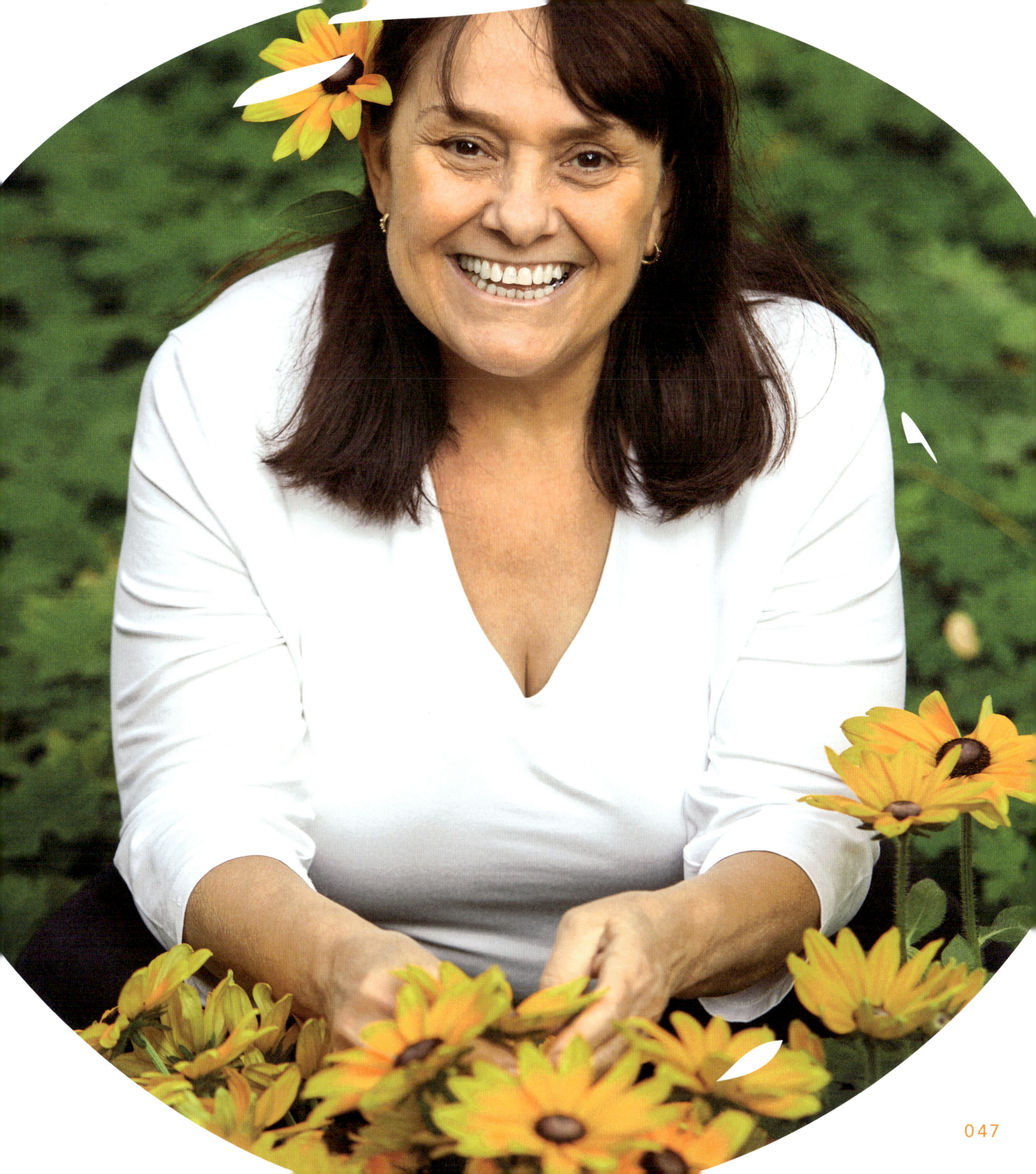

schützend

Sonnenmilch aus Sanddorn

Im Sommer ist unsere Haut täglich der Sonne ausgesetzt, weswegen ihr eine Portion Sonnenschutz mit Sanddorn jetzt besonders guttut. Dem Sanddorn wird eine Sonnenlicht absorbierende Wirkung zugesprochen. Dennoch gebe ich meiner Lotion noch eine Extraportion Sonnenschutz-filter hinzu, um die schützende Wirkung zu verstärken. Schließlich können die für die Haut gefährlichen Sonnenstrahlen der Sommersonne je nach Standort derart intensiv sein, dass doppelter Schutz ratsam ist.

ZUTATEN

30 g Jojoba-Öl

15 g Sesam-Öl

4 g Bienenwachs

15 g Shea-Butter

40 g Orangen-Hydrolat

8 g pflanzliches Glycerin

10 Tropfen Sanddorn-
fruchtfleisch-Öl

5 g Sofi Super

AUSSERDEM

2 hitzebeständige Bechergläser

Milchaufschäumer

2 Lotionflaschen

HERSTELLUNG

Jojoba-, Sesam-Öl, Bienenwachs und Shea-Butter (Fettphase) in ein hitzebeständiges Becherglas geben, das Orangen-Hydrolat und Glycerin (Wasserphase) in das andere. Beide Gläser ins Wasserbad stellen und bei ca. 72°C erwärmen. Sind die Fette geschmolzen, die Flüssigkeiten 3 Minuten abkühlen lassen, dann zusammenfügen und mit dem Milchaufschäumer zu einer Emulsion kaltrühren. Zuletzt das Sanddornfruchtfleisch-Öl und Sofi Super hinzufügen und in die Lotion-flaschen umfüllen.

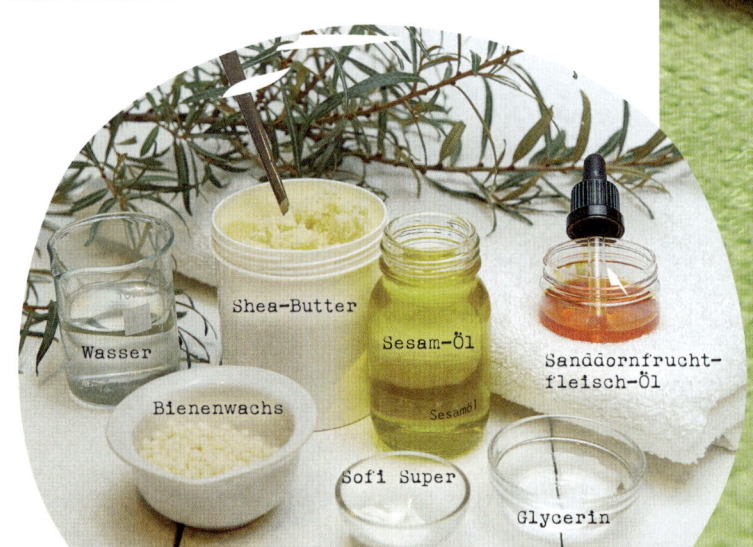

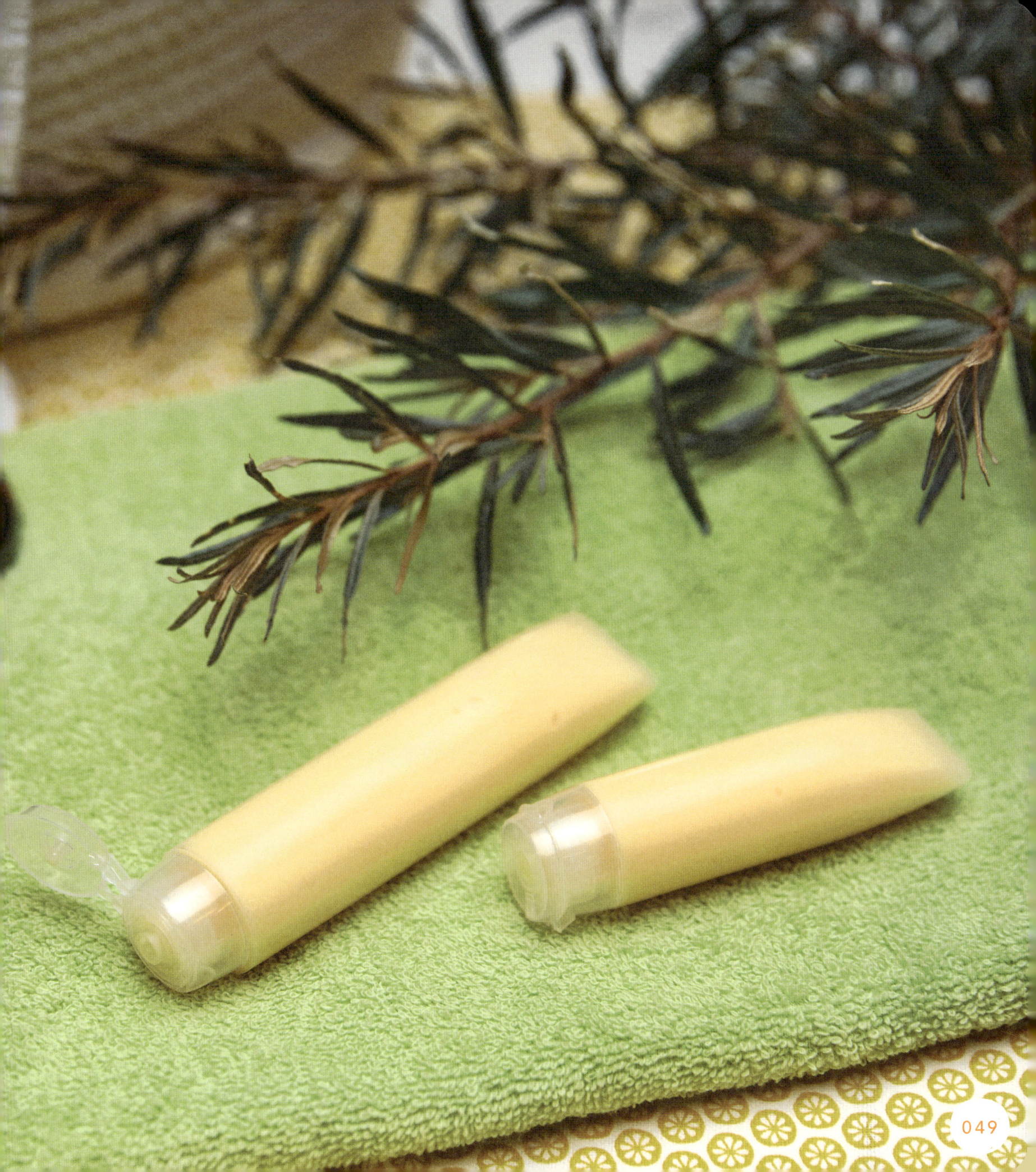

anreichernd

Sonnencrème aus Sanddorn

Gerade unsere Gesichtshaut benötigt im Sommer einen speziellen Schutz gegen die schädigenden Sonnenstrahlen sowie nachhaltige Pflege. Mit dem Sanddorn stärke ich die Haut, sogar bei der Wundheilung. Zusammen mit dem Sesam-Öl ergibt sich außerdem ein leichter Lichtschutz, der jedoch bei starker Sonnenbestrahlung nicht ausreichend wirkt. Deshalb nehme ich zusätzlich noch Sofi Super. Damit lässt sich der Schutzfaktor individuell anpassen.

ZUTATEN

20 g Cupuaçu-Butter

12 g Sesam-Öl

10 g Wildrosen-Öl

8 Tropfen Sanddornfruchtfleisch-Öl

6 g Sofi Super

1 Vitamin-E-Kapsel

ggf. 1 – 3 Tropfen Milchsäure

ggf. 1 – 3 Tropfen Zitronensäure

AUSSERDEM

1 hitzebeständiges Becherglas

Spatel

pH-Wert-Messer

Milchaufschäumer

Kosmetiktiegel

HERSTELLUNG

Cupuaçu-Butter und Sesam-Öl (Fettphase) in das hitzebeständige Becherglas geben und im Wasserbad bei ca. 72°C erwärmen. Wenn die Öle leicht handwarm sind, das Wildrosen- und Sanddornfruchtfleisch-Öl hinzufügen und mit dem Spatel verrühren. Nun den pH-Wert messen, er sollte zwischen 5 und 5,5 liegen, damit die Crème später einen stabilen und sicheren Sonnenschutz gewährleistet. Notfalls tropfenweise mit Milchsäure (höher) oder Zitronensäure (niedriger) anpassen. Sofi Super und Vitamin-E-Kapsel ggf. zufügen. Alles mit dem Milchschäumer verrühren und in den Kosmetiktiegel umfüllen.

ANWENDUNG

Diese schützende und pflegende Sonnencrème am besten täglich aufs Gesicht auftragen, bevor man das Haus verlässt.

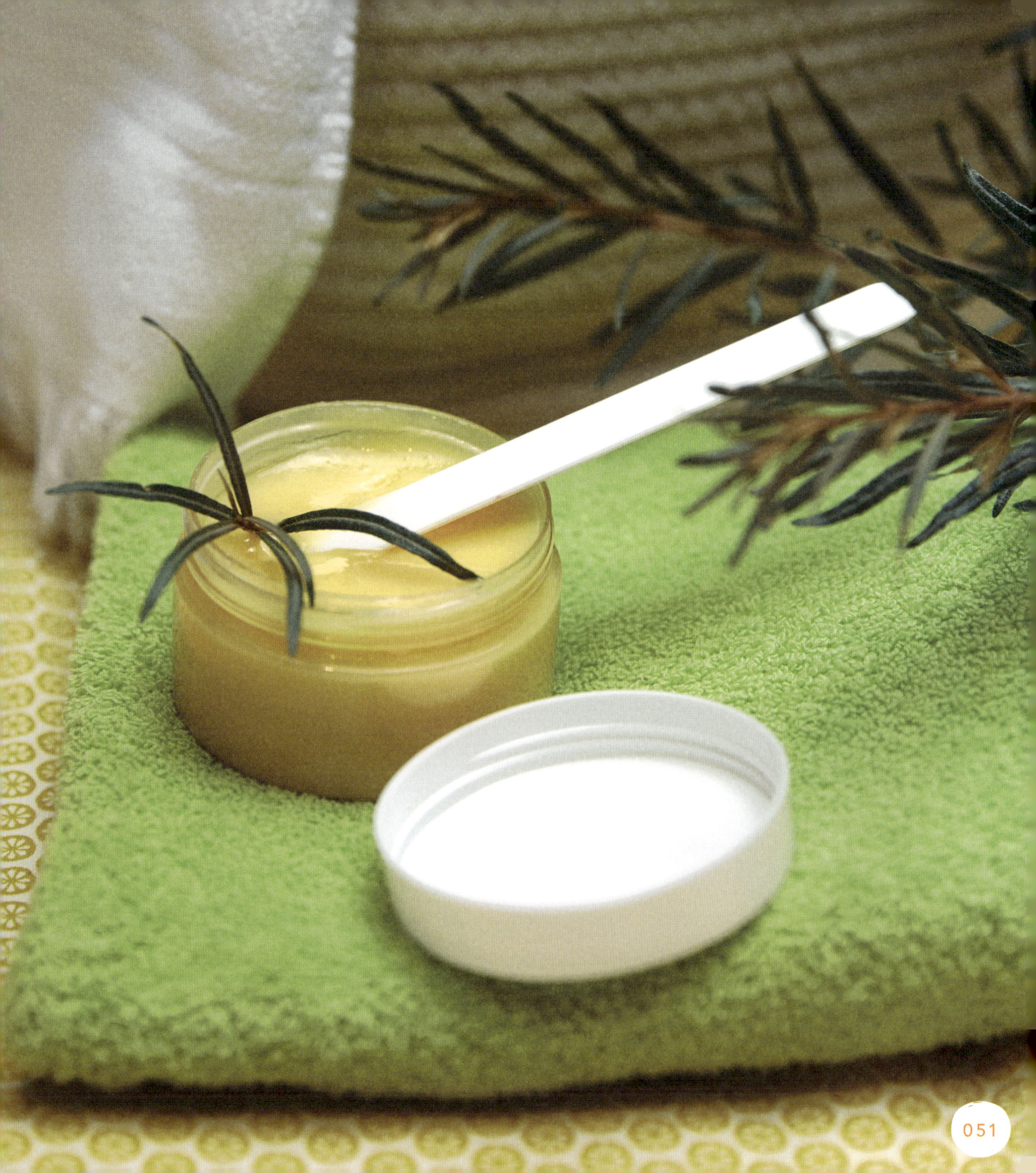

aktivierend

After-Sun-Fluid aus Rotem Sonnenhut

Eigentlich besagt es schon sein Name: Der Sonnenhut schützt vor der Sonne. Seine Inhaltsstoffe wirken beruhigend und heilend auf strapazierte und von der Sonne geschädigte Haut. Das Fluid lässt sich angenehm auf die Haut aufbringen, verteilen und zieht gut ein. Der beruhigende Effekt tritt schon sehr schnell und spürbar ein. Die Sonnenhut-Tinktur kann auch bei schuppiger und sehr trockener Haut hilfreich sein, sie regeneriert die Haut und aktiviert die hauteigenen Schutzfunktionen. Für mich sind das gute Gründe, mir immer einen kleinen Vorrat von dem Fluid anzulegen!

ZUTATEN

125 g Mandel-Öl
50 g Kokosmilch
6 – 8 Tropfen Sonnenhut-Extrakt
1 Spritzer Steinsamenwurzel-Öl
evtl. 10 Tropfen Aloe-vera-Öl
1 Vitamin-E-Kapsel

AUSSERDEM

Becherglas (250 ml)
Milchaufschäumer
Lotionflasche (175 ml)

HERSTELLUNG

Alle Zutaten ins Becherglas geben und mit dem Milchaufschäumer gut verrühren. Das After-Sun-Fluid anschließend in die Lotionflasche füllen und im Kühlschrank aufbewahren.

ANWENDUNG

Das Fluid sollte vor Gebrauch immer gut geschüttelt werden. Es kann täglich nach dem Sonnenbaden verwendet werden.

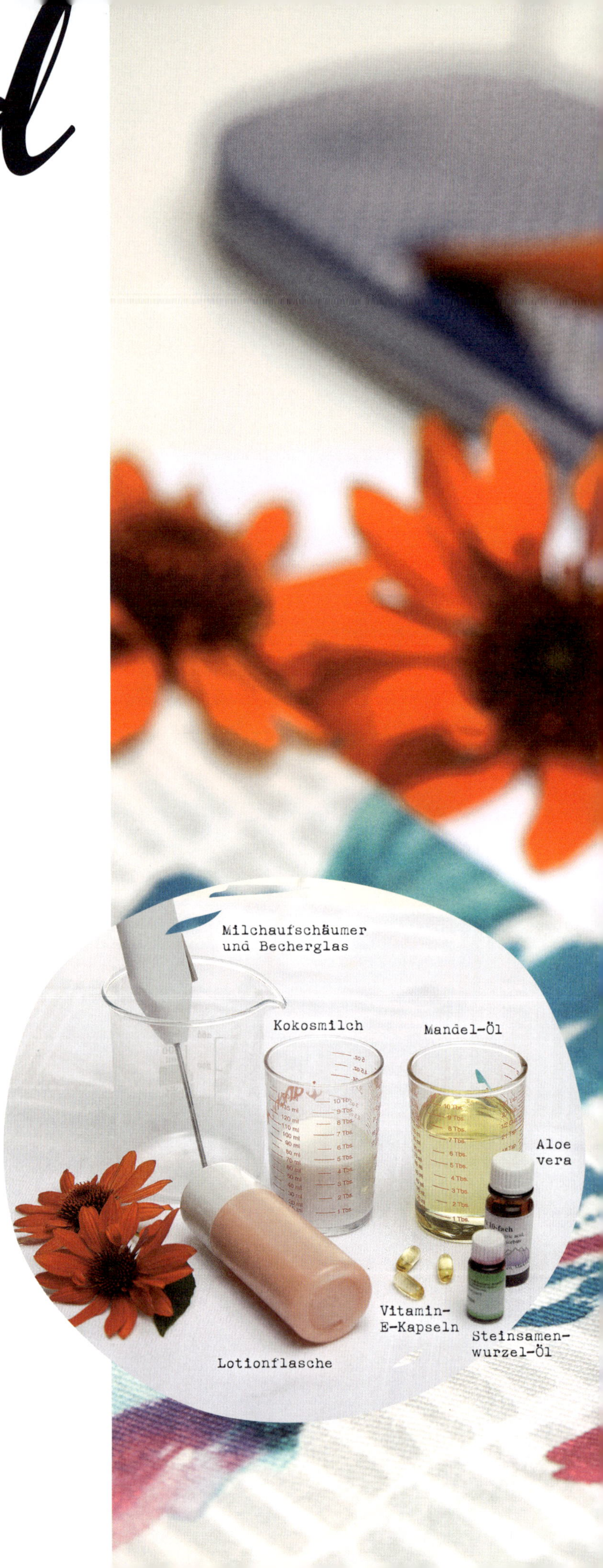

Milchaufschäumer und Becherglas

Kokosmilch

Mandel-Öl

Aloe vera

Vitamin-E-Kapseln

Steinsamenwurzel-Öl

Lotionflasche

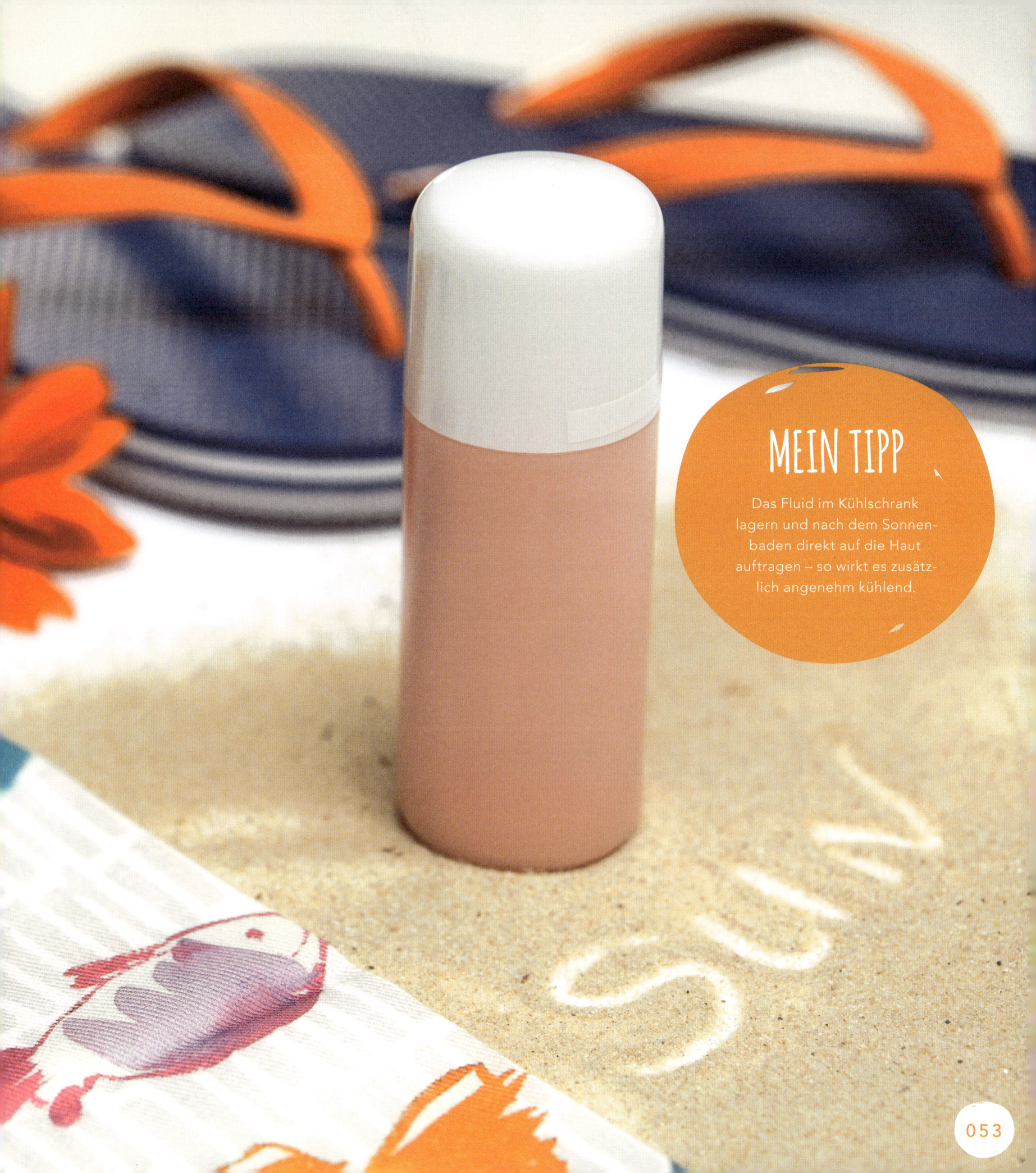

053

entspannend

Lippenbalsam aus Rosen

Spannende, kribbelnde Lippen? Insbesondere nach einem intensiven Sonnentag spürt man die Beanspruchung der zarten Lippenoberfläche. Hier schafft meine Lippenpflege schnelle und angenehme Entspannung. Sie sorgt dafür, dass die Lippen nicht rissig werden oder zu sehr austrocknen. Außerdem ist die enthaltene Sonnenhut-Tinktur entzündungshemmend und antibakteriell.

ZUTATEN

10 g Shea-Butter

10 g Bienenwachs

6 g Jojoba-Öl

5 – 6 Tropfen Sonnenhut-Tinktur

4 – 5 Tropfen Rosen-Extrakt

10 Tropfen ätherisches Rosen-Öl

1 Spritzer Steinsamenwurzel-Öl

AUSSERDEM

1 hitzebeständiges Becherglas

Kosmetik-Spatel

2 Lippenstifthülsen

HERSTELLUNG

Shea-Butter, Bienenwachs und Jojoba-Öl ins hitzebeständige Becherglas geben und im Wasserbad bei ca. 72°C schmelzen lassen. Sonnenhut-Tinktur, Rosen-Extrakt, Rosen- und Steinsamenwurzel-Öl hinzugeben, mit dem Kosmetikspatel alles gut umrühren. Anschließend in die Lippenstifthülsen umfüllen.

Tipp: Das Steinsamenwurzel-Öl am besten mittels eines Holzspießchens, das einmal in das Öl getunkt wird, dosieren.

ANWENDUNG

Das Lippenbalsam sollte am besten verwendet werden, wenn das Kribbeln anfängt, aber nicht, wenn die Bläschen schon da oder womöglich gar offen sind!

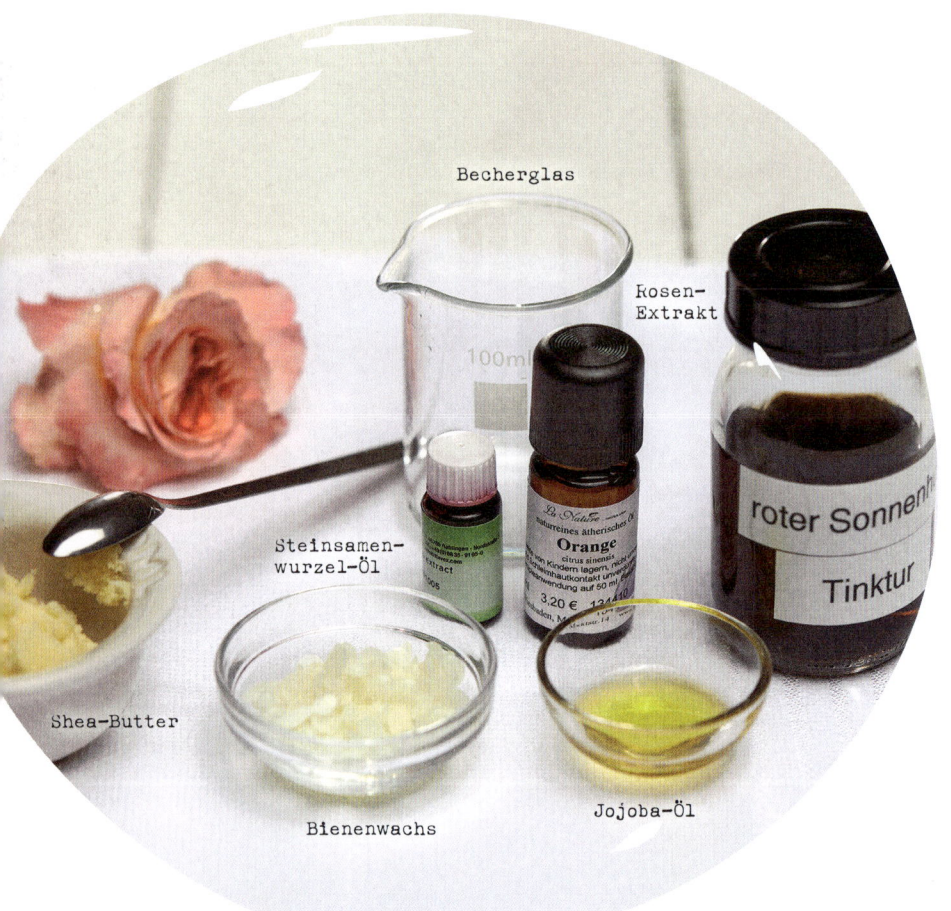

Becherglas

Rosen-Extrakt

Steinsamen-wurzel-Öl

Shea-Butter

Bienenwachs

Jojoba-Öl

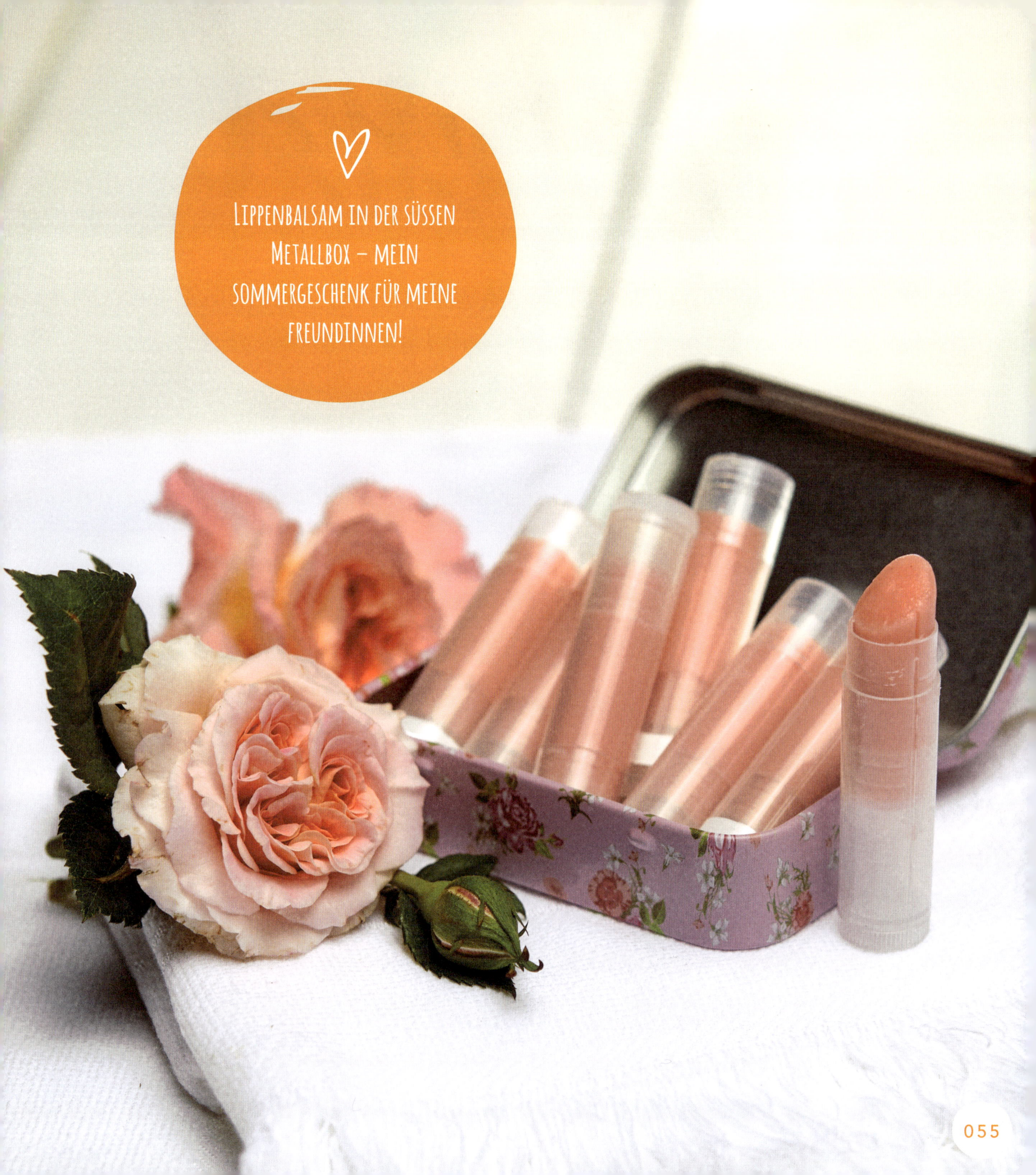

LIPPENBALSAM IN DER SÜSSEN METALLBOX – MEIN SOMMERGESCHENK FÜR MEINE FREUNDINNEN!

heilend

Heilsalbe aus Ringelblumen

Sonnengeschädigte Haut reagiert schnell mit Rötungen. Auch spannt, juckt oder schuppt sie sogar nach dem Sonnenbad. Da tut schnelle Hilfe gut! Mit der Ringelblumen-Heilsalbe in Stiftform geht das ganz schnell, jederzeit und überall. Sie lässt sich punktuell einsetzen und ist eine willkommene Unterstützung für die Haut bei vielen kleinen Problemen. So verwende ich die Heilsalbe auch mal für die Lippenpflege oder bei einem Insektenstich.

ZUTATEN

20 g Ringelblumen-Öl

20 g Kakao-Butter

10 g Bienenwachs

10 g Shea-Butter

5 - 10 Tropfen
Ringelblumen-Tinktur

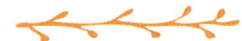

AUSSERDEM

hitzebeständiges Becherglas

Kosmetik-Spatel

3 Deohülsen

HERSTELLUNG

Alle Fettzutaten bis auf die Ringelblumen-Tinktur ins hitzebeständige Becherglas geben und im Wasserbad bei ca. 72°C schmelzen lassen. Dann die Tinktur hinzufügen, umrühren, mithilfe des Kosmetik-Spatels in die Deohülsen füllen und erkalten lassen.

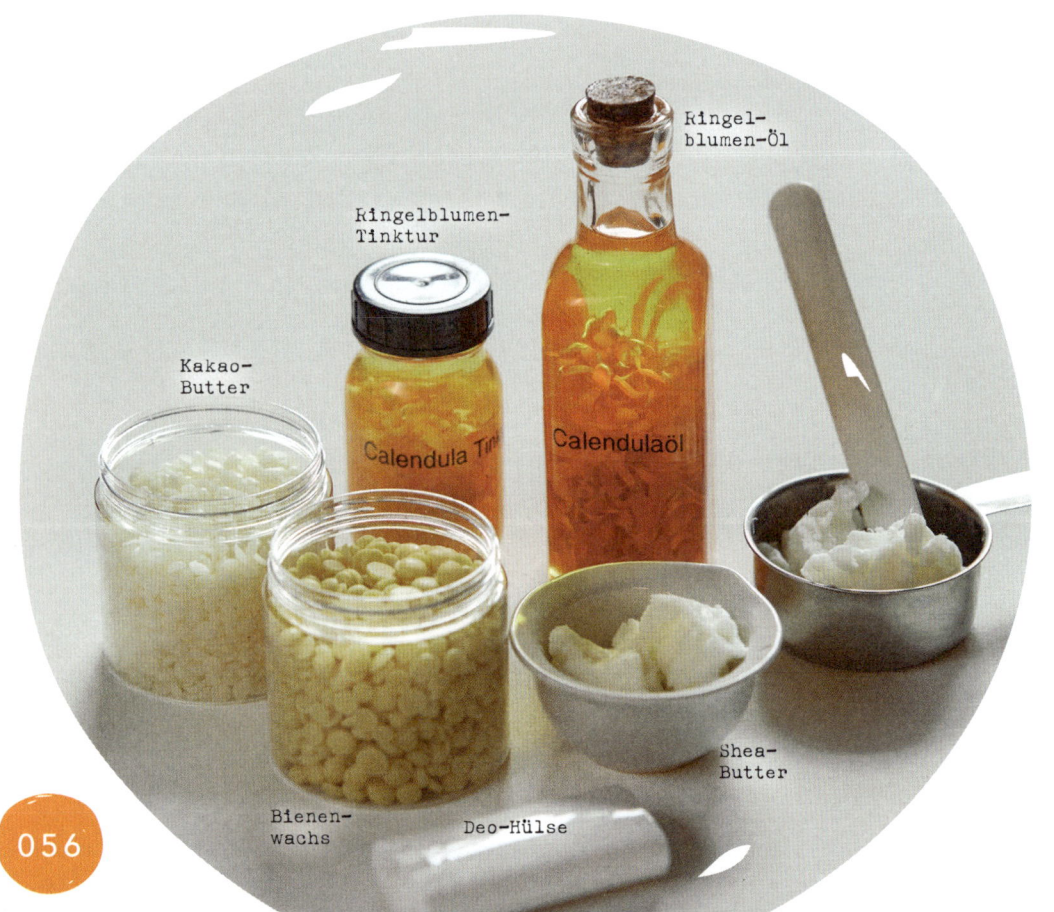

Ringelblumen-Öl

Ringelblumen-Tinktur

Kakao-Butter

Shea-Butter

Bienenwachs

Deo-Hülse

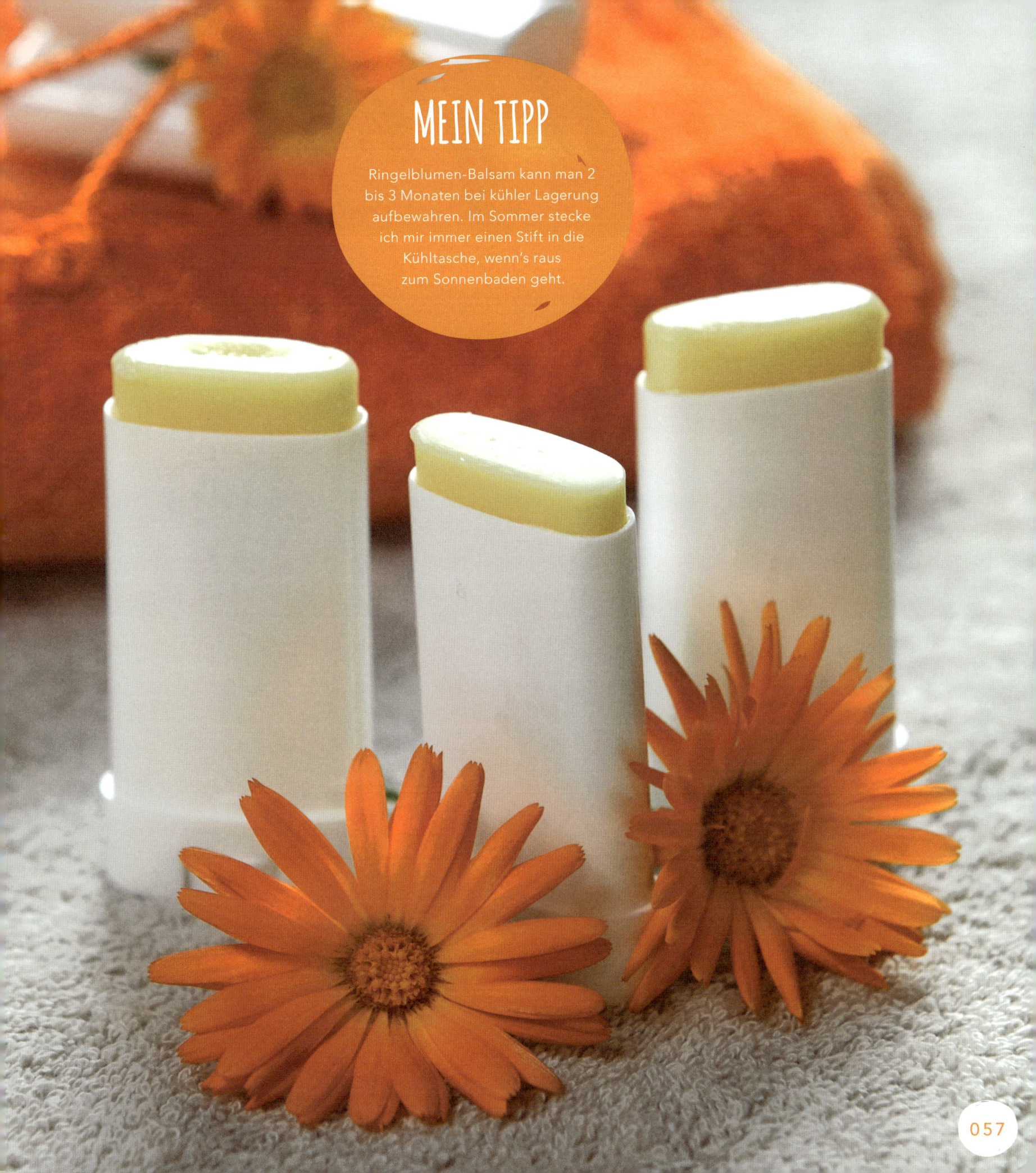

057

MEIN TIPP

Ringelblumen-Balsam kann man 2 bis 3 Monaten bei kühler Lagerung aufbewahren. Im Sommer stecke ich mir immer einen Stift in die Kühltasche, wenn's raus zum Sonnenbaden geht.

beruhigend

Gesichtsmaske aus Ringelblumen

Wenn die Haut empfindlich ist und leicht auf Stress reagiert, empfehle ich eine beruhigende Maske mit Ringelblumen-Tinktur. Diese bringt die Haut zurück ins Gleichgewicht. Die Maske reguliert außerdem den Feuchtigkeitsgehalt und eignet sich somit auch hervorragend bei empfindlichen Hauttypen.

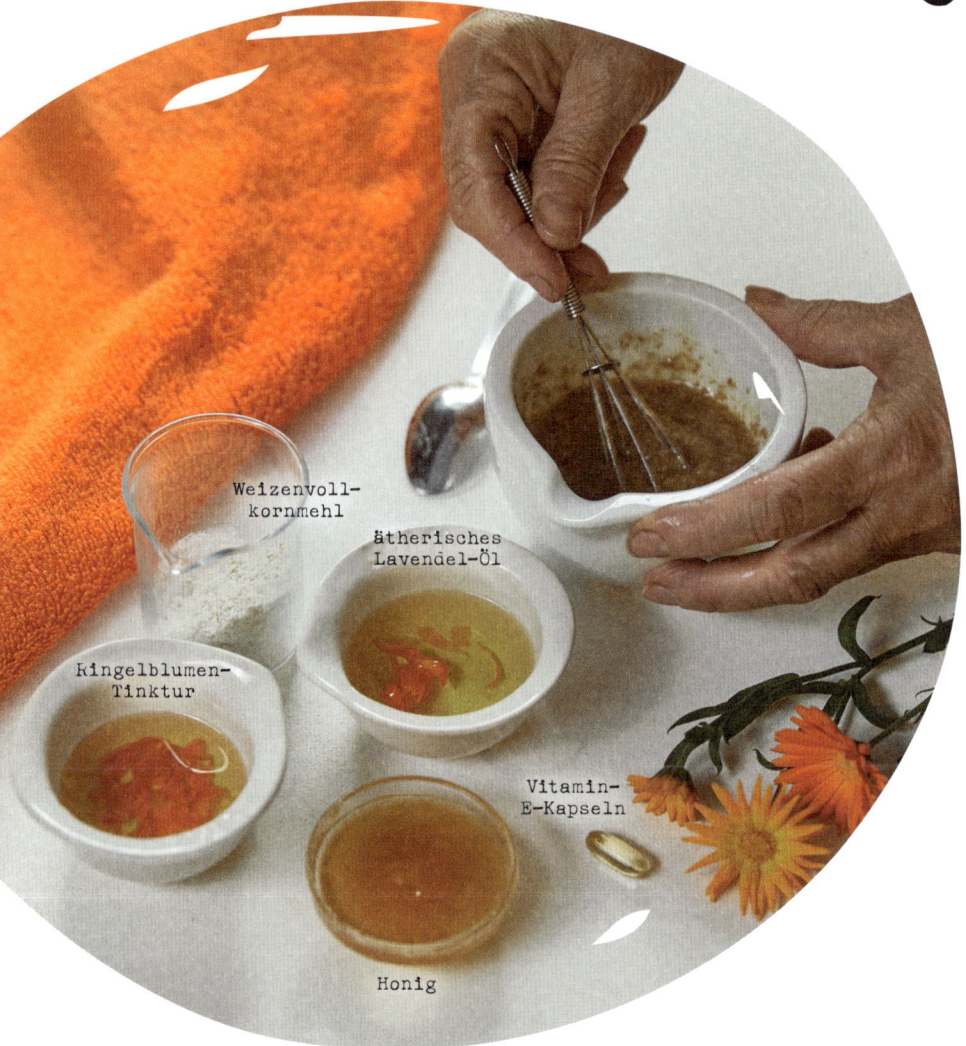

Weizenvollkornmehl

ätherisches Lavendel-Öl

Ringelblumen-Tinktur

Vitamin-E-Kapseln

Honig

ZUTATEN

1 EL Weizenvollkornmehl

1 TL warmes Wasser

1 TL Honig

5 – 6 Tropfen Ringelblumen-Tinktur

1 Tropfen ätherisches Teebaum-Öl

1 Tropfen ätherisches Lavendel-Öl

1 Vitamin-E-Kapsel

AUSSERDEM

Porzellanschale

Schneebesen

Kosmetik-Spatel

HERSTELLUNG

Mehl und Wasser in die Porzellanschale geben und mit dem Schneebesen zu einem homogenen Brei verrühren. Dann Honig, Ringelblumen-Tinktur, die beiden ätherischen Öle sowie die Vitamin-E-Kapsel hinzugeben und alles gut mit dem Kosmetik-Spatel vermengen.

ANWENDUNG

Die Gesichtsmaske auf die Haut streichen. Die Augen dabei frei lassen und nach etwa 10 bis 12 Minuten mit einem feuchten Tuch entfernen.

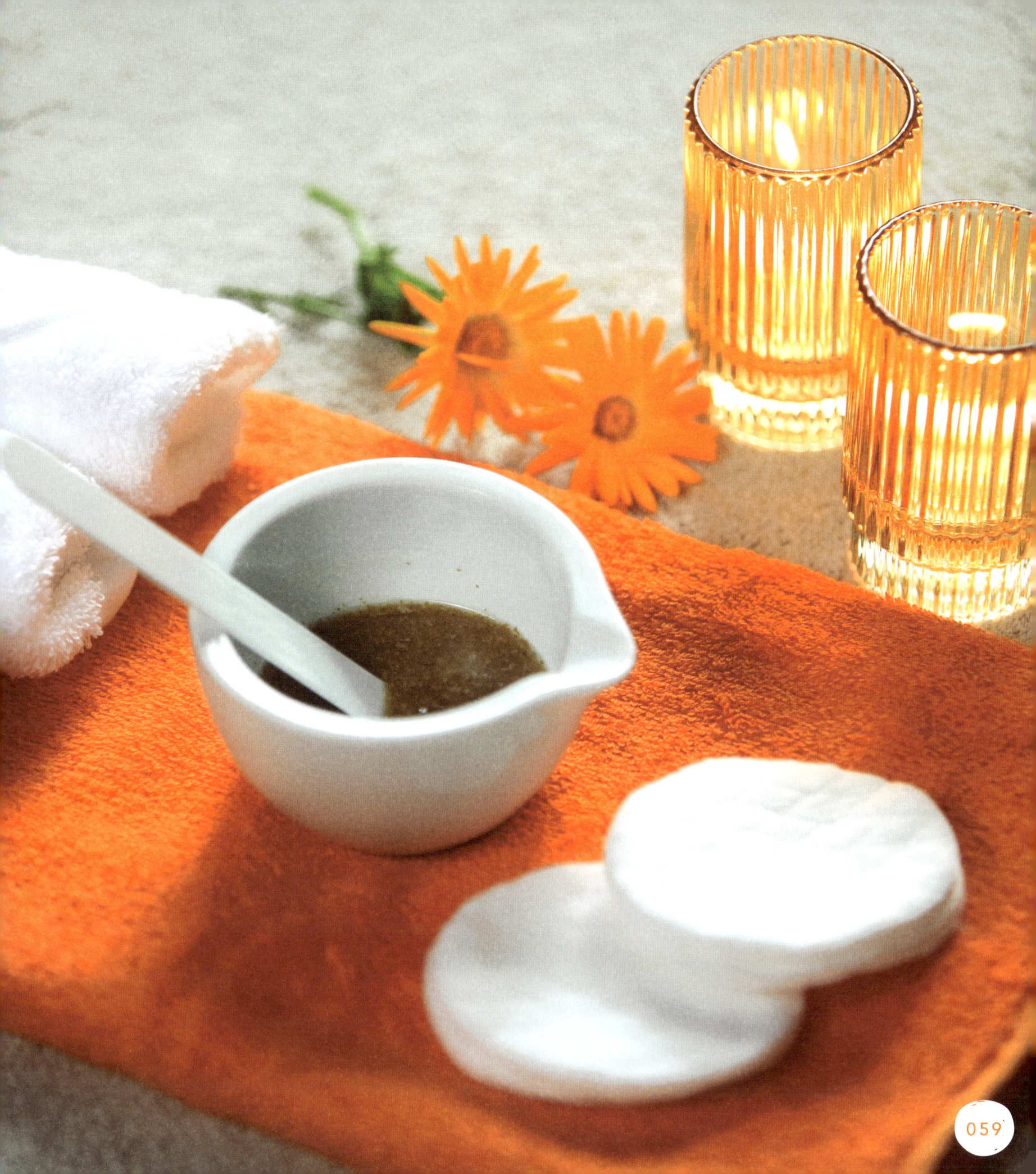

erfrischend

Schüttel-Lotion aus Lavendel

Wer einmal Lavendel-Lotion selbst gemacht hat, möchte auf den herrlichen Duft nicht mehr verzichten. Diese wirkt beruhigend und ausgleichend und ist als Körperspray angewandt besonders erfrischend. Gerne verwende ich die Lotion auch in Form einer Kompresse bei leichtem Sonnenbrand. Dies wirkt lindernd und unterstützt die Abschwellung auch bei Insektenstichen. Ebenfalls eignet sie sich zur Pflege von unreiner, öliger Haut. Oder wie wäre es mal mit einem Rasierwasser auf Lavendelbasis?

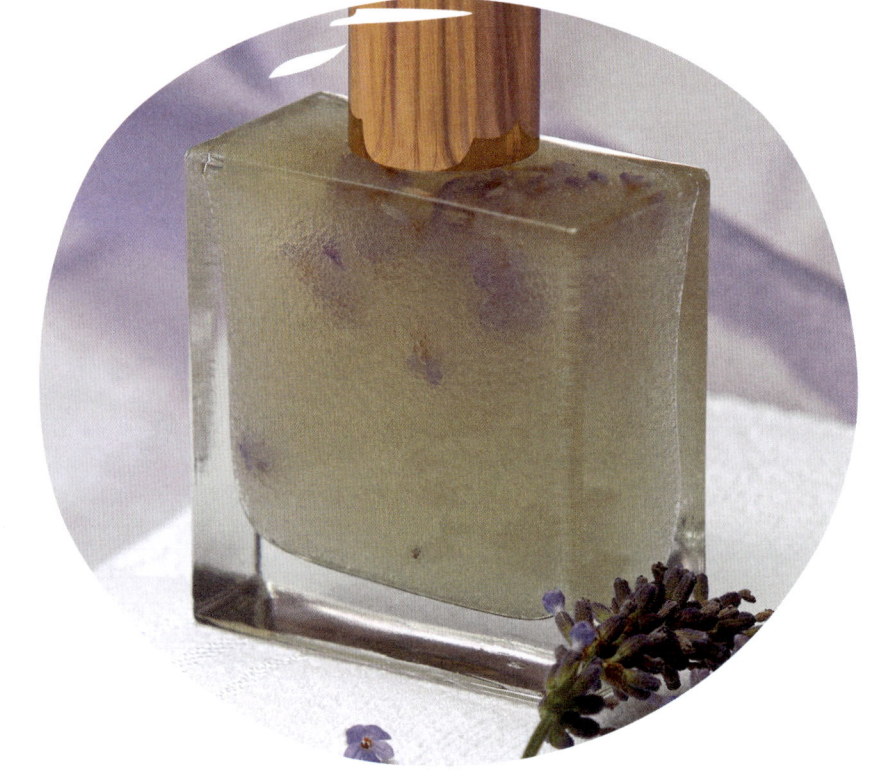

ZUTATEN

25 g Mandel-Öl

25 g Lavendel-Hydrolat

Lavendelblüten (nach Bedarf)

AUSSERDEM

Trichter zum Befüllen

1 Parfüm-Zerstäuber

HERSTELLUNG

Wichtig ist, dass auch die Lavendelblüten mit Alkohol desinfiziert werden. Dazu die Blüten auf ein Papiertuch legen und mit dem Alkohol besprühen. Dann zuerst das Lavendel-Hydrolat, anschließend das Mandel-Öl und die Blüten in den Zerstäuber füllen, Ich gebe eigentlich immer ein paar Lavendelblüten hinzu, weil sie in dem Glasflakon hübsch aussehen. So abgefüllt, entmischen sich jedoch die beiden flüssigen Komponenten. Das Öl ist leichter und schwimmt auf dem Lavendel-Wasser. Vor jedem Benutzen muss die Lotion also kräftig geschüttelt werden. Dadurch entsteht erst die gewünschte, leicht trübe Emulsion.

Tipp: Lotion vor der Anwendung schütteln.

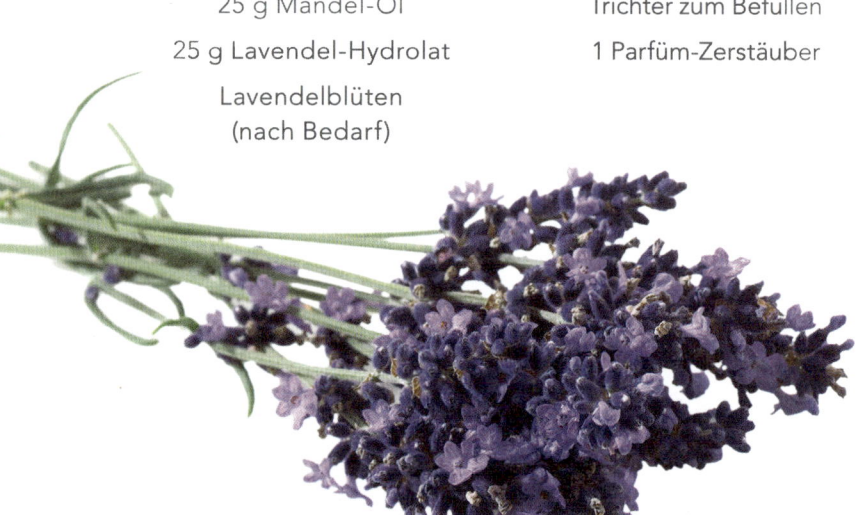

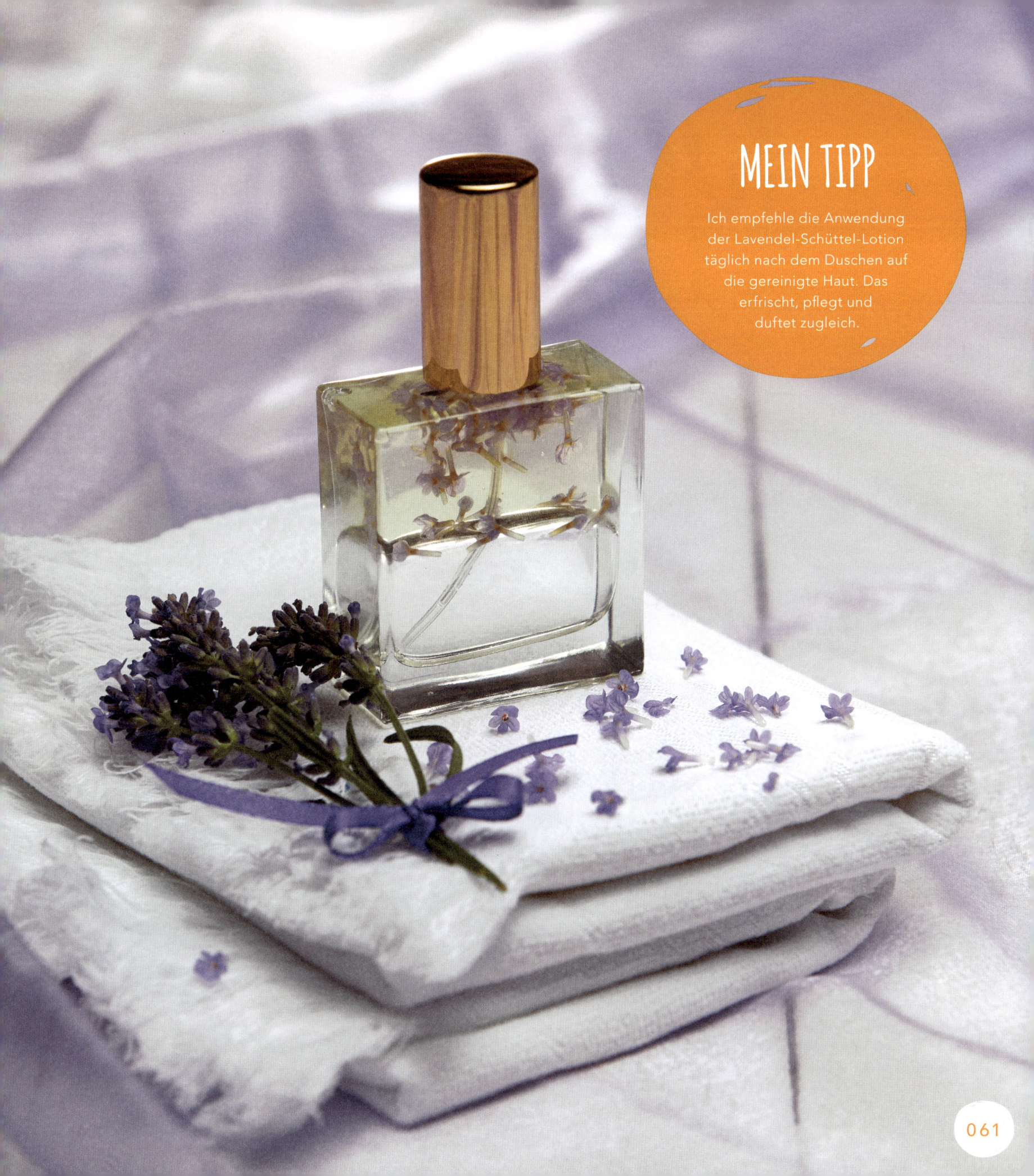

kühlend

Blüten-Gel fürs Gesicht aus Lavendel

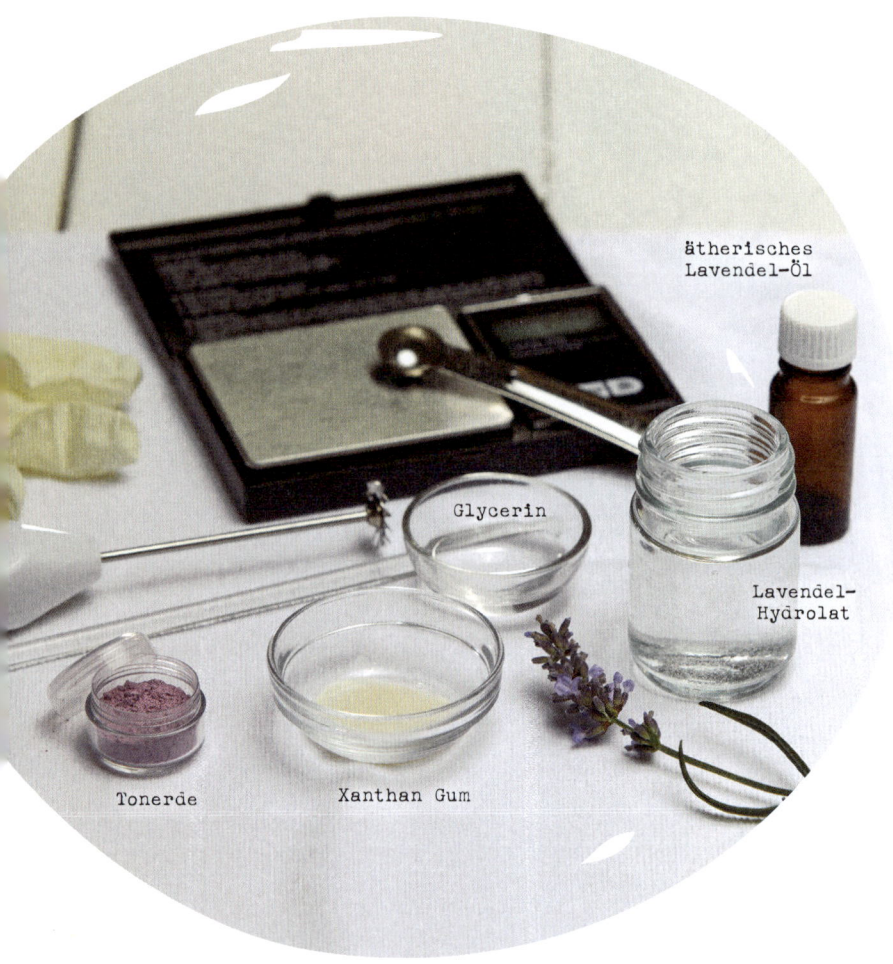

ätherisches Lavendel-Öl

Glycerin

Lavendel-Hydrolat

Tonerde

Xanthan Gum

Gerade im Sommer benötigt unsere Haut mehr Feuchtigkeit – von innen und von außen! Da kommt ein feuchtigkeitsspendendes Lavendel-Gel gerade recht, denn damit können wir unsere Haut wunderbar luxuriös pflegen und verwöhnen!

HERSTELLUNG

Zunächst Lavendel-Hydrolat ins Becherglas geben und die Tonerde hinzufügen. Xanthan Gum, Glycerin und das ätherische Lavendel-Öl in der kleinen Glasschale mit dem Rührstab zu einer homogenen Masse verrühren und langsam unter Rühren zum Hydrolat ins Becherglas geben. Das Hydrolat sollte dabei immer in Bewegung bleiben. So lange rühren, bis die Masse einen gelartigen Zustand angenommen hat. Wenn alles eingearbeitet ist, das Gel mithilfe des Kosmetik-Spatels in die Lippenstift-Hülsen füllen.

ZUTATEN

24 g Lavendel-Hydrolat

0,7 g violette Tonerde

0,3 g Xanthan Gum

0,4 g Glycerin

1 Tropfen
ätherisches Lavendel-Öl

AUSSERDEM

Becherglas

Rührstab

kleine Glasschale

Kosmetik-Spatel

5 Lippenstift-Hülsen

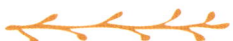

ANWENDUNG

Das Lavendelblüten-Gel kann täglich unter der Tages- oder Nachtpflege verwendet werden.

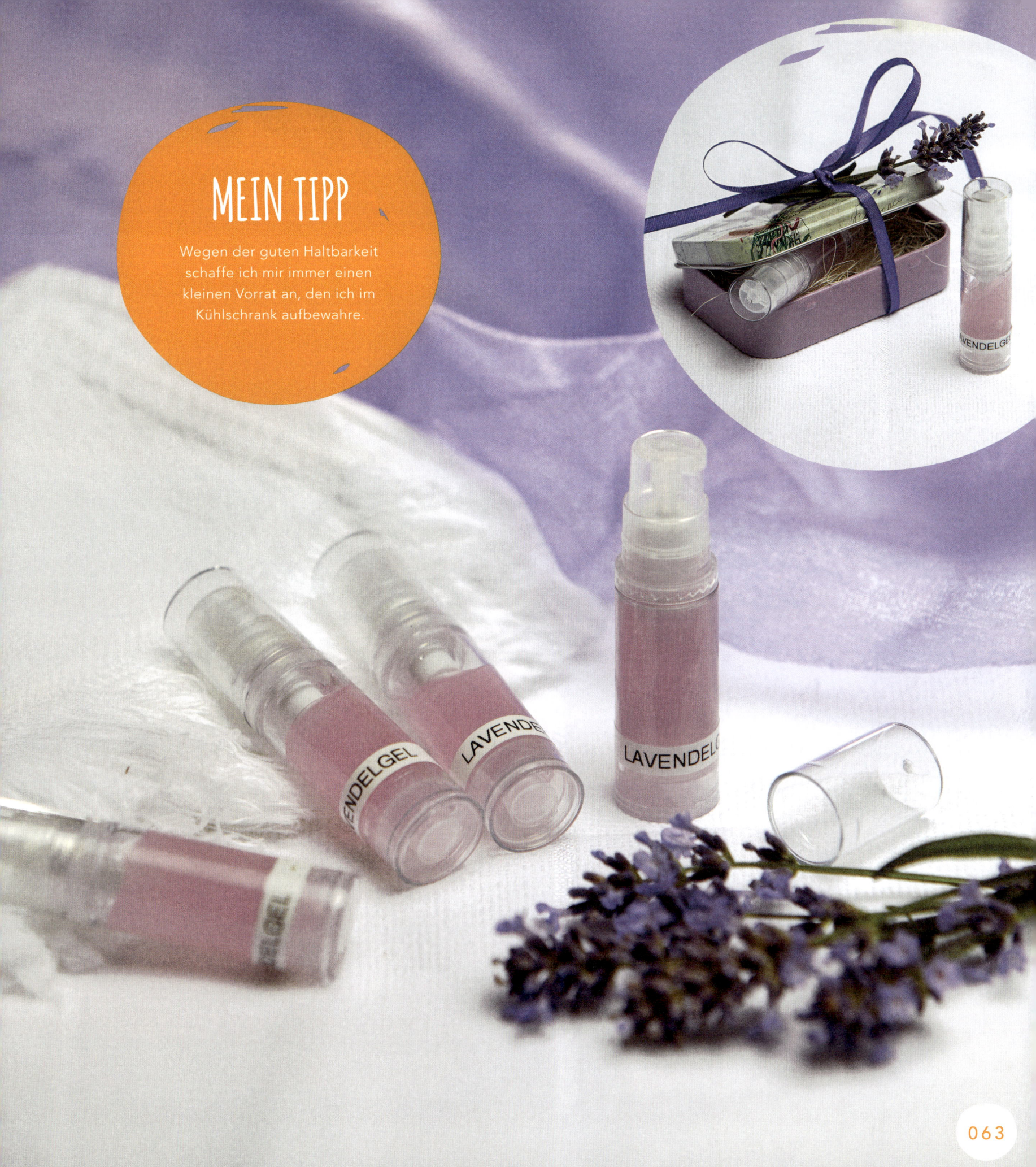

MEIN TIPP

Wegen der guten Haltbarkeit
schaffe ich mir immer einen
kleinen Vorrat an, den ich im
Kühlschrank aufbewahre.

erneuernd

Zwei-Minuten-Gesichtspeeling aus Sonnenblumen

Eine strahlende Sommerhaut braucht hin und wieder mal ein Peeling, um wieder ganz frisch und rosig auszusehen. Dafür verwende ich am liebsten verfeinertes Blüten-Öl, das ich aus der Sonnenblume gewinne. Sonnenblumen-Öl enthält besonders viel Linolsäure sowie Vitamin-E-Eigenschaften, die es antioxidativ und entzündungshemmend wirken lassen.

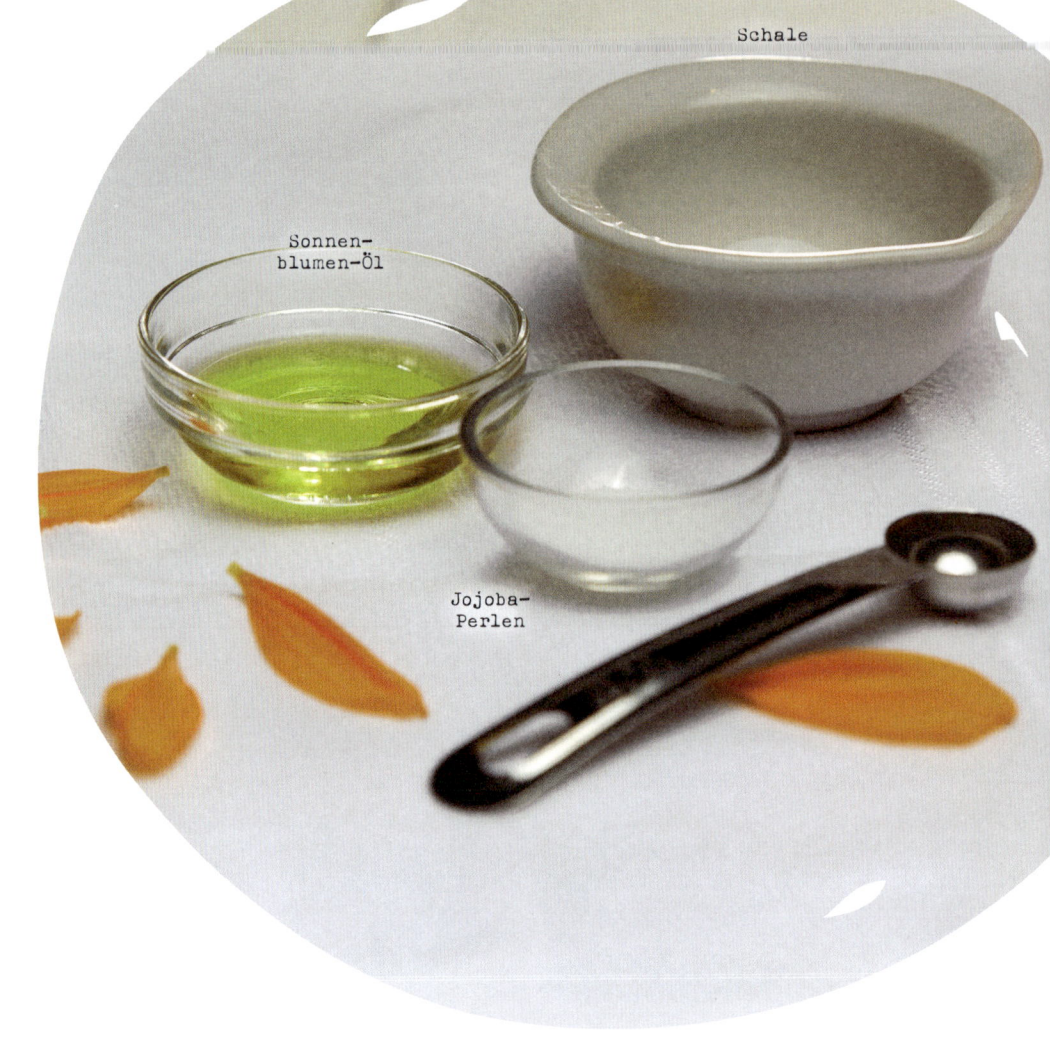

Schale

Sonnen-blumen-Öl

Jojoba-Perlen

ZUTATEN

1 TL Sonnenblumen-Öl
1 TL Jojoba-Perlen (fein)

AUSSERDEM

Porzellanschale
Messlöffel
Kosmetik-Tiegel
Kosmetik-Spatel

HERSTELLUNG

Das Sonnenblumen-Öl und die Jojoba-Perlen in die Schale geben, mit dem Messlöffel gut verrühren und in den Kosmetik-Tiegel umfüllen. Fertig!

ANWENDUNG

Mit dem Kosmetik-Spatel eine kleine Menge des Peelings entnehmen, aufs Gesicht geben und ohne Druck auf dem Gesicht einmassieren. Nach dem Peelen alles mit einem warmen, feuchten Tuch entfernen. Ich empfehle, dieses Peeling einmal im Monat anzuwenden.

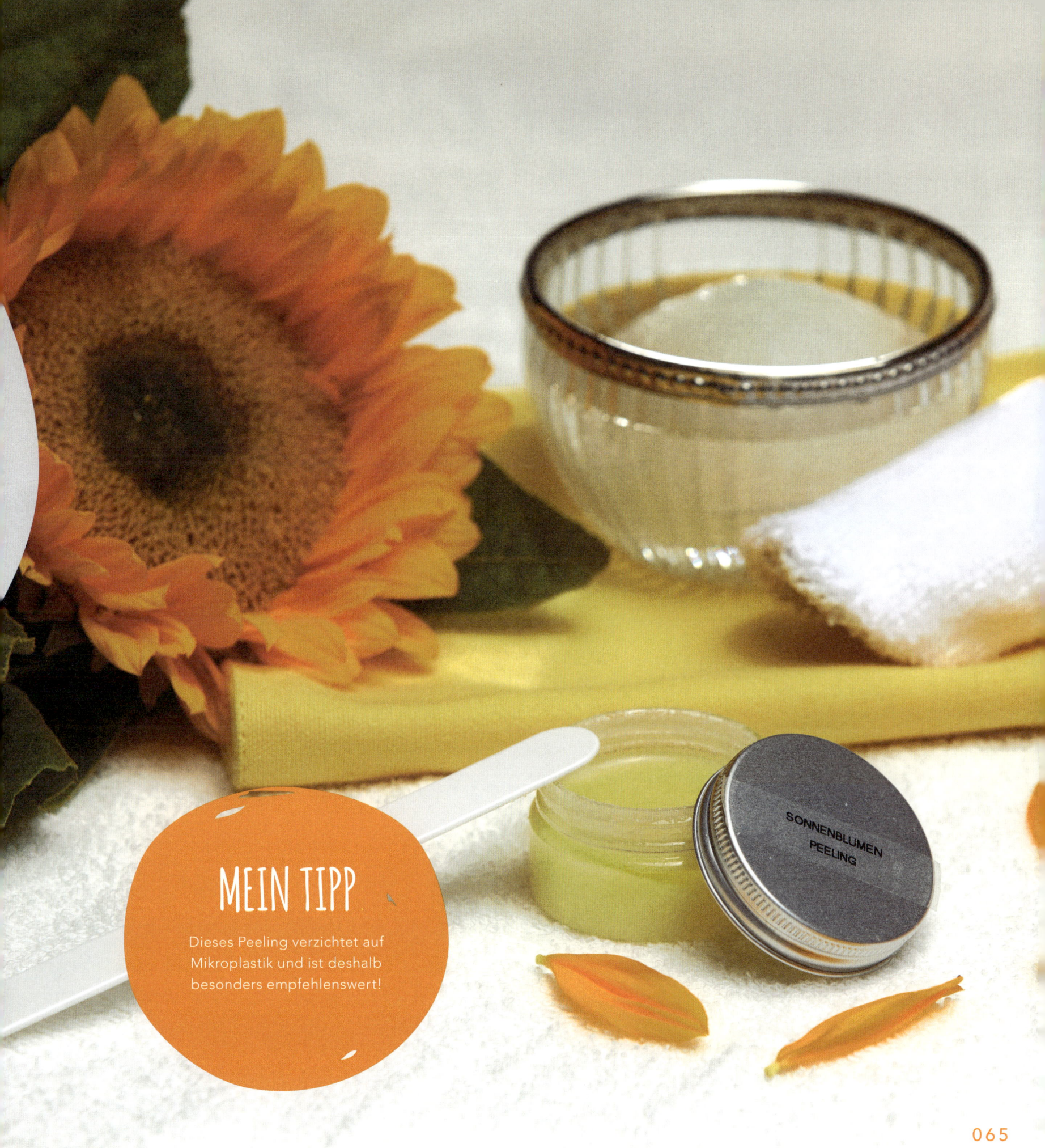

MEIN TIPP

Dieses Peeling verzichtet auf Mikroplastik und ist deshalb besonders empfehlenswert!

SONNENBLUMEN PEELING

reinigend

Gesichtsreinigung aus Sonnenblumen

Keine Pflanze ähnelt der Sonne so sehr wie die Sonnenblume, strahlt sie doch regelrecht um die Wette mit ihr! Dabei ist die Sonnenblume nicht nur schön anzusehen. Auch ihr Öl ist bares Gold wert, nicht nur wegen seines hohen Anteils an Linolsäure, sondern auch aufgrund des besonders hohen Vitamin-E-Gehaltes. Laut wissenschaftlicher Studien hilft das Öl bei der Wundheilung, wirkt antibakteriell und unterstützt die Haut dabei, sich zu regenerieren. Genau das, was unsere Sommerhaut braucht. Ich verfeinere für mein Rezept natives Sonnenblumen-Öl mit frischen Blütenblättern der Sonnenblume. Auf diese Weise entsteht ein herrliches sonnengelbes Öl, welches ich dann für meine Kosmetik verwende. Dieser Cleanser verleiht besondere Strahlkraft!

ZUTATEN

10 EL Sonnenblumen-Öl

1 TL Bienenwachs

1 TL Shea-Butter

1 – 2 Tropfen ätherisches Rosengeranien-Öl

1 Vitamin-E-Kapsel

AUSSERDEM

hitzebständiges Becherglas

Kosmetik-Tiegel (30 ml)

Schneebesen

HERSTELLUNG

Sonnenblumen-Öl, Bienenwachs und Shea-Butter ins hitzebständige Becherglas geben und im Wasserbad bei ca. 72°C schmelzen. Abkühlen lassen, ins handwarme Öl das Rosengeranien-Öl und den Inhalt der Vitamin-E-Kapsel hinzufügen. Mit dem Schneebesen gut durchrühren und in den Kosmetik-Tiegel abfüllen. Die Haltbarkeit beträgt etwa 4 bis 6 Wochen.

HINWEIS

Ich verwende das ätherische Rosengeranien-Öl hier nicht nur wegen seines erstaunlichen Dufts, sondern auch, weil ihm positiv wirkende Eigenschaften bei Akne und Ekzemen nachgesagt werden. Wer den Reinigungsbalsam allerdings für die Augenpartie verwenden will, sollte das ätherische Öl weglassen.

ANWENDUNG

Mit dem Kosmetik-Spatel eine kleine Menge von dem Reinigungsbalsam entnehmen und das Gesicht damit einreiben. Mit einem warmen Tuch anschließend das Öl samt Schmutzpartikel vom Gesicht entfernen.

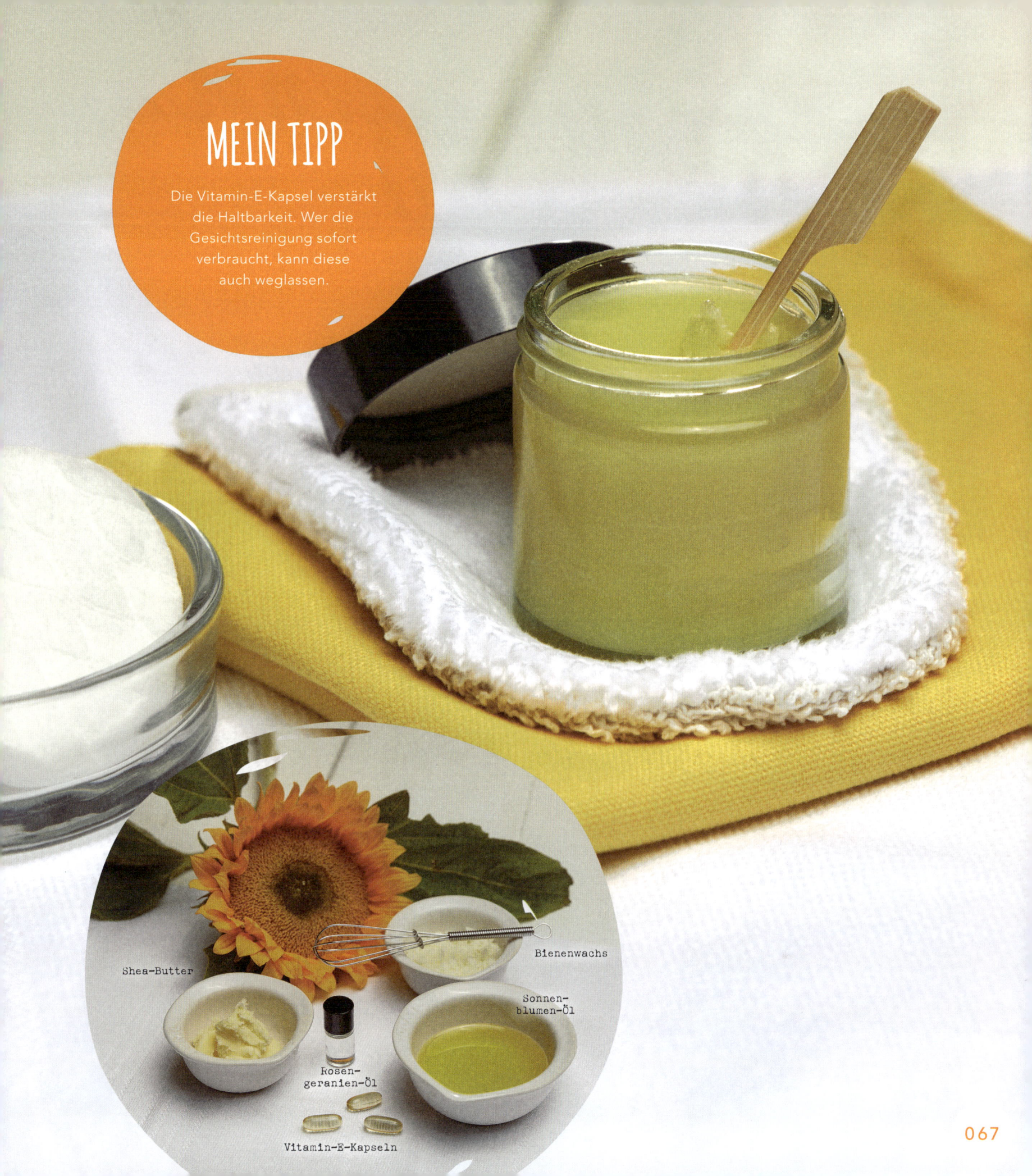

Shea-Butter

Bienenwachs

Sonnen-blumen-Öl

Rosen-geranien-Öl

Vitamin-E-Kapseln

beruhigend

Körperlotion aus Mohnblumen

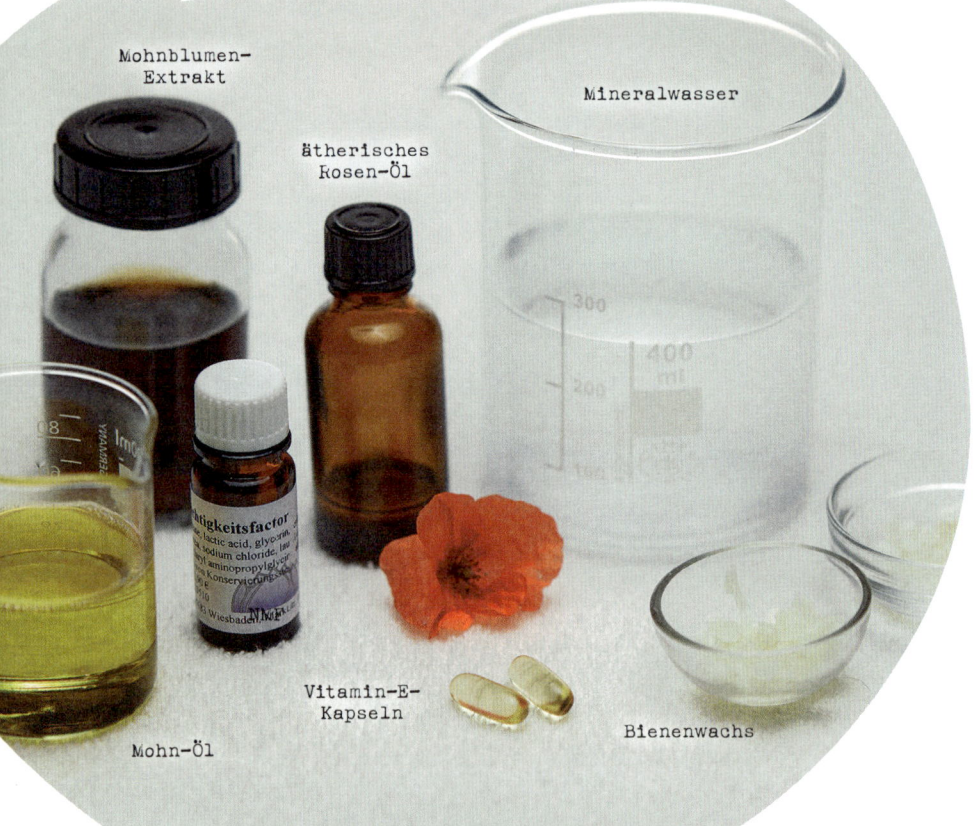

Mohnblumen-Extrakt

ätherisches Rosen-Öl

Mineralwasser

Mohn-Öl

Vitamin-E-Kapseln

Bienenwachs

Insbesondere die Haut reagiert auf starke Beanspruchung durch Sonne, Wind, Meer und die weiteren Sommerurlaubs-Begleiterscheinungen. So wunderbar diese auch sind, so können sie dennoch zu Hautirritationen wie Rötungen, Brennen und Jucken führen. Meine sanfte, kühlende Lotion in zarter Rosétönung, die sich leicht auf die Haut aufbringen lässt, schafft hier dank ihrer Inhaltsstoffe und beruhigender Substanzen Abhilfe.

HERSTELLUNG

Mohn-Öl, Lame-Crème und Bienenwachs (Fettphase) in ein hitzebeständiges Becherglas geben, Mineralwasser (Wasserphase) in das andere. Beide Gläser ins Wasserbad stellen und bei ca. 72°C erwärmen. Sind die Fette geschmolzen, das erwärmte Wasser zur Ölmischung geben. Alles mit dem Milchaufschäumer verrühren. Während des Abkühlens noch einige Male mit dem Kosmetik-Spatel umrühren. Wenn die Crème leicht handwarm ist, NMF, Mohnblumen-Extrakt, Steinwurzelkraut- sowie ätherisches Rosen-Öl hinzufügen. Die abgekühlte Crème in den Kosmetik-Tiegel abfüllen. Im Kühlschrank hält die Gesichtscrème bis zu 2 Wochen.

AUSSERDEM

2 hitzebeständige Bechergläser (250 ml)

Milchaufschäumer

Kosmetik-Spachtel

Kosmetiktiegel (60 ml)

ZUTATEN

40 g Mohn-Öl

6 g Lame-Crème

4 g Bienenwachs

60 g Mineralwasser

5 - 10 Tropfen NMF

1 Vitamin-E-Kapsel

5 – 10 Tropfen Mohnblumen-Extrakt

1 Spritzer Steinsamenwurzel-Öl

10 – 20 Tropfen ätherisches Rosen-Öl

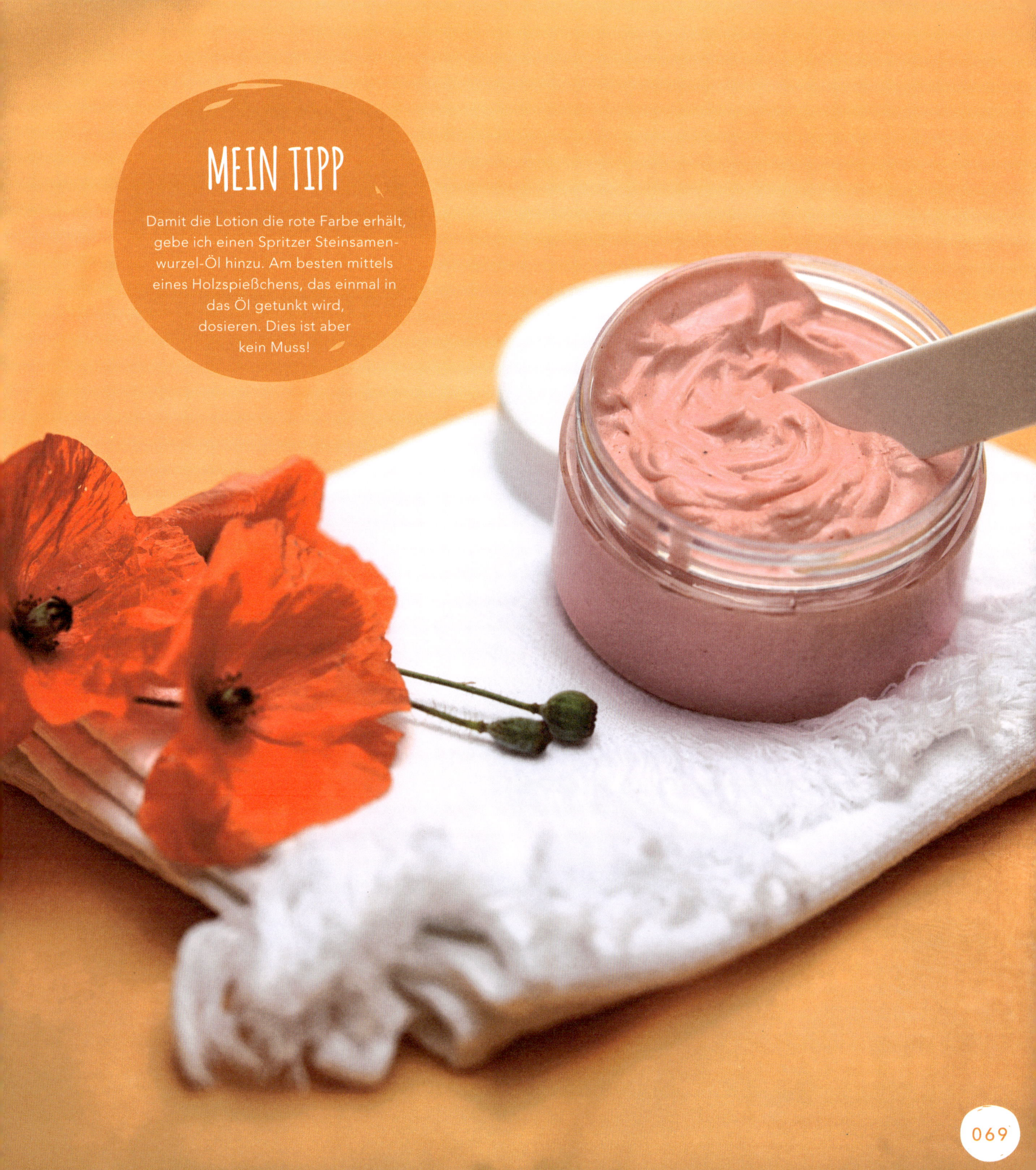

MEIN TIPP

Damit die Lotion die rote Farbe erhält, gebe ich einen Spritzer Steinsamen-wurzel-Öl hinzu. Am besten mittels eines Holzspießchens, das einmal in das Öl getunkt wird, dosieren. Dies ist aber kein Muss!

pflegend

Ölseife aus Mohnblumen

ZUTATEN

500 g Babassu-Öl

150 g Shea-Butter

100 g Mohn-Öl

50 g Jojoba-Öl

1 Spritzer Steinsamenwurzel-Öl

2 g Mohn-Öl

260 g Wasser

115 g Natriumhydroxid (Ätznatron)

AUSSERDEM

Schutzbrille

Handschuhe

Mundschutz

Kleidung mit langen Ärmeln

Kochtopf (Verwendung nur
für Seifenherstellung)

hitzebeständiges Becherglas

Löffel

2 Silikonformen (à 6 Vertiefungen)

Stabmixer (Verwendung nur
für Seifenherstellung)

Folie

Handtuch

Nach Sonne, Strand und Meer braucht unsere Haut eine kleine Verschnaufpause, um zu regenerieren. Dafür ist auch eine ausreichende Pflege notwendig! Mit einer nährstoffreichen Naturseife ist hier schon mal ein guter Anfang gemacht. Der Seife habe ich noch einen ordentlichen Schuss Mohn-Öl hinzugefügt. Dieses ist besonders fettreich. Es enthält auch Linolsäure, die die trockene und spröde Haut wieder mit Nährstoffen anreichert.

HERSTELLUNG

Babassu-Öl und Shea-Butter im Kochtopf bei ca. 72°C langsam schmelzen. Dann auf etwa 40°C abkühlen lassen. Nun Mohn- und Jojoba-Öl hinzufügen. Das Wasser ins hitzebeständige Becherglas einfüllen und Natriumhydroxid einrieseln lassen, niemals andersherum! Dabei gut lüften und Schutzkleidung tragen (Handschuhe, Brille, Mundschutz, Kleidung mit langen Ärmeln), da Dämpfe entstehen können. Wenn das Wasser mit dem Natriumhydroxid erkaltet ist, zur Ölmischung hinzufügen. Auch hierbei ist Vorsicht geboten, denn es handelt sich um Ätznatron, das zu Verbrennungen führen kann. Anschließend die Seifenmasse mit dem Stabmixer rühren, bis sie etwa die Konsistenz von Pudding erreicht hat. Das Steinsamenwurzel-Öl mit den 2 g Mohn-Öl mischen. Anschließend etwas vom Seifenleim abnehmen und mit dem Farbstoff mischen. Dabei nur einmal kurz mit dem Löffel durchrühren, damit die Marmorierung erhalten bleibt. Nun die Masse in die Silikonformen gießen und mit Folie und Handtuch bedecken.

Achtung: Bei der Verseifung kann die Seife in der Form nochmals warm werden. Frühestens nach 24 Stunden die Seife aus der Silikonform nehmen. Sie muss nun etwa 4 bis 6 Wochen trocknen, um ihre endgültige Festigkeit zu erreichen, bevor sie verwendet werden kann.

Hinweis: Durch das NaOH verändert die Seife ihre Farbe von Rosa zu Orange.

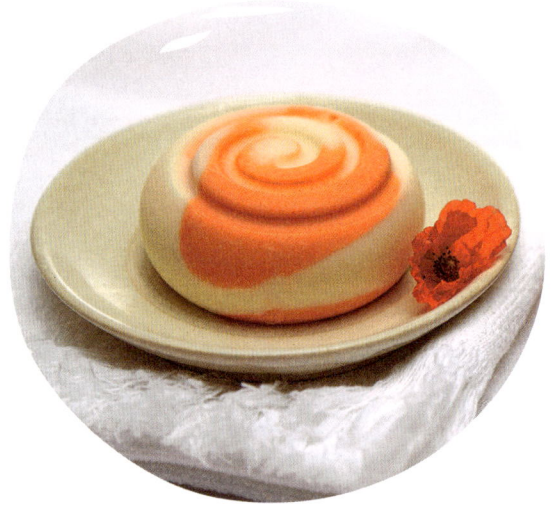

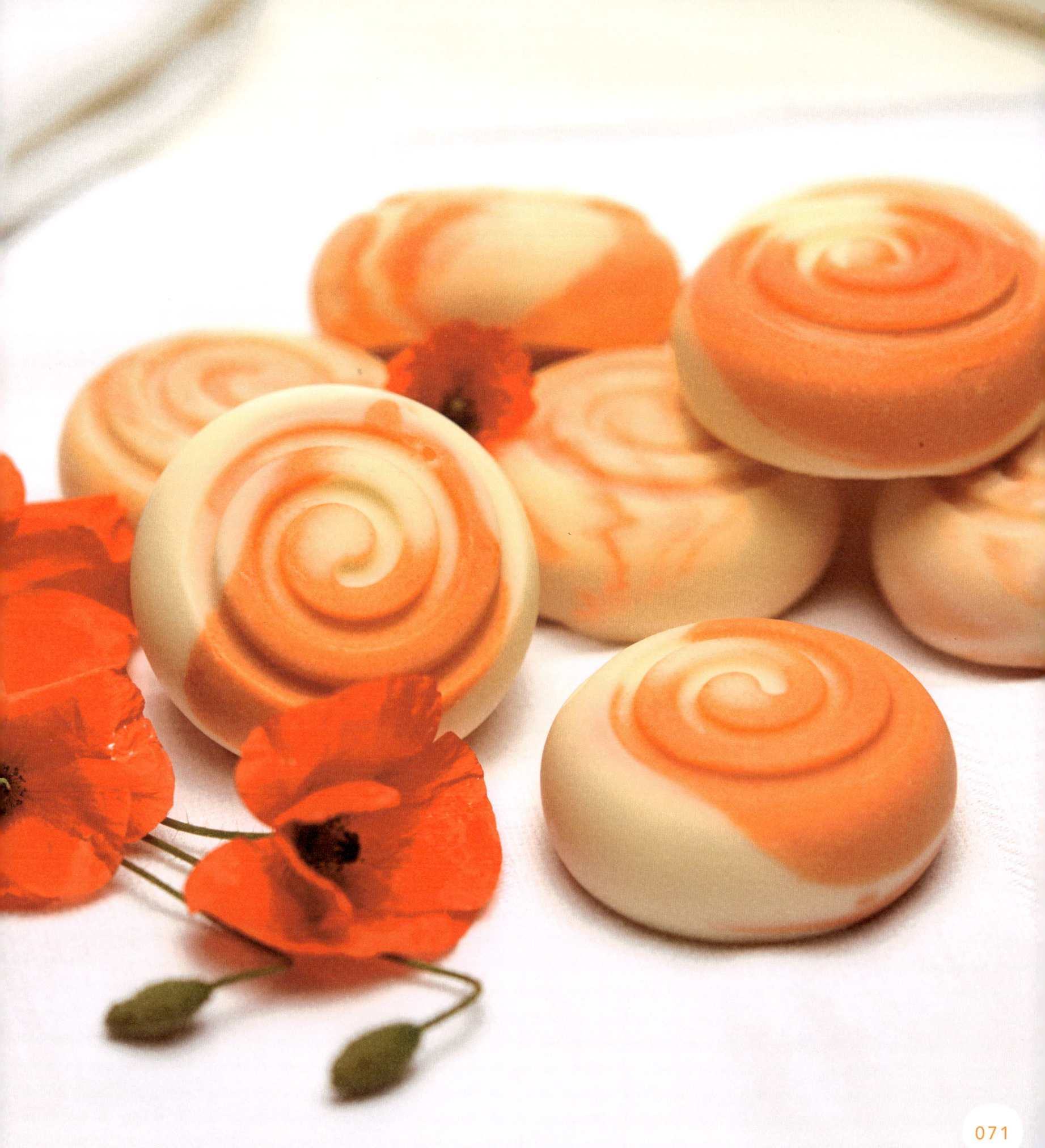

straffend

Body-Peeling mit Efeu-Öl

ZUTATEN

200 g sehr feines Meersalz

4 – 5 Tropfen
ätherisches Grapefruit-Öl

50 g Efeu-Öl

3 – 4 Tropfen Efeu-Tinktur

AUSSERDEM

Messlöffel

Porzellanschale

Kosmetik-Glastiegel (250 ml)

HERSTELLUNG

Das Meersalz, die Efeu-Tinktur und das ätherische Grapefruit-Öl in die Porzellanschale geben und mit dem Messlöffel gut verrühren. Dann das Efeu-Öl hinzugeben. Nun das Salzpeeling in den Kosmetik-Glastiegel umfüllen. Die Haltbarkeit der Mixtur beträgt etwa 2 bis 3 Monate.

ANWENDUNG

Ein Salzpeeling sollte man höchstens einmal im Monat machen – dies ist völlig ausreichend.

Efeu-Öl eignet sich hervorragend für die Hautpflege. Seine die Haut zusammenziehende, also straffende Eigenschaft mache ich mir gerne in einem Salzpeeling zunutze. Die Efeu-Tinktur hilft aufgrund der enthaltenen Flavonoide, das Gewebe zu stärken und Ansammlungen von Wasser in der Haut zu reduzieren.

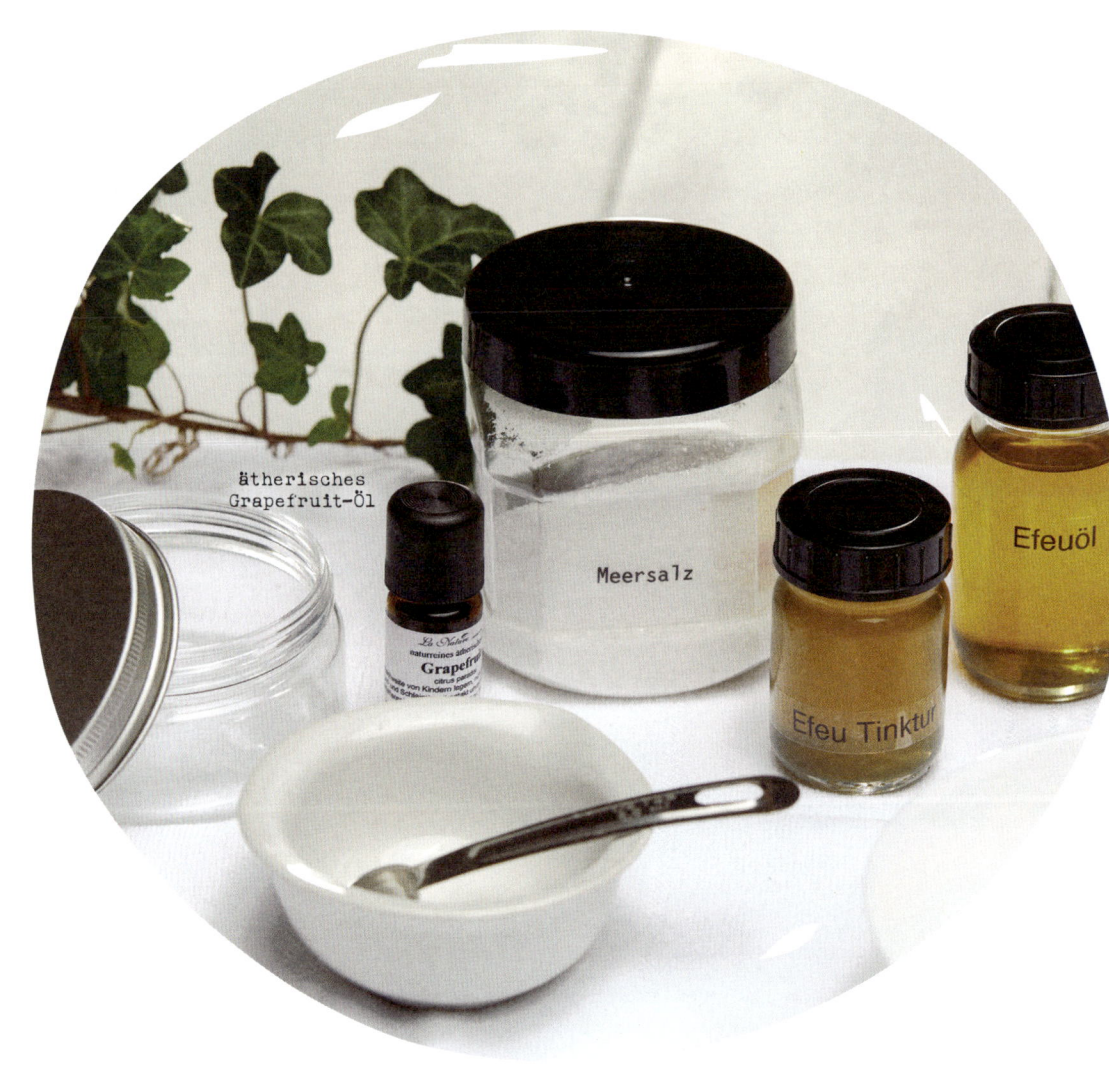

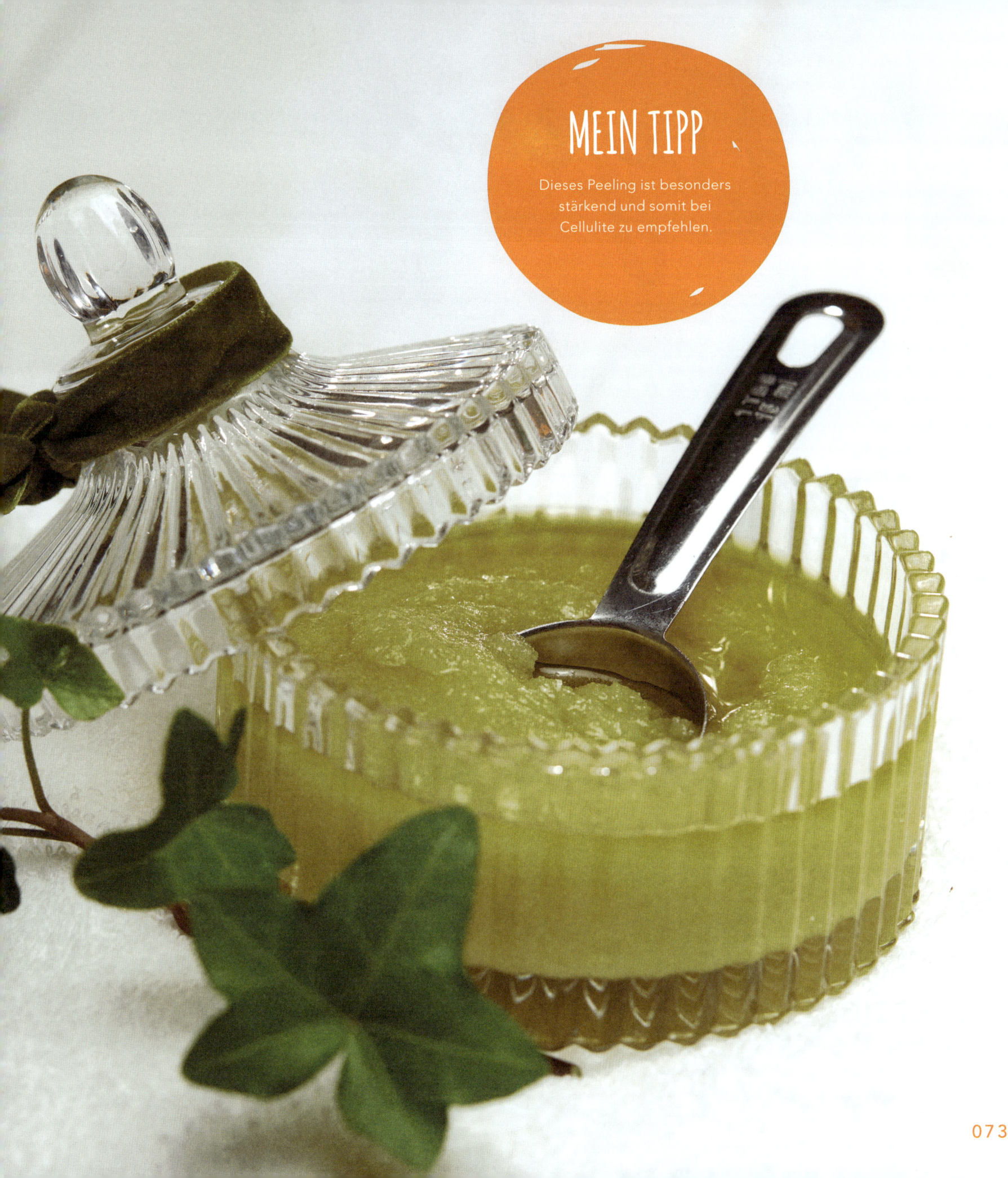

MEIN TIPP

Dieses Peeling ist besonders stärkend und somit bei Cellulite zu empfehlen.

festigend

Anti-Cellulite-Körperbutter aus Efeu

Mit der Efeu-Körperbutter kann man seine Haut auf wunderbare Art pflegen und zugleich festigen, sorgen doch die im Efeu enthaltenen Polyphenole und Saponine für die nötige Straffung des Bindegewebes. In Verbindung mit dem Salzpeeling wird die Haut so optimal gestärkt.

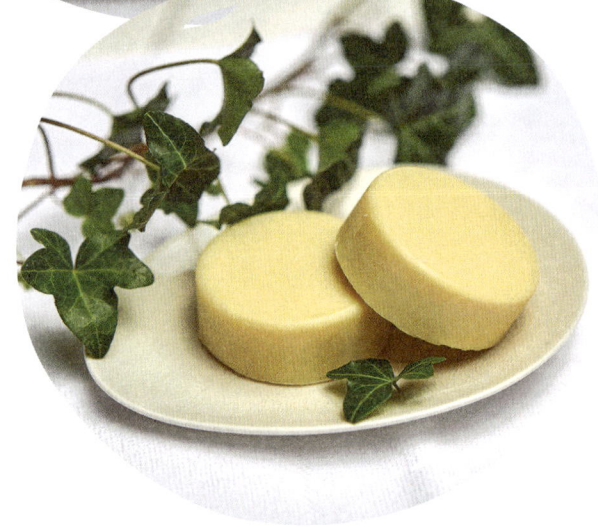

ätherisches Grapefruit-Öl

Shea-Butter

Kakao-Butter

ZUTATEN

90 g Kakao-Butter
90 g Shea-Butter
10 g Efeu-Öl
10 Tropfen ätherisches Grapefruit-Öl
3 – 4 Tropfen Efeu-Tinktur

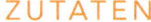

AUSSERDEM

hitzebeständiges Becherglas
Schneebesen
Silikon- oder Muffinform

HERSTELLUNG

Bienenwachs ins Becherglas geben und im Topf mit Wasserbad schmelzen lassen. Dann Shea- und Kakao-Butter hinzufügen. Alles bei geringer Hitze unterrühren und schmelzen lassen. Wenn eine homogene Flüssigkeit entstanden ist, das Glas aus dem Wasserbad nehmen, die restlichen Zutaten hinzufügen und alles mit dem Schneebesen vermischen. Dann die Flüssigkeit in die Silikon- oder Muffinform gießen. Die Körperbutter ist bei kühler Lagerung ca. 6 Monate haltbar.

ANWENDUNG

Die Körperbutter mit leichtem Druck auf die betroffenen Hautpartien reiben.

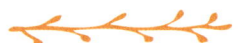

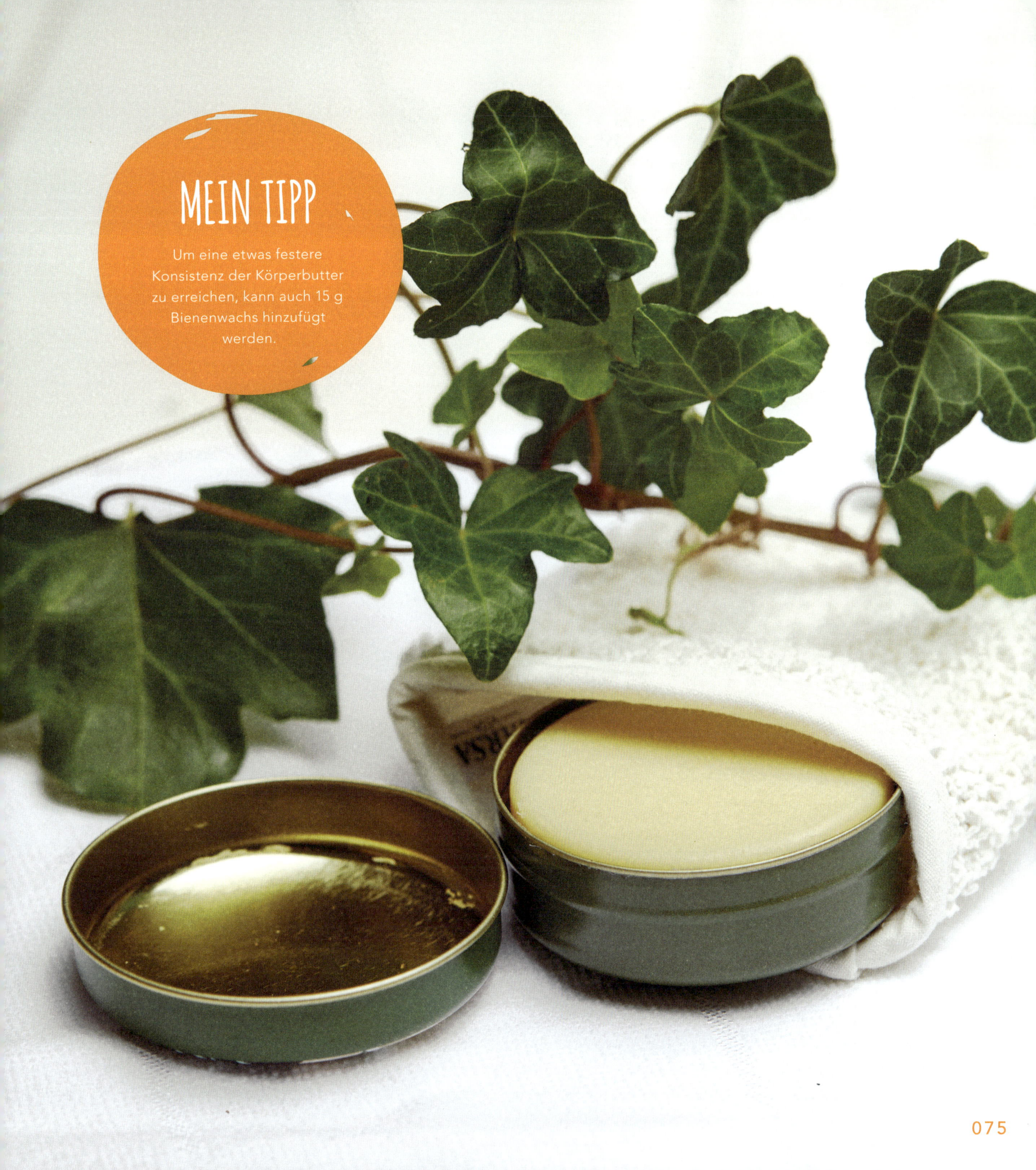

MEIN TIPP

Um eine etwas festere Konsistenz der Körperbutter zu erreichen, kann auch 15 g Bienenwachs hinzufügt werden.

stärkend

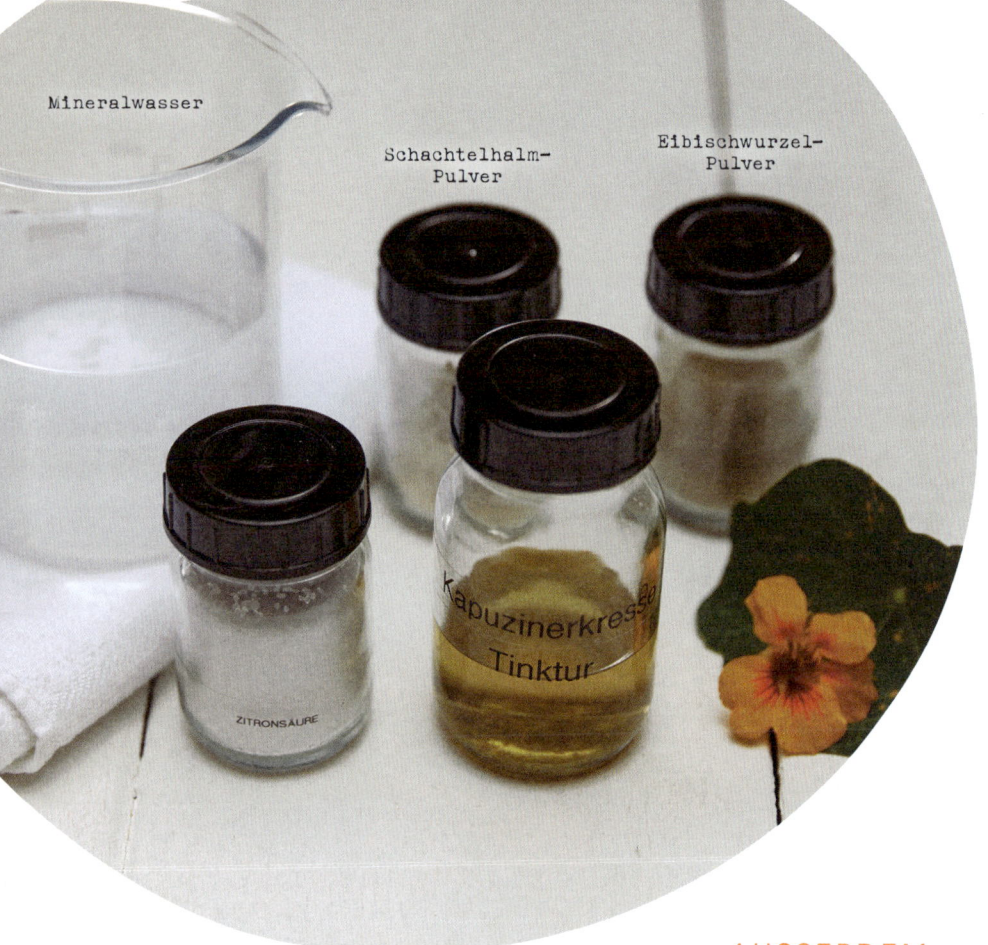

Mineralwasser

Schachtelhalm-Pulver

Eibischwurzel-Pulver

Kapuzinerkresse Tinktur

ZITRONSÄURE

Haarspülung aus Kapuzinerkresse

Saure Rinse, eine Haarspülung auf Essigbasis, liegt bei der Haarpflege zurzeit voll im Trend. Oftmals werden dafür Rezepte auf Apfelessig-Basis verwendet. Ich liebe diese Alternative mit Kapuzinerkresse-Tinktur, die das Haar besonders stärkt und ihm neuen Glanz verleiht.

HERSTELLUNG

Im hitzebeständigen Becherglas das Mineralwasser im Wasserbad bei ca. 72°C erwärmen, dann unter Rühren mit dem Milchaufschäumer die Zitronen-Säure sowie Schachtelhalm- und Eibischwurzel-Pulver hinzugeben. Wenn sich alle Zutaten vollständig aufgelöst haben, die Kapuzinerkresse-Tinktur zufügen. Sollten sich die Pulver nicht richtig aufgelöst haben, die Flüssigkeit durch einen Filter geben. So lassen sich die Feststoffe leicht entfernen. Alles in einen schönen Glasflakon zur unmittelbaren Anwendung umfüllen.

AUSSERDEM

hitzebeständiges Becherglas

Milchaufschäumer

Kaffeefilter mit Papierfiltertüte

Lotion- oder Glasflakon

ZUTATEN

100 g Mineralwasser
(oder kalkarmes, abgekochtes Leitungswasser)

1 TL Zitronensäure

1 g Schachtelhalm-Pulver

1 g Eibischwurzel-Pulver

1 EL Kapuzinerkressen-Tinktur

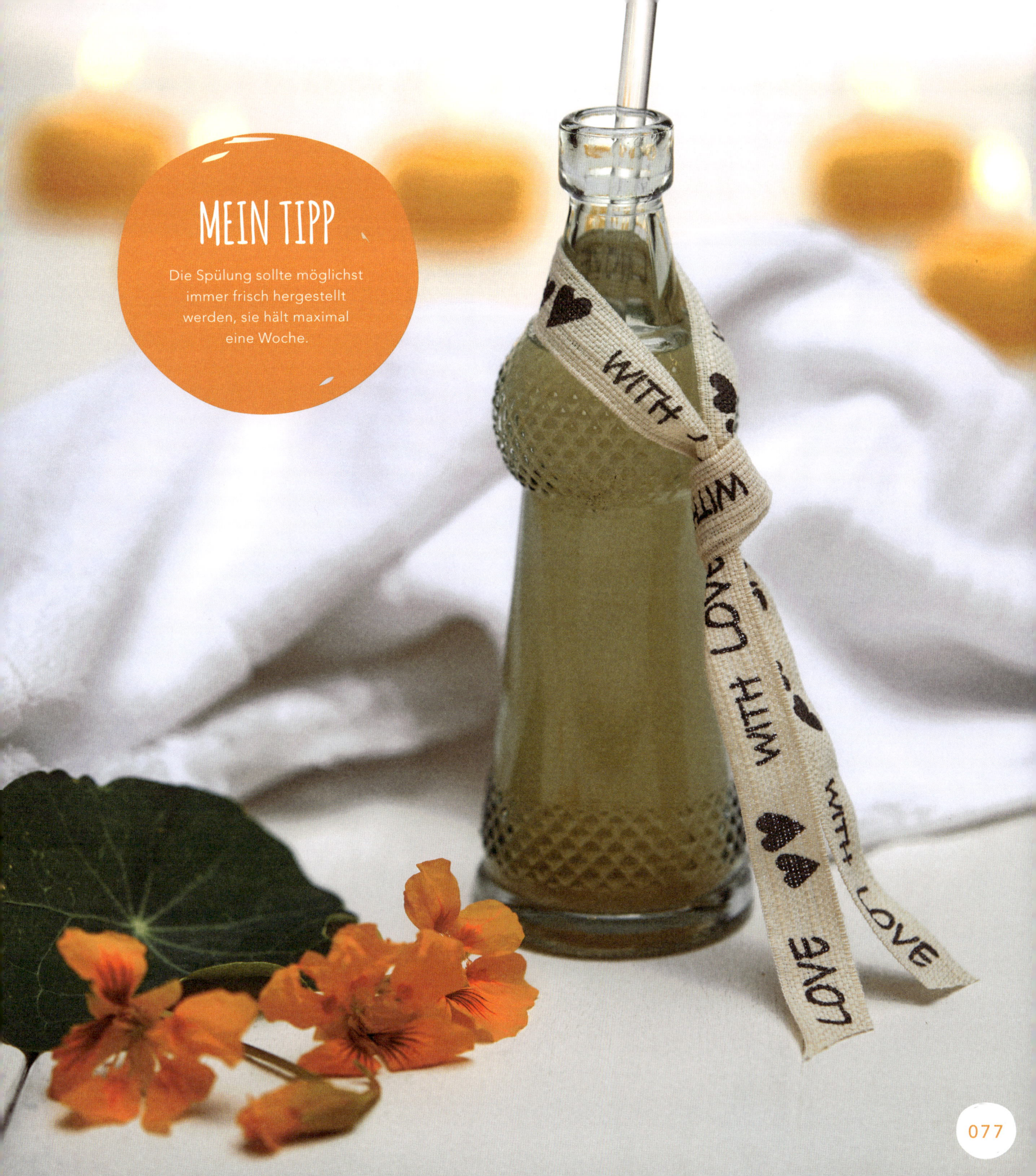

MEIN TIPP

Die Spülung sollte möglichst immer frisch hergestellt werden, sie hält maximal eine Woche.

vitalisierend

Shampoo aus Kapuzinerkresse

ZUTATEN

50 g Shampoo-Base
10 g Kokosmilch
10 Tropfen Kapuzinerkresse-Tinktur

AUSSERDEM

Becherglas
Schneebesen
Trichter
Lotionflasche

HERSTELLUNG

Shampoo-Base, Kokosmilch und Kapuziner-kresse-Tinktur im Becherglas zusammengeben und sorgfältig mit dem Schneebesen verrühren. Dann die Mischung mithilfe des Trichters in die Lotionflasche füllen – fertig! Die Haltbarkeit der Mixtur beträgt etwa 2 bis 3 Wochen.

ANWENDUNG

Angewendet werden sollte das Shampoo etwa ein- bis zweimal in der Woche.

Für Schuppen gibt es ja bekanntlich viele Ursachen. Sehr häufig ist das Problem aber, dass die Kopfhaut einfach zu trocken ist. Um dem entgegen zu wirken, setze ich gerne Kokosmilch ein. Sie sorgt für die nötige Rückfettung. Im Verbund mit der Kapuziner-kresse-Tinktur wird so die Haarwurzel gestärkt und dem Haar neue Vitalität verliehen.

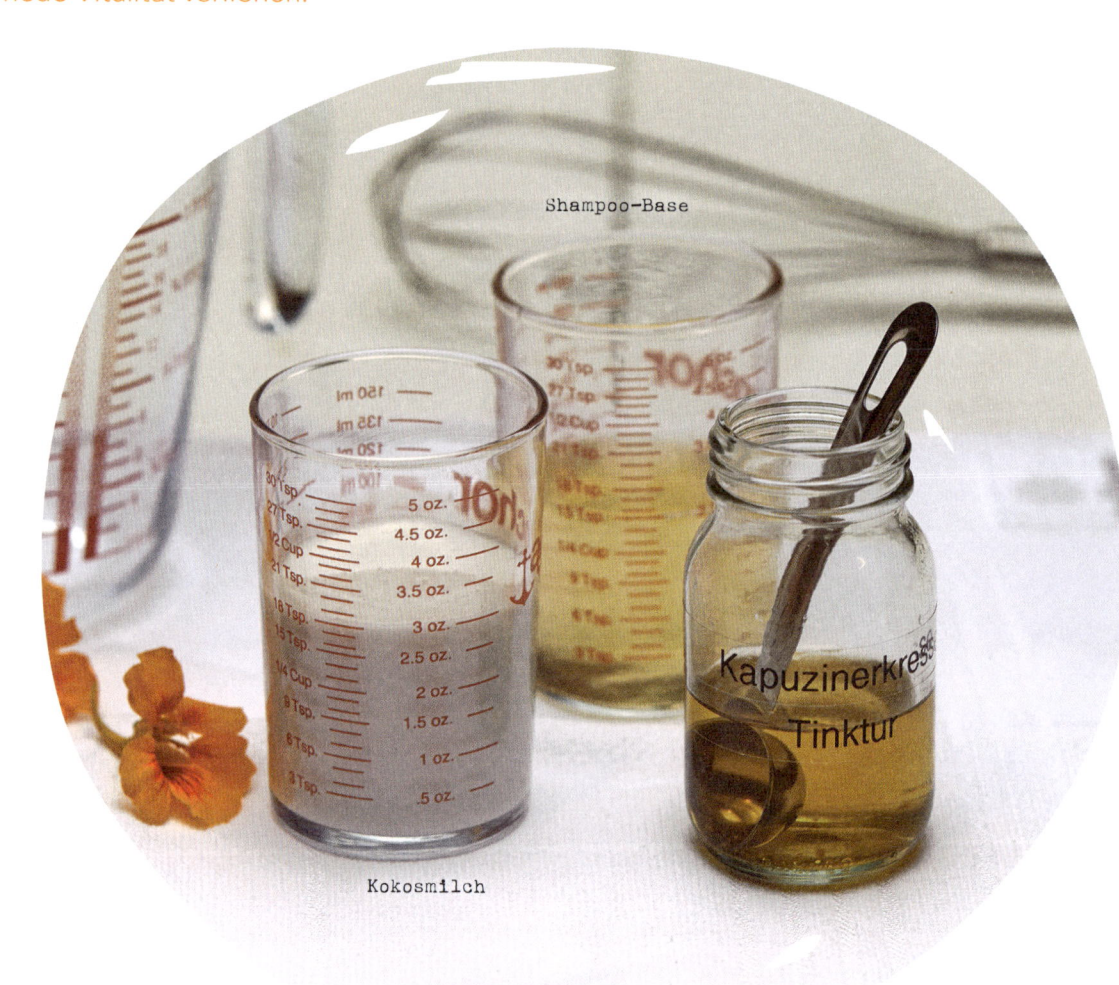

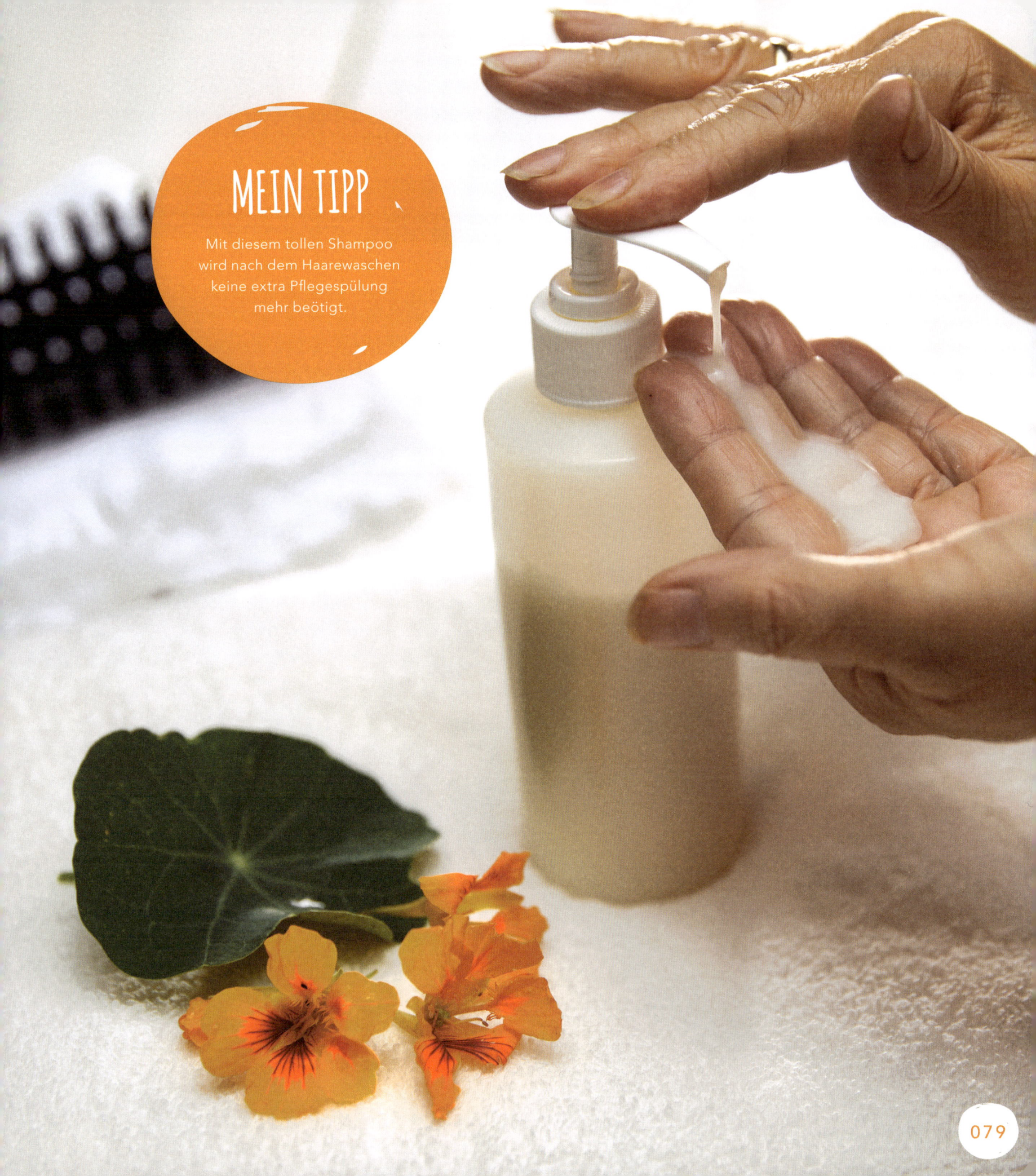

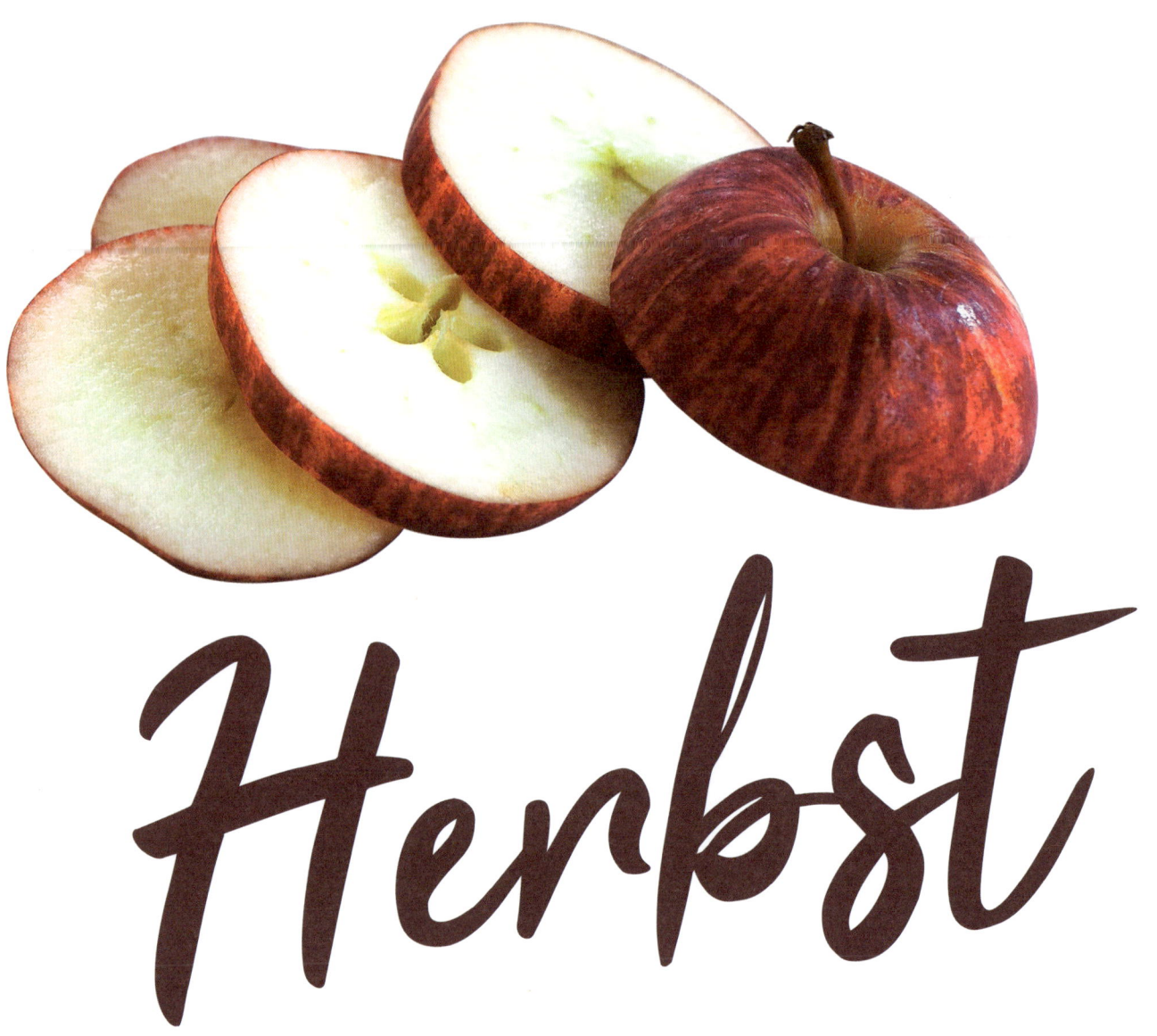

Herbst

Der Urlaub ist vorbei. Nach wunderbaren Tagen des sommerlichen Lebens überwiegend draußen im Freien ziehen uns nun die einkehrende Kühle, die aufbrausenden Winde und die kürzer werdenden Tage verstärkt zurück in unsere vier Wände. Doch damit die Sommerbräune und sichtbare Sonne auf unserer Haut nicht so schnell entweichen und die Erholung des Sommers und das Urlaubsgefühl möglichst noch lange nachklingen können, gilt es jetzt, unsere Haut tiefgründig und dauerhaft mit kräftigenden Substanzen zu versorgen. Die reifen Früchte aus der Natur bieten ein umfassendes Potenzial an pflegenden, schützenden und stärkenden Inhaltsstoffen. Ob Rosskastanienfrüchte, Äpfel, Walnüsse oder Quitten – der Gabentisch für unsere Wellness ist reichhaltig gedeckt, wir müssen nur ernten.

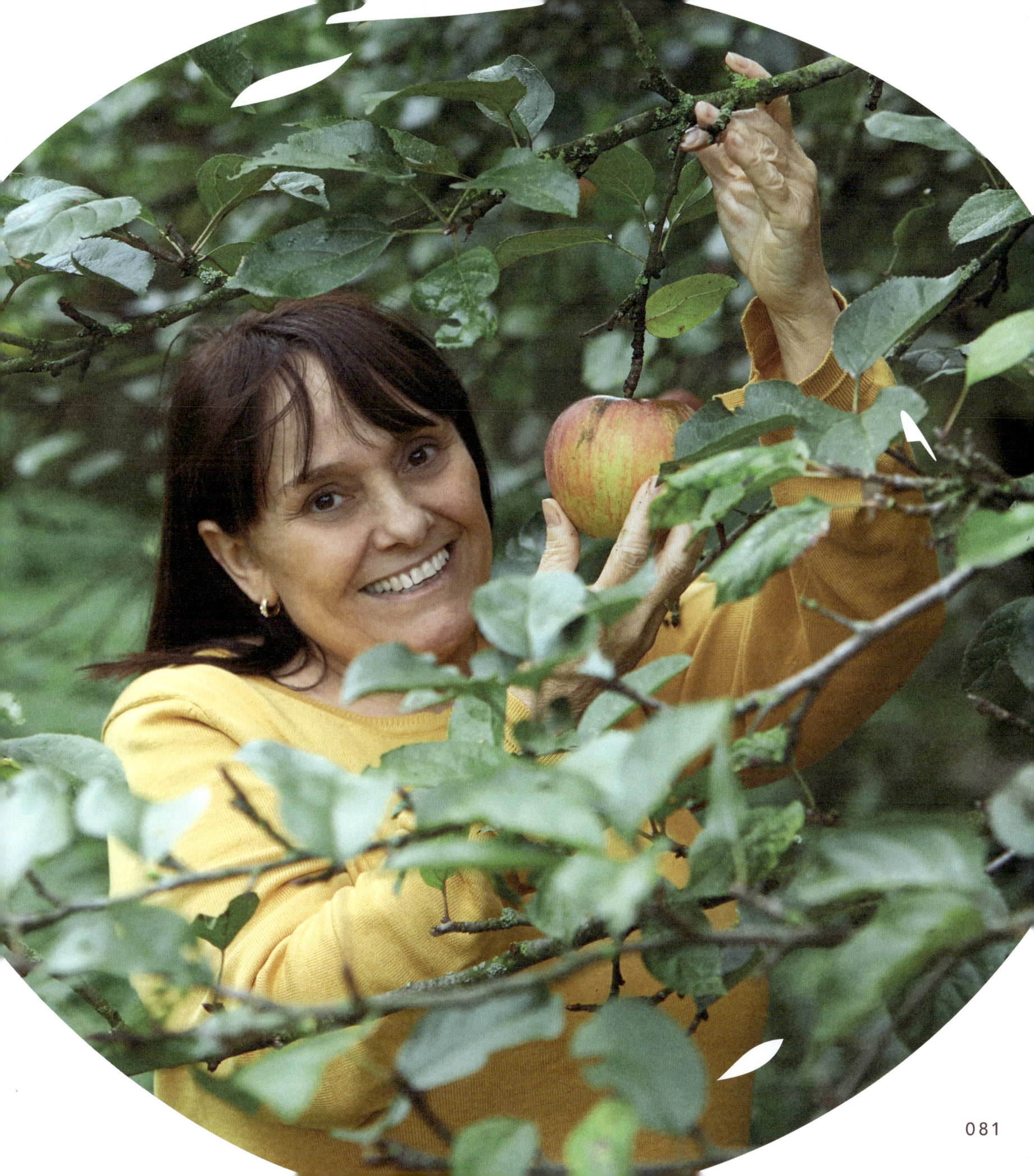

regulierend

Waschlotion aus Kürbis

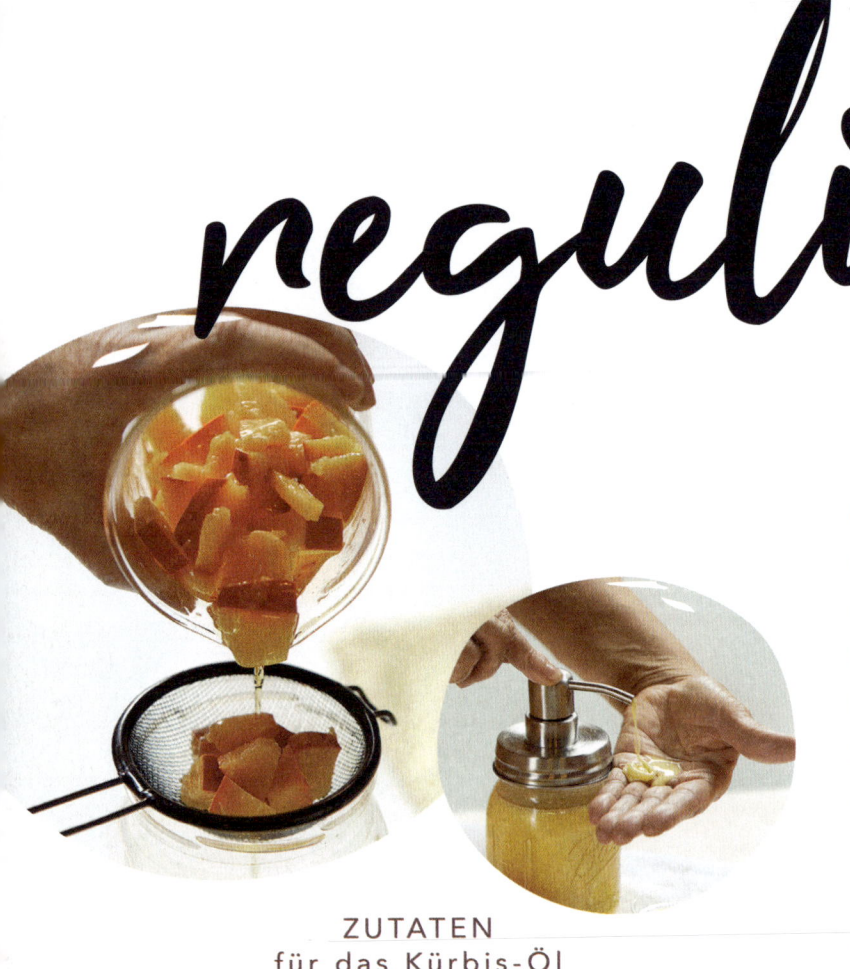

Kürbis macht uns zur Herbstschönheit! Er ist aus unseren Gärten nicht mehr wegzudenken. Dank Halloween gewinnt der Kürbis in unseren Küchen auch immer mehr an Bedeutung und das mit Recht. Denn er ist reich an Vitamin A und C und besitzt einen hohen Anteil an Beta-Carotin. Das in der Kieselsäure gebundene Silicium unterstützt die Bildung von kollagenen Fasern, reguliert den Feuchtigkeitshaushalt und fördert somit die Festigkeit und Elastizität des Bindegewebes. Aufgrund dieser guten Eigenschaften und der leichten Handhabkeit dieser Riesenbeere verwende ich den Kürbis gerne in meiner Herbstkosmetik.

ZUTATEN
für das Kürbis-Öl

100 g Sesam- oder Mandel-Öl

50 g Kürbisfruchtfleisch

ZUTATEN
für die Waschlotion

50 g Seifenbasis

1 EL Kürbis-Öl

10 Tropfen Vanille-Duft

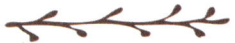

AUSSERDEM

hitzebeständiges Becherglas

Pürierstab

Sieb

Marmeladenglas

Trichter

Seifenpumpspender

HERSTELLUNG

Zunächst das Kürbis-Öl herstellen.

Zunächst das Kürbisfruchtfleisch in Stücke schneiden, in das hitzebeständige Becherglas geben, mit dem Sesam- oder Mandel-Öl mischen und mit dem Pürierstab pürieren. Im Wasserbad bei ca. 72°C 30 bis 45 Minuten lang sanft ausziehen lassen. Danach die Masse durch das Sieb abseihen. Dabei das Kürbisfleisch nicht wegwerfen, sondern im Marmeladenglas aufheben. Ich verwende es noch für die Gesichtsmaske auf Seite 084. Das Öl für die weitere Verarbeitung zur Waschlotion auffangen.

Anschließend die Waschlotion herstellen.

Die Seifenbasis in den Seifenspender füllen und das eben hergestellte Kürbis-Öl mithilfe des Trichters einfüllen. Den Vanille-Duft zugeben, die Flasche verschließen und alles gut durchschütteln. Den Pumpdeckel aufsetzen, dann kann die Waschlotion sofort verwendet werden.

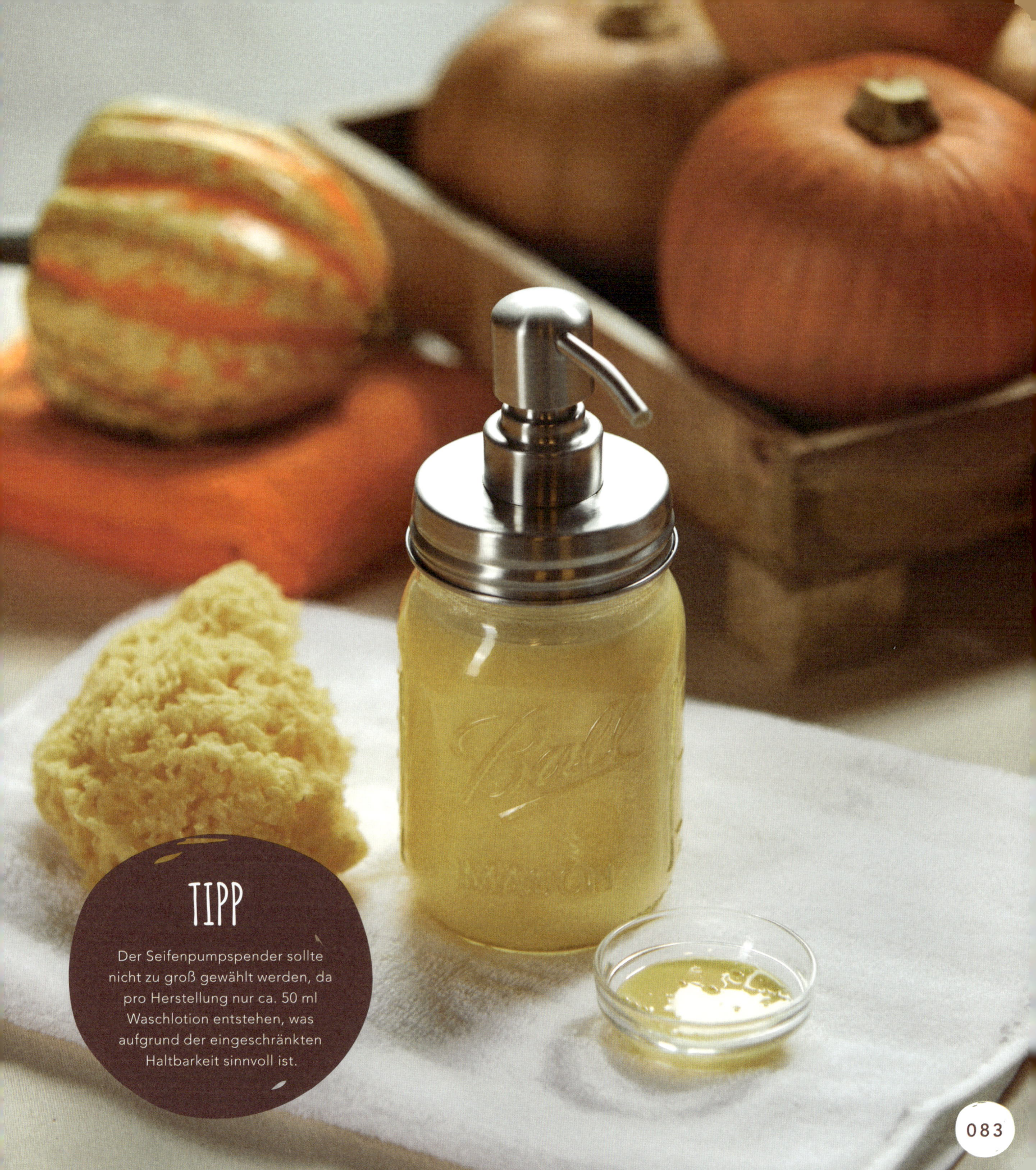

TIPP

Der Seifenpumpspender sollte nicht zu groß gewählt werden, da pro Herstellung nur ca. 50 ml Waschlotion entstehen, was aufgrund der eingeschränkten Haltbarkeit sinnvoll ist.

wohltuend

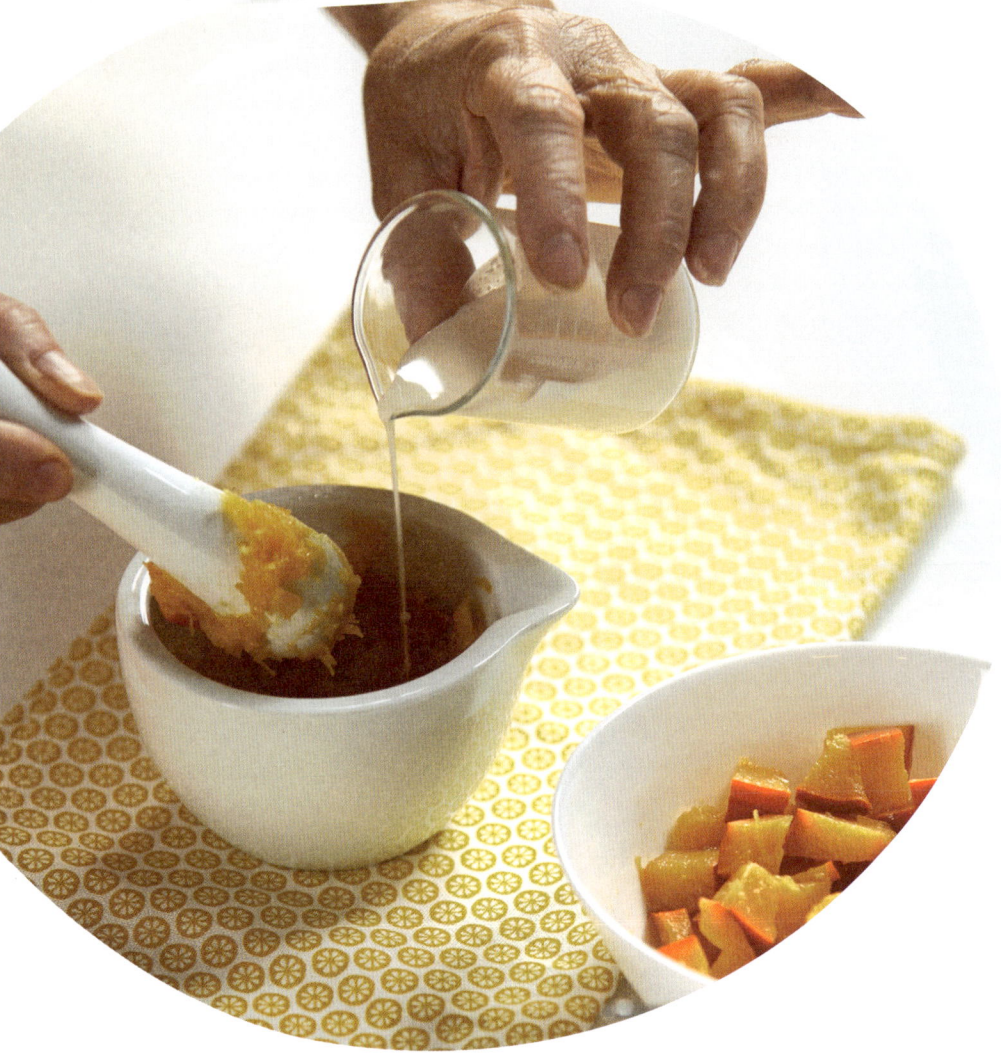

Gesichtsmaske aus Kürbis

Diese Maske hergestellt mit Kürbisfruchtfleisch eignet sich hervorragend bei trockener und strapazierter Haut, da sie sehr reichhaltig an Omega-3-Fettsäuren ist und die Haut deshalb mit Nährstoffen versorgt. Zudem enthält der Kürbis Vitamin B3 sowie Ceramide, die die Hautbarriere stärken und sie widerstandsfähig machen. Mit dieser Maske bereite ich meine Gesichtshaut auf die kühlen Tage im Herbst vor.

HERSTELLUNG

Das Kürbisfruchtfleisch in der Porzellanschüssel mit Honig und der Sahne mischen, sodass eine zähflüssige Konsistenz entsteht.

ZUTATEN

2 EL Kürbisfruchtfleisch
(angefallen bei der Herstellung
vom Kürbis-Öl Seite 082)

1 TL Honig

1 TL Sahne

AUSSERDEM

Porzelanschüssel
Rührlöffel

ANWENDUNG

Die Maske auf die frisch gereinigte Haut auftragen und ca. 15 Minuten einwirken lassen. Anschließend mit einem feuchten Tuch entfernen.

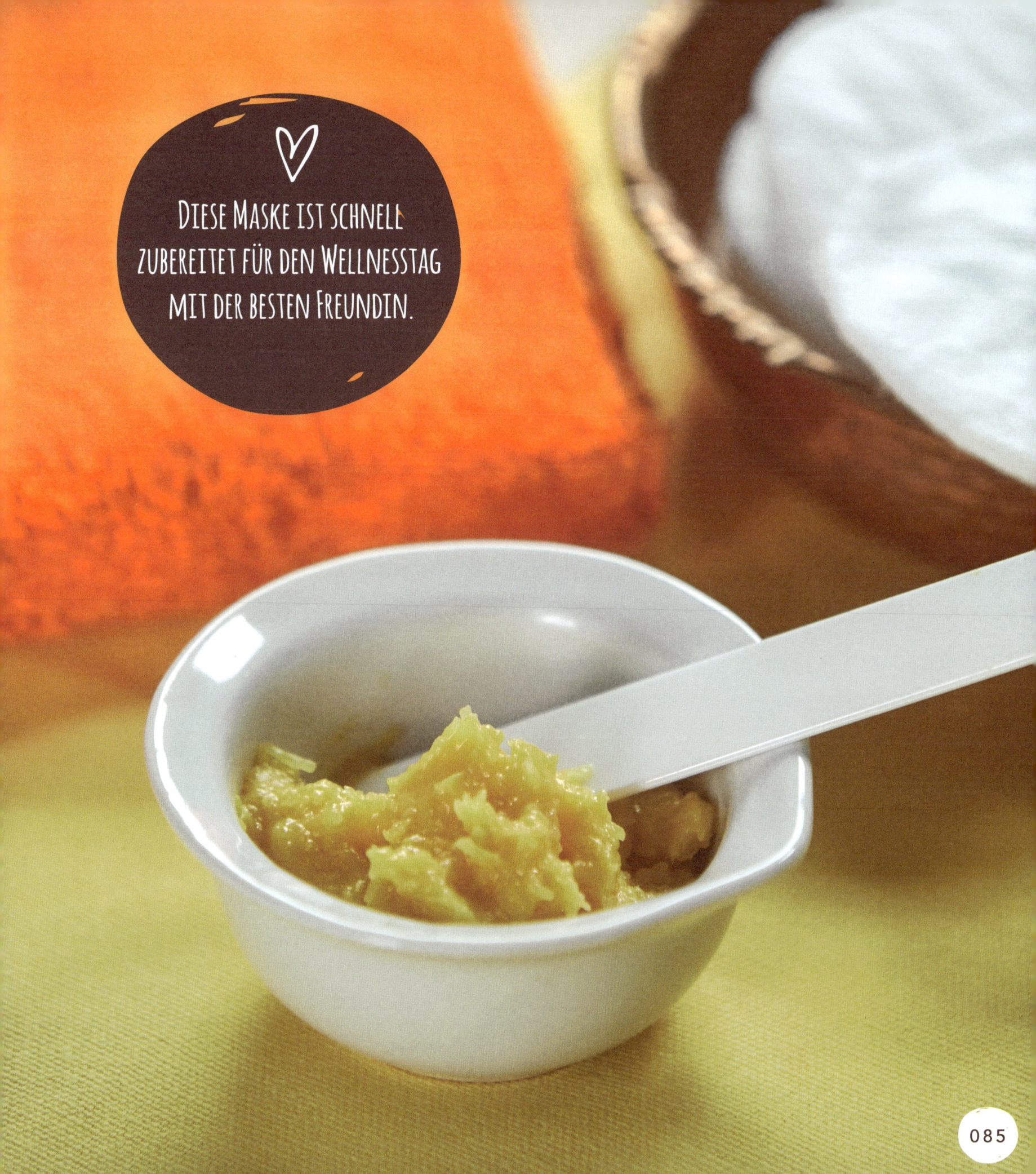

DIESE MASKE IST SCHNELL ZUBEREITET FÜR DEN WELLNESSTAG MIT DER BESTEN FREUNDIN.

anreichernd

Körperlotion aus Kürbis

Die Vitaminbombe ist die ideale Ergänzung zur Waschlotion auf Seite 082. Meine Kürbislotion versorgt die Haut nicht nur mit Feuchtigkeit, sie ist auch sehr reichhaltig und besonders gut für trockene Haut geeignet.

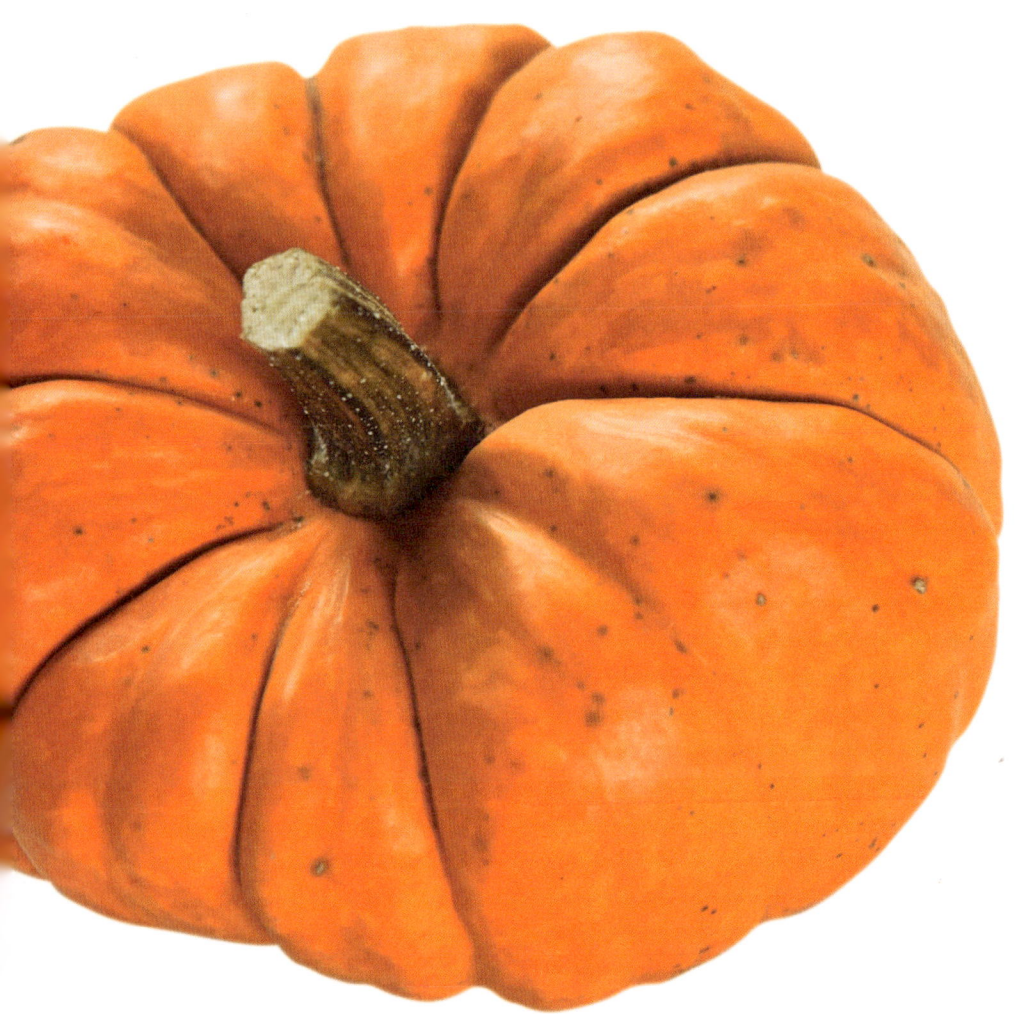

ZUTATEN

60 g Kürbis-Öl

2 g Shea-Butter

4 g Emulsan

40 g Mineralwasser

10 Tropfen Vanille-Duft

20 Tropfen Bikons-Konservierung

AUSSERDEM

2 hitzebeständige Bechergläser

Milchaufschäumer

Lotionflasche (100 ml)

HERSTELLUNG

Kürbis-Öl, Shea-Butter und Emulsan (Fettphase) in ein hitzebeständiges Becherglas geben, das Mineralwasser (Wasserphase) in das zweite und beide Gläser im Wasserbad bei ca. 72°C erwärmen. Dann ca. 3 Minuten abkühlen lassen, das erwärmte Wasser zum Öl geben und mit dem Milchaufschäumer so lange rühren, bis alles abgekühlt ist. Schneller geht's, wenn man dabei das Becherglas in ein kaltes Wasserbad stellt. Zum Schluss die Konservierung und den Vanille-Duft hinzugeben und alles in die Lotionflasche abfüllen. Die Körperlotion ist bei kühler Lagerung 2 Wochen haltbar.

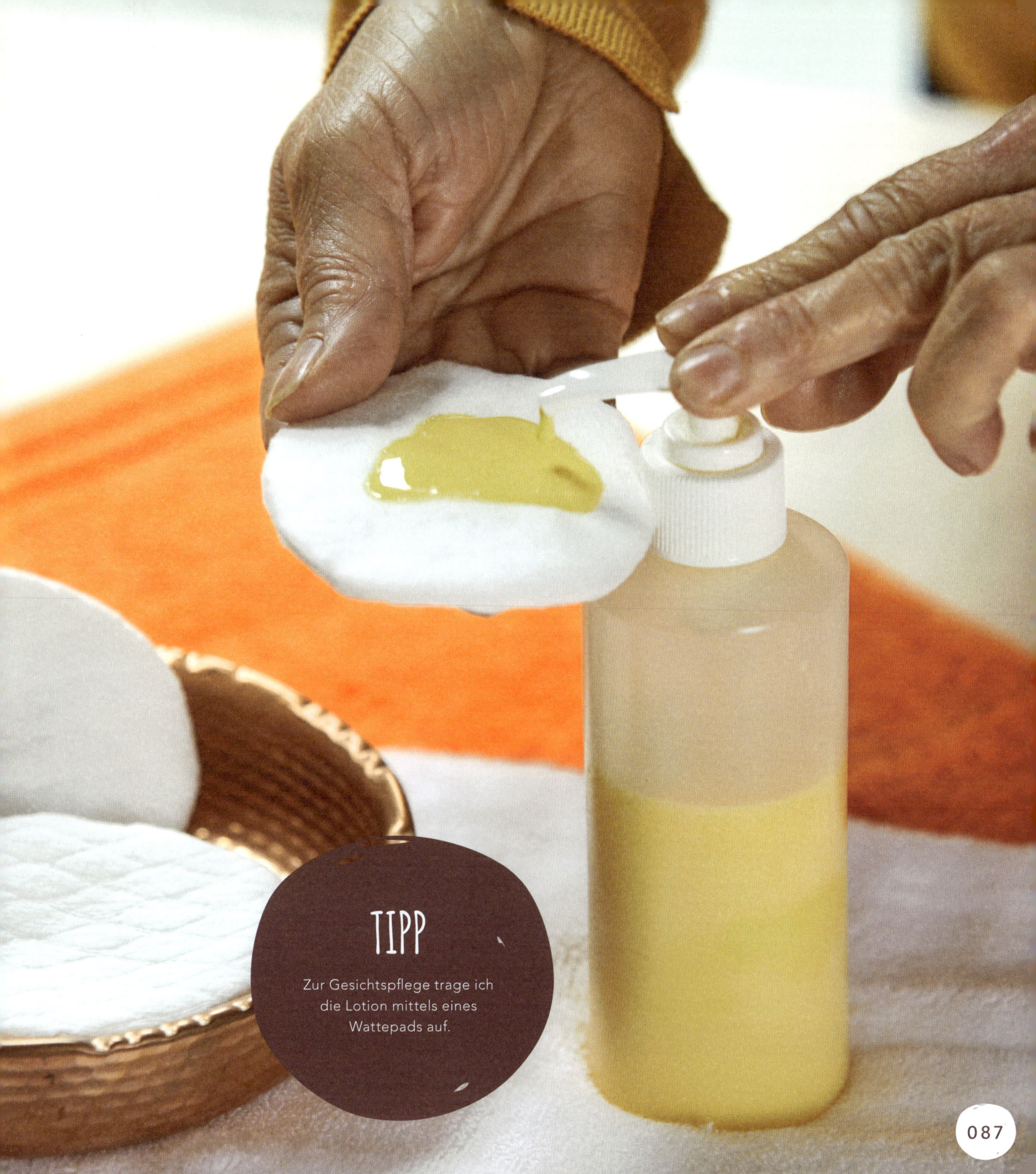

087

TIPP

Zur Gesichtspflege trage ich
die Lotion mittels eines
Wattepads auf.

reinigend

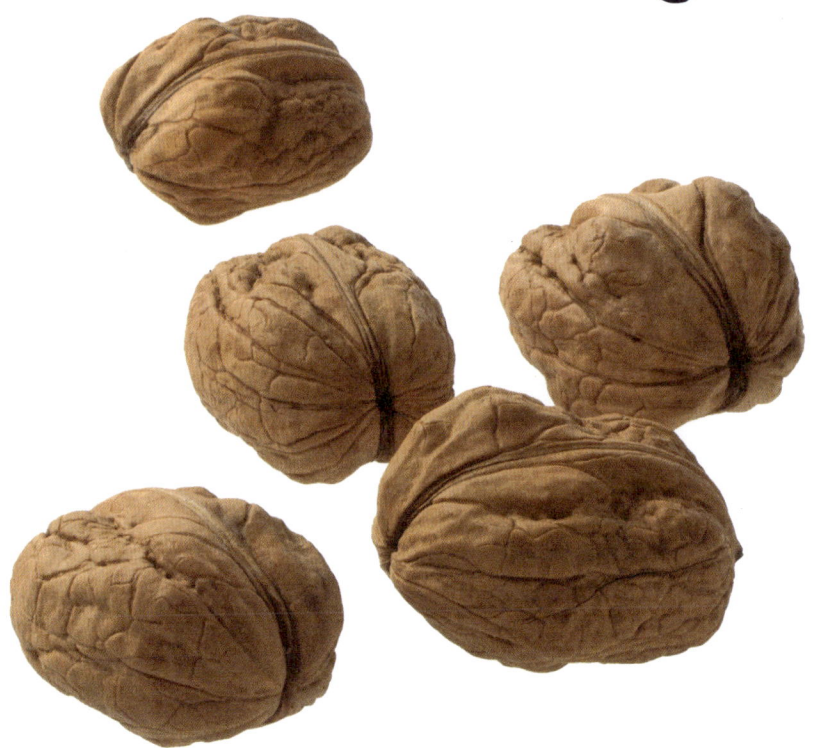

Bodypeeling aus Walnuss

Zucker, Flüssigseife und Walnuss-Öl sind die wesentlichen Zutaten für dieses Peeling. Einfacher geht's kaum. Das Walnuss-Öl stärkt das Gewebe und sorgt für ein glattes und schönes Aussehen. Es ist also ideal bei trockener und schuppiger Haut. Mit dem Zuckeranteil bewirke ich den Peeling-Effekt.

HERSTELLUNG

Alle Zutaten in die Schüssel geben und mit dem Kosmetik-Spatel gut vermengen. Dann das Walnuss-Körper-Peeling in den Kosmetik-Glastiegel füllen und luftdicht aufbewahren.

ZUTATEN

150 g feiner Rohrzucker
6 EL Walnuss-Öl
2 EL Jojoba-Öl
4 EL Flüssigseife
10 Tropfen Walnuss-Tinktur

AUSSERDEM

Schüssel
Kosmetik-Spatel
Kosmetik-Glastiegel

ANWENDUNG

Bei Anwendung etwa 2 bis 3 Teelöffel Bodypeeling auf die Haut auftragen und leicht einreiben. So werden abgestorbene Hautschüppchen gelöst und entfernt. Anschließend mit einem Tuch abwischen.

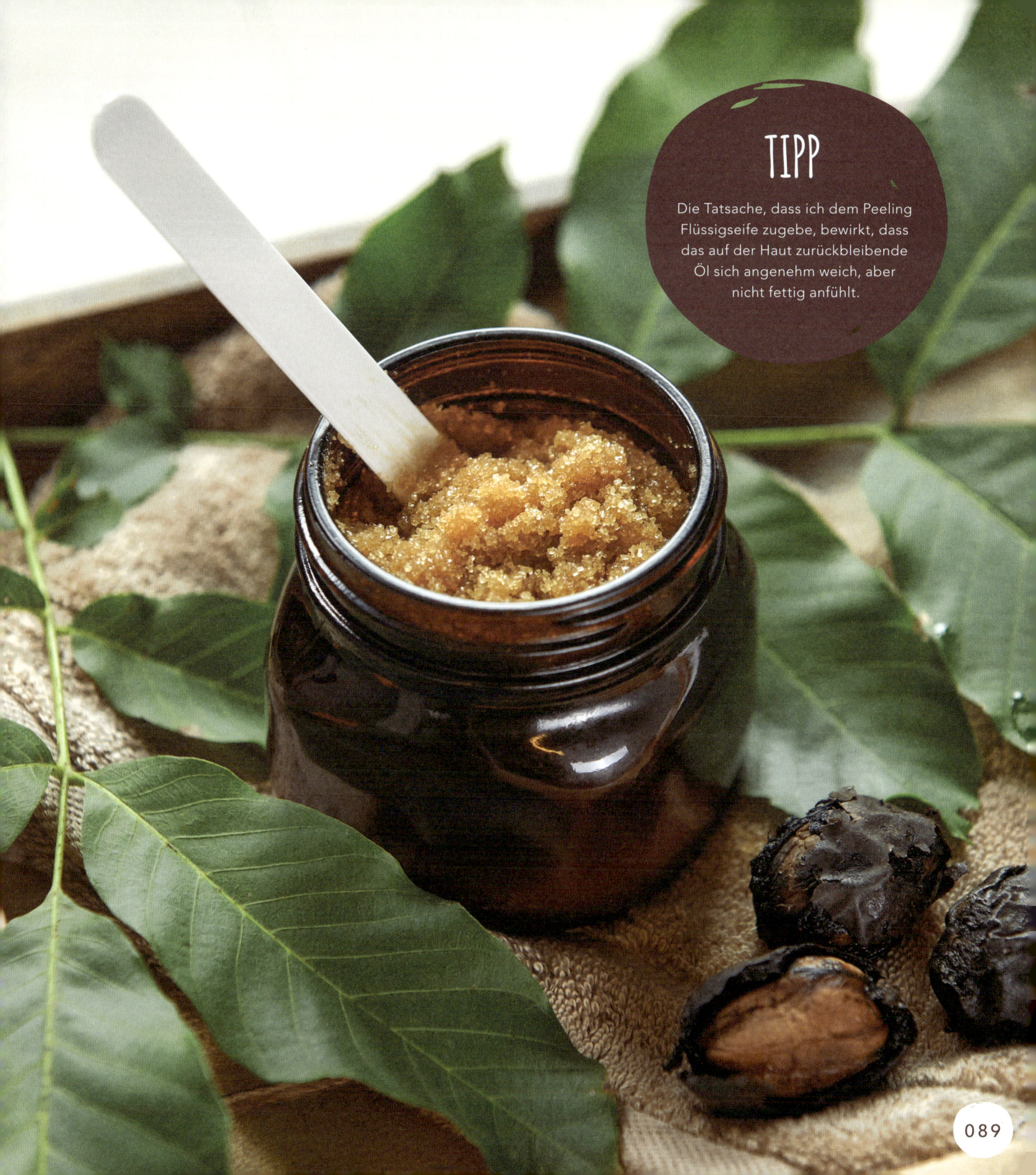

TIPP

Die Tatsache, dass ich dem Peeling Flüssigseife zugebe, bewirkt, dass das auf der Haut zurückbleibende Öl sich angenehm weich, aber nicht fettig anfühlt.

beruhigend

Bodymousse aus Walnüssen

Die Walnuss ist für mich ein Superfood aus dem heimischen Wald! Sie im Herbst zu sammeln und zu essen ist ein „Muss". Sie ist reich an Omega-3-Fettsäuren, Ballaststoffen, Eiweiß und lebenswichtigen Mineralien, sodass unsere Haut von innen und außen davon profitiert. Walnuss-Öl ist ein kleines Wundermittel gegen Falten. Es zieht schnell ein, stärkt das Gewebe und sorgt für eine glatte, schöne Haut. Besonders bei trockener und schuppiger Haut empfehle ich es gerne.

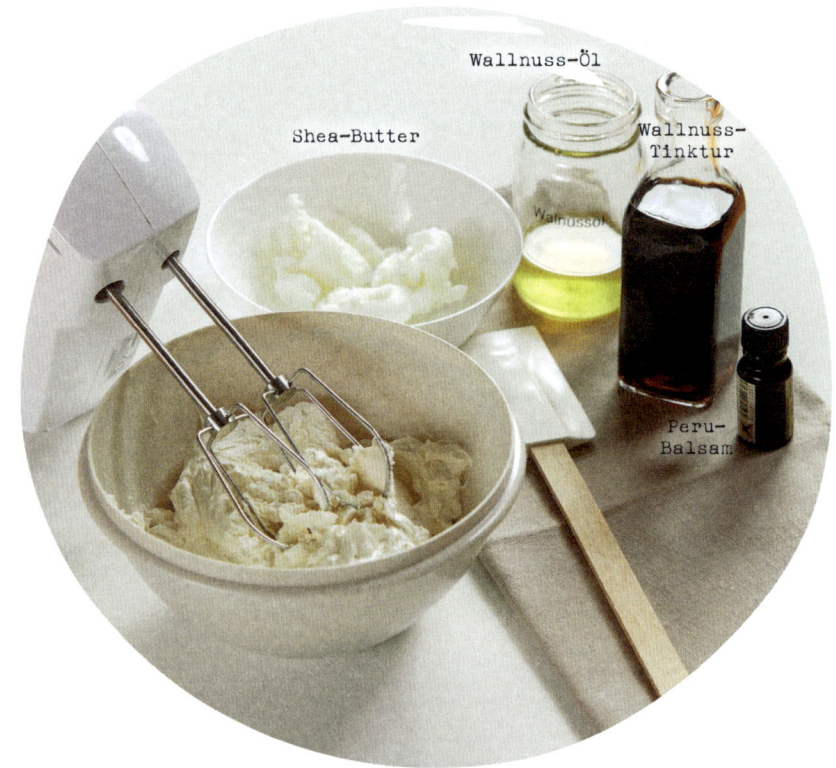

ZUTATEN

30 g Shea-Butter

20 g Kokos-Öl

10 g Walnuss-Öl

10 Tropfen Walnuss-Tinktur

1 g Peru-Balsam

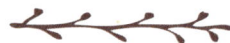

AUSSERDEM

hitzebeständiges Becherglas

Kosmetik-Spatel

Porzellanschüssel

Handmixer

Schüssel

Kosmetik-Tiegel

HERSTELLUNG

Shea-Butter, Kokos- und Walnuss-Öl in das hitzebeständige Becherglas geben und im Wasserbad bei ca. 72°C erwärmen, bis die Fette geschmolzen sind. Dann Peru-Balsam und die Tinktur hinzufügen, alles gut mit dem Kosmetik-Spatel mischen, in die Porzellanschüssel umfüllen und für etwa 20 Minuten in den Kühlschrank stellen. Die Masse sollte fest werden wie streichfähige Butter. Falls die Öle jedoch zu fest geworden sind, bei Raumtemperatur stehenlassen, bis die gewünschte Konsistenz erreicht ist. Diese ist erkennbar, wenn man mit der Fingerspitze eine leichte Vertiefung in die Oberfläche drücken kann. Danach kräftig mit dem Handmixer ca. 30 Sekunden auf niedriger Stufe mixen und eine weitere Minute auf höchster Stufe aufschlagen, bis eine luftige Crème entsteht. Diese in den Kosmetik-Tiegel umfüllen.

Die Bodymousse ist bei kühler Lagerung etwa einen Monat haltbar.

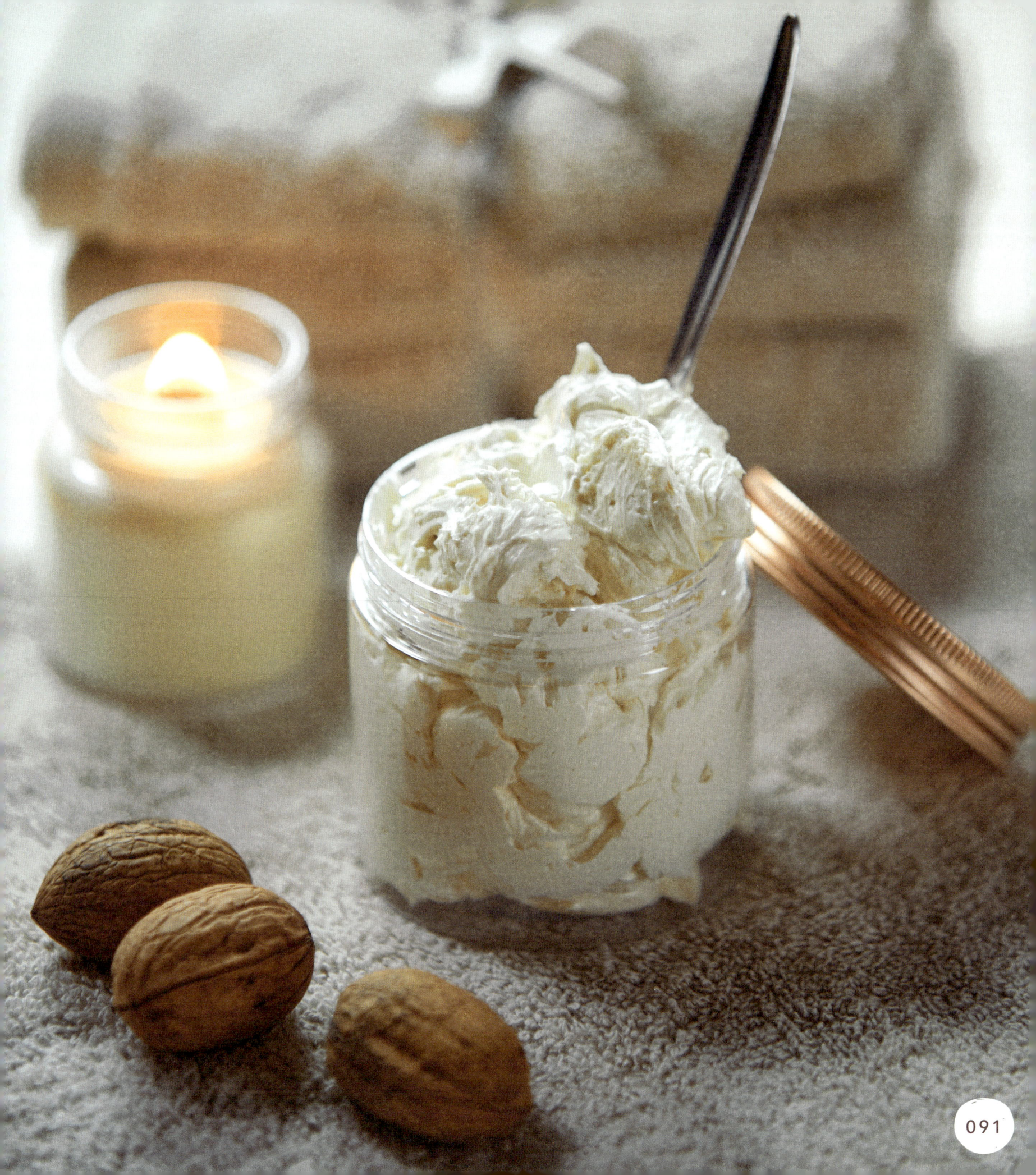

regenerierend

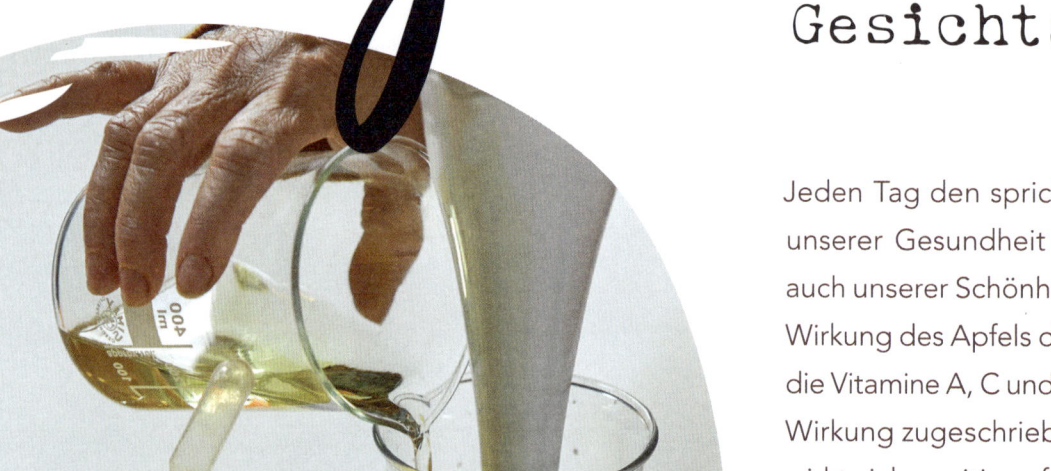

Gesichtscrème aus Apfel

Jeden Tag den sprichwörtlichen Apfel zu essen, tut nicht nur unserer Gesundheit im Allgemeinen gut, sondern vor allem auch unserer Schönheit. Die Kosmetikindustrie hat die positive Wirkung des Apfels dabei längst entdeckt, denn in ihm stecken die Vitamine A, C und E – eine Kombination, der regenerierende Wirkung zugeschrieben wird. Auch der Gehalt an Fruchtsäure wirkt sich positiv auf unsere Haut aus. Für die Apfel-Gesichts-crème habe ich eine Basis aus leichter Milchcrème gewählt, die ohne einen Emulgator auskommt und schnell hergestellt ist. Wichtig ist daher, dass man die Crème ausschließlich frisch angerührt verwendet oder sie maximal einen Tag im Kühl-schrank lagert. Da die Herstellung aber super flott geht, ist eine Lagerung ohnehin nicht vonnöten. Bei frischer Kosmetik ist es allerdings besonders wichtig, sauber zu arbeiten! Alle Gegenstände, die verwendet werden, sollten gereinigt und desinfiziert sein. Und natürlich sollte auch nur ganz frische Milch verwendet werden.

ZUTATEN

50 g Sonnenblumen- oder Mandel-Öl

25 g Vollmilch (3,8%)

10 Tropfen Apfel-Tinktur

AUSSERDEM

Becherglas

Stabmixer

Kosmetik-Spatel

Kosmetik-Glastiegel

HERSTELLUNG

Milch in das Glas geben und tropfenweise das Sonnenblumen- oder Mandel-Öl hinzufügen. Mit dem Stabmixer kurz anmixen, bevor der Rest des Öls zugefügt wird. Die Tinktur hinzugeben und nochmal kräftig durchmixen, dann in den Glas-tiegel mithilfe des Kosmetik-Spatels umfüllen.

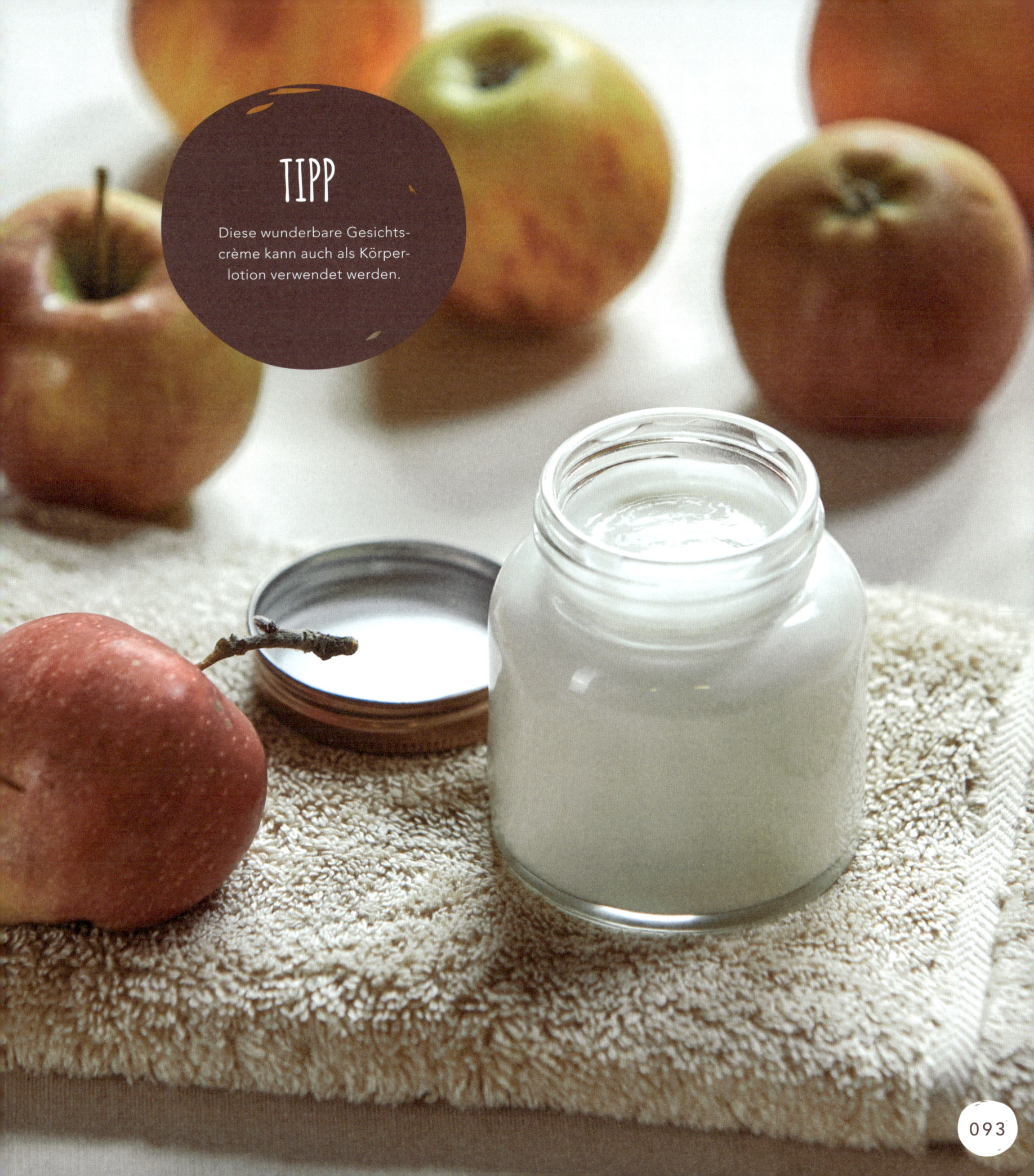

TIPP

Diese wunderbare Gesichtscrème kann auch als Körperlotion verwendet werden.

festigend

Gesichtstonic aus Apfel

In der Apfelschale stecken so viele Vitamine und Mineralien, es wäre zu schade, sie einfach wegzuwerfen. Um nur eins zu nennen: Folsäure. Sie unterstützt unsere Haut dabei, sich zu regenerieren. Bei der Herstellung der Apfel-Tinktur, wie auf Seite 010 beschrieben, habe ich die wertvollen Inhaltstoffe der Apfelschale aufgefangen.

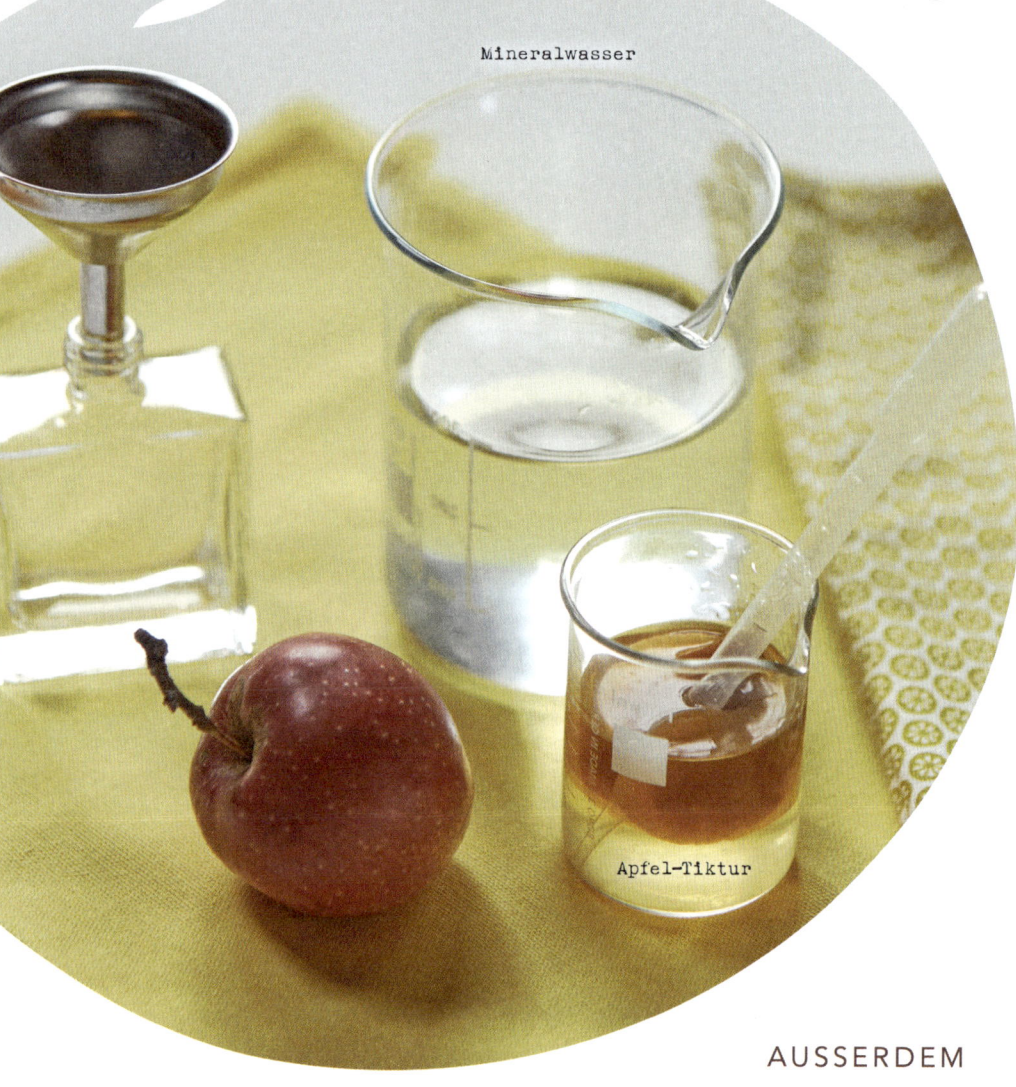

Mineralwasser

Apfel-Tiktur

HERSTELLUNG

Ich nehme einfaches Mineralwasser für das Gesichtswasser – das enthält keinen Kalk wie so manches Leitungswasser. Alle Zutaten ins Becherglas geben und mit dem Rührstab gut mischen. Mithilfe des Trichters in den Zerstäuber umfüllen und direkt anwenden.

AUSSERDEM

Becherglas

Rührstab

Trichter

Zerstäuber

ANWENDUNG

Das Gesichtstonic kann morgens und abends anstelle von Gesichtswasser verwendet werden, entweder direkt auf das Gesicht sprühen oder mithilfe eines Wattepads das Gesicht reinigen.

ZUTATEN

30 g Mineralwasser

10 g Apfel-Tinktur

1 Tropfen Teebaum-Öl

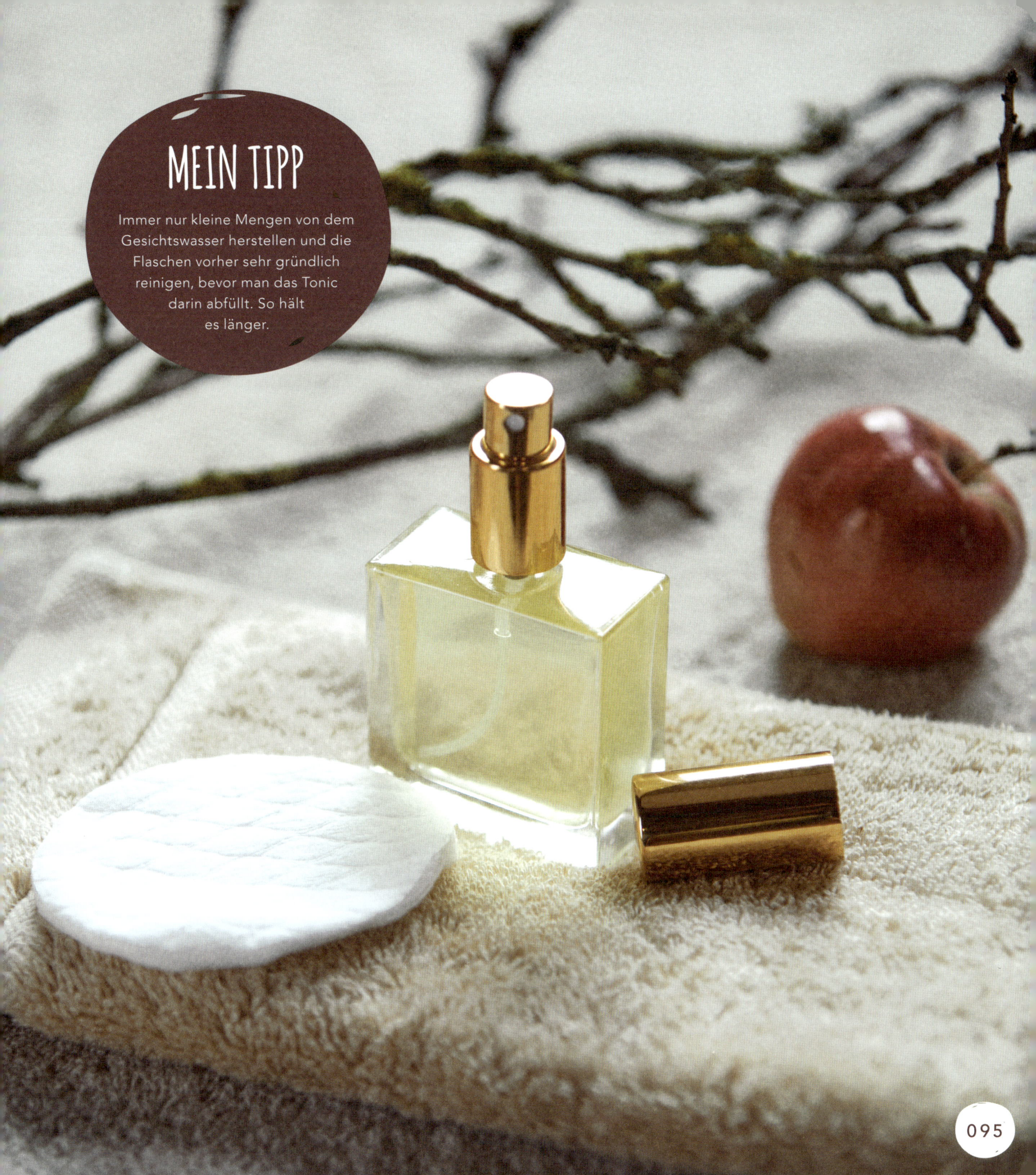

MEIN TIPP

Immer nur kleine Mengen von dem Gesichtswasser herstellen und die Flaschen vorher sehr gründlich reinigen, bevor man das Tonic darin abfüllt. So hält es länger.

verjüngend

Maske mit Quitte

Wer eine empfindliche Haut hat und leicht auf Stress reagiert, findet mit dieser Quittenmaske wohltuende Entspannung. Ich liebe an dieser Maske besonders den zarten, angenehmen Duft dieser herrlichen Herbstfrucht.

ZUTATEN

25 g Quitten-Öl

15 g Lanolin

6 g Bienenwachs

25 g Quitten-Tinktur

6 g weiße Tonerde

AUSSERDEM

2 hitzebeständige Becherglöser

Milchaufschäumer

Mörser

Kosmetik-Spatel

Glasgefäß mit Deckel

HERSTELLUNG

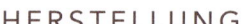

Quitten-Öl, Lanolin und Bienenwachs (Fettphase) in ein hitzebeständiges Becherglas geben, die Quitten-Tinktur (Wasserphase) in das andere. Beide Gläser im Wasserbad bei ca. 72°C erwärmen, bis alle Fette geschmolzen sind. Im Mörser die weiße Tonerde pulverisieren. Nun die Quitten-Tinktur zu den Fetten geben, alles gut und schnell mit dem Milchaufschäumer zur volumigen Masse verrühren. Dann die gemörserte Tonerde zufügen und nochmals gut verrühren bis die Crème klümpchenfrei ist. Mithilfe des Kosmetik-Spatels in ein kleines Glasgefäß mit Deckel umfüllen.

ANWENDUNG

Die Quittenmaske etwa 15 Minuten auf der Haut einwirken lassen, dann mit einem feuchten Tuch entfernen.

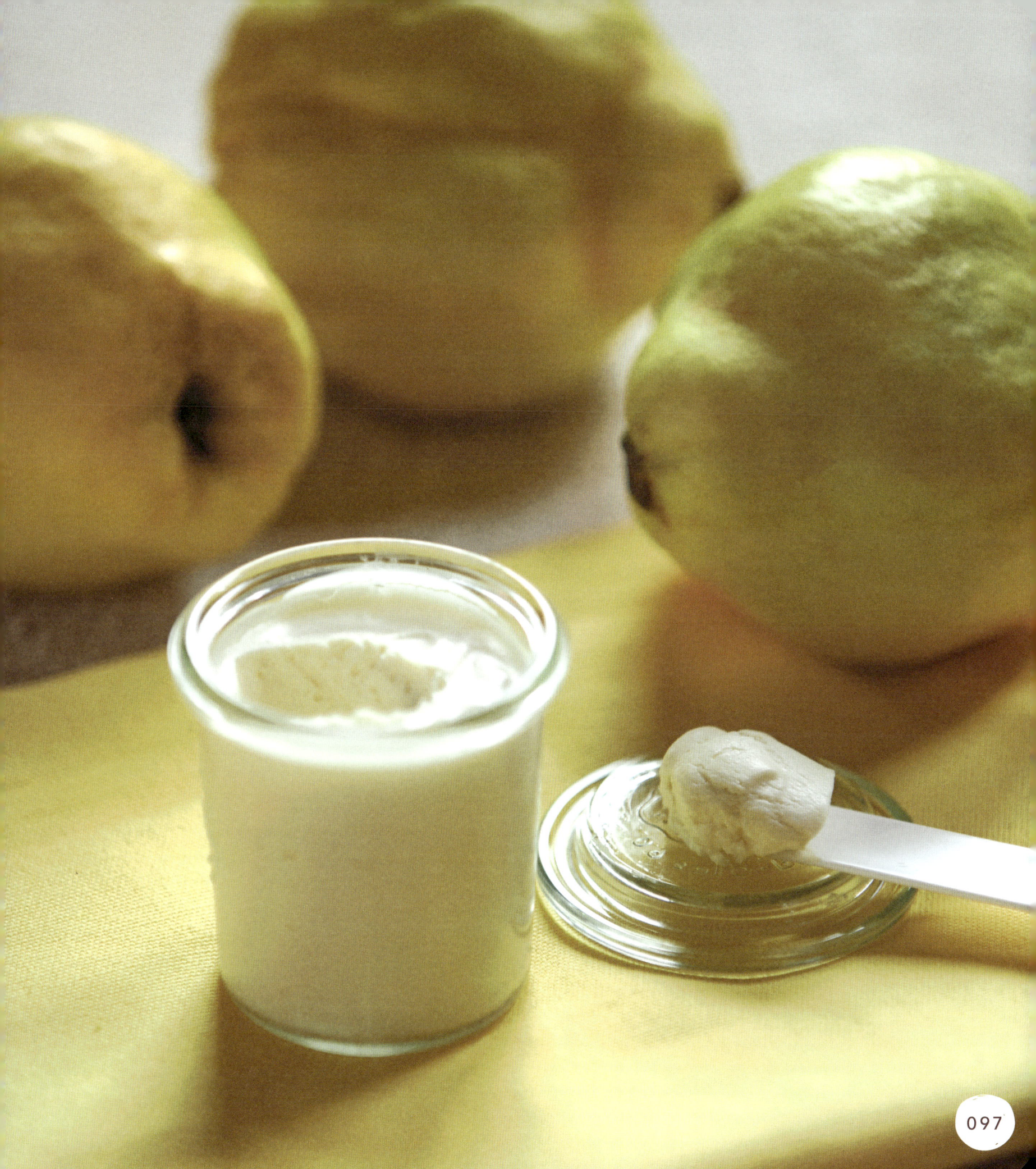

kühlend

Gesichtsgel aus Quitte

Eines meiner Lieblingsrezepte ist das Quitten-Gesichtsgel. Das lässt sich ohne viel Aufwand herstellen. Im Rezept nehme ich Aloe-vera-Wasser, man kann natürlich auch ein anderes Hydrolat verwenden. Am besten eines der selbst hergestellten Hydrolate. Das muss man ausprobieren. Auch hier gilt als oberstes Gebot: sauberes Arbeiten!

ZUTATEN

10 g Aloe-vera-Wasser
1 TL Quittenkerne
(von 2 – 3 Quitten)

AUSSERDEM

Sieb
kleines Schraubglas

HERSTELLUNG

Quitten säubern, aufschneiden, die Kerne herausnehmen und in ein Schraubglas legen. Dann Aloe-vera-Wasser hinzugeben und das Gefäß verschließen. Am besten über Nacht im Kühlschrank stehen lassen. Die Quittenkerne enthalten viel Schleimstoffe. Dieser Schleim oder auch das Gel wirkt kühlend und beruhigend auf unsere Haut, zudem ist es feuchtigkeitsbindend! Allerdings: Die Kerne enthalten auch giftige Blausäure. Deshalb nur unversehrte Kerne verwenden. Das Quittengel über ein kleines Sieb abgießen, Kerne entfernen und das Gel ins Schraubglas abfüllen. Man sollte es zügig aufbrauchen, am besten innerhalb des nächsten Tages.

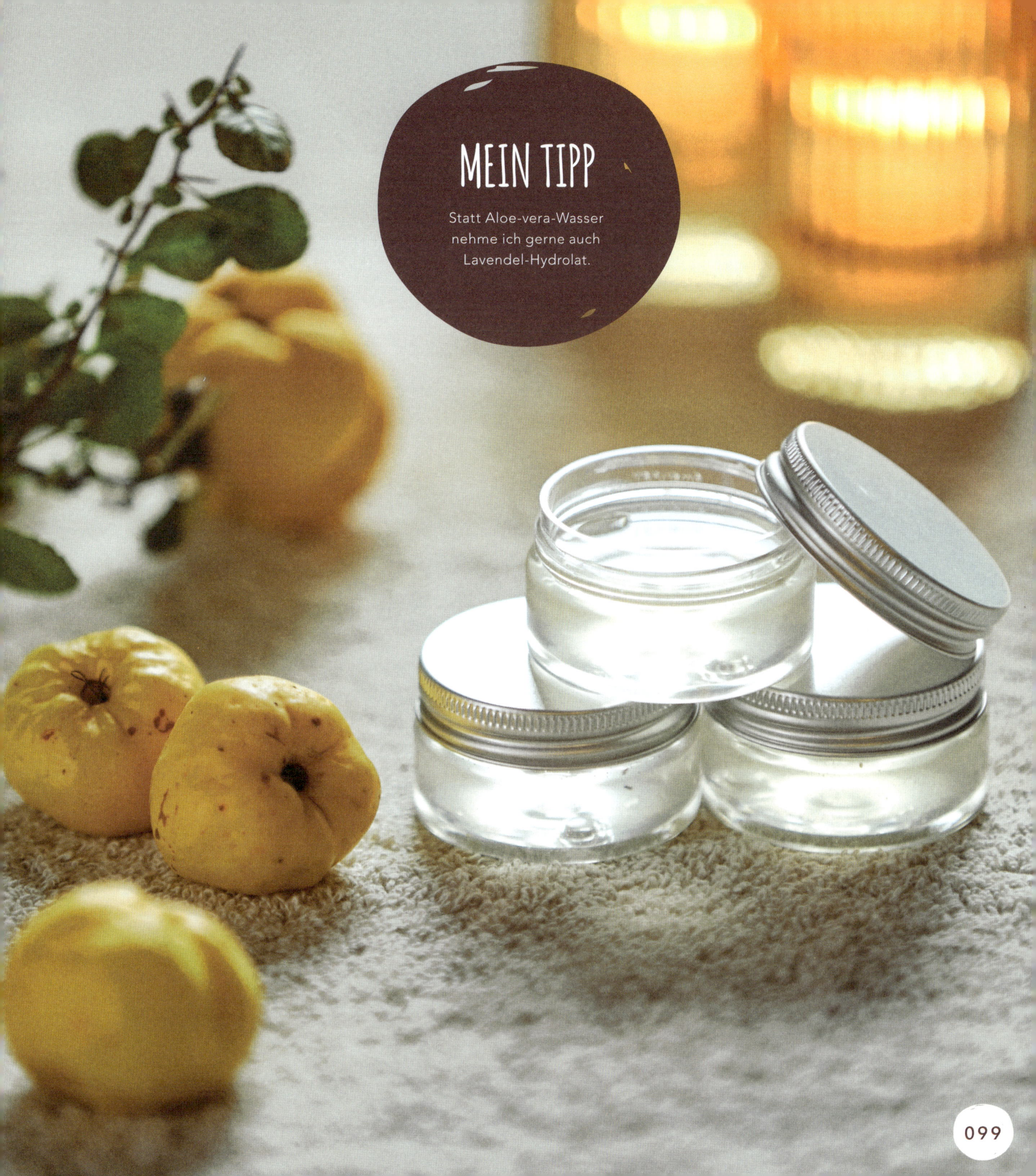

099

stärkend

Körpercrème aus Rosskastanie

Wie schön ist es doch, dass wir Rosskastanien fast überall finden. Somit wird es nicht schwer sein, die wichtigste Zutat für diese wundervolle Körpercrème zu sammeln. Durch die Herstellung dieser Crème kommen die Inhaltsstoffe der Rosskastanie vor allem zur Behandlung und Linderung bei geschwollenen Füßen, Wadenkrämpfen und schweren Beinen zur Wirkung.

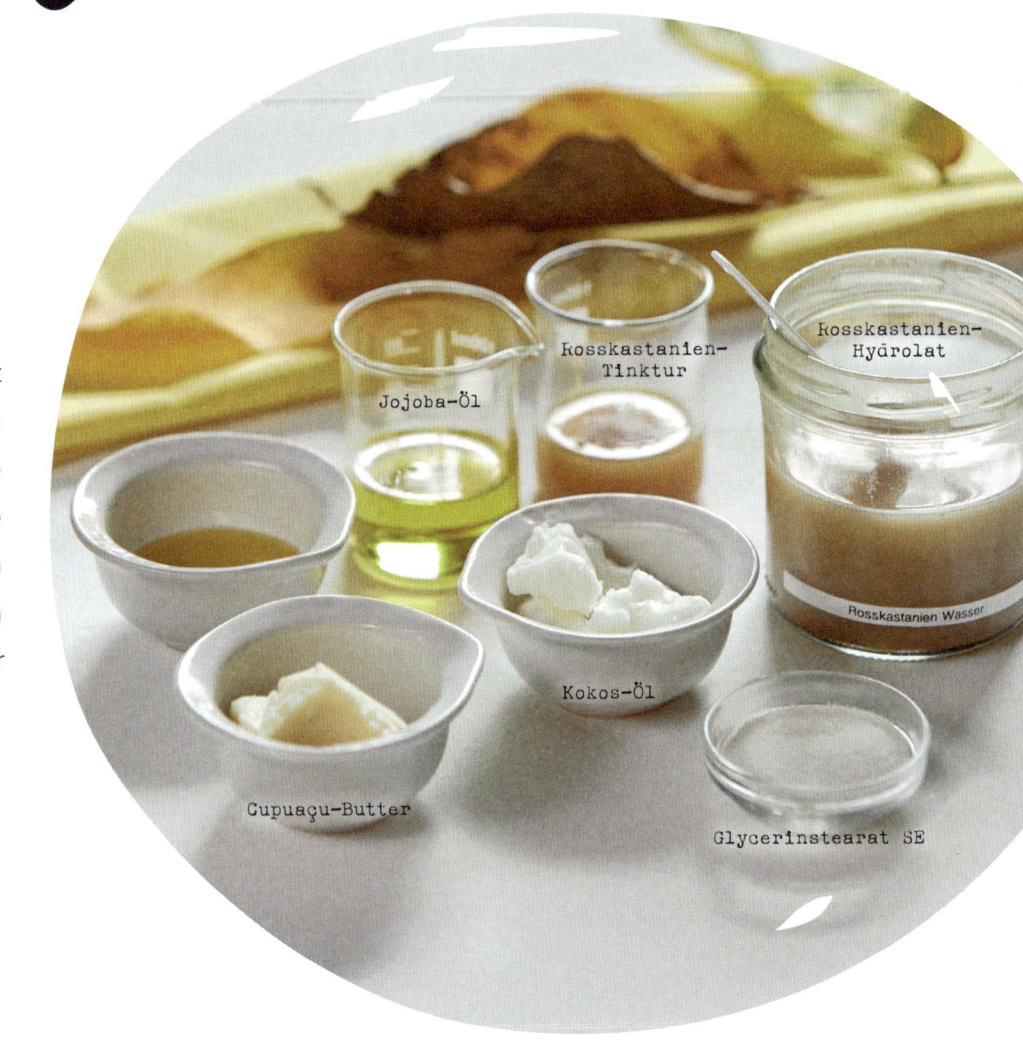

ZUTATEN

6 g Jojoba-Öl

5 g Kokos-Öl

3 g Cupuaçu-Butter

3 g Glycerinstearat SE

28 g Rosskastanien-Hydrolat

1 g Lysolecithin

2 g Rosskastanien-Tinktur

5 Tropfen ätherisches Zypressen-Öl
(optional)

AUSSERDEM

2 hitzebeständige Bechergläser

Milchaufschäumer

Kosmetik-Spatel

Kosmetik-Glastiegel (50 g)

HERSTELLUNG

Cupuaçu-Butter, Kokos-Öl, Jojoba-Öl und das Glycerinstearat SE (Fettphase) in ein hitzebeständiges Becherglas geben, in das zweite Becherglas das Hydrolat, Lysolecithin und die Tinktur (Wasserphase). Beide Gläser im Wasserbad bei ca. 72°C erwärmen, bis sich die festen Bestandteile vollständig aufgelöst haben. Dann ca. 5 Minuten abkühlen lassen. Nun die Wasserphase langsam und unter ständigem Rühren in die Fettphase gießen. Mit dem Milchaufschäumer weiterrühren, bis die Crème handwarm abgekühlt ist. Gegebenenfalls dabei das Becherglas in ein kaltes Wasserbad stellen, da sie dann schneller abkühlt. Nach Bedarf das ätherische Öl als Duftkomponente hinzufügen, die Crème mit dem Kosmetik-Spatel in den Kosmetik-Glastiegel füllen und in den Kühlschrank stellen. Ihre endgültige Konsistenz erreicht die Crème erst nach einigen Stunden.

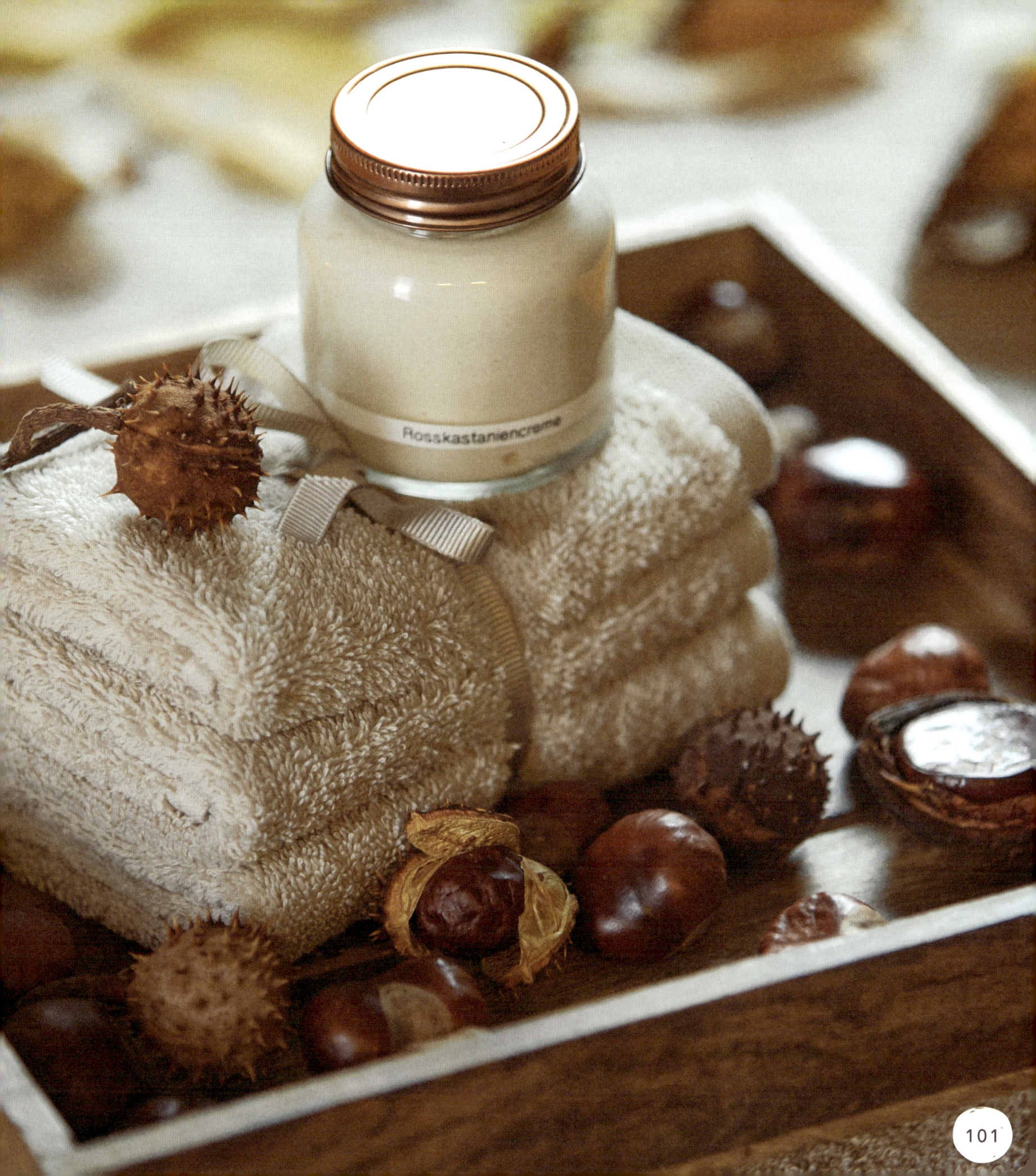

Rosskastaniencreme

nährend

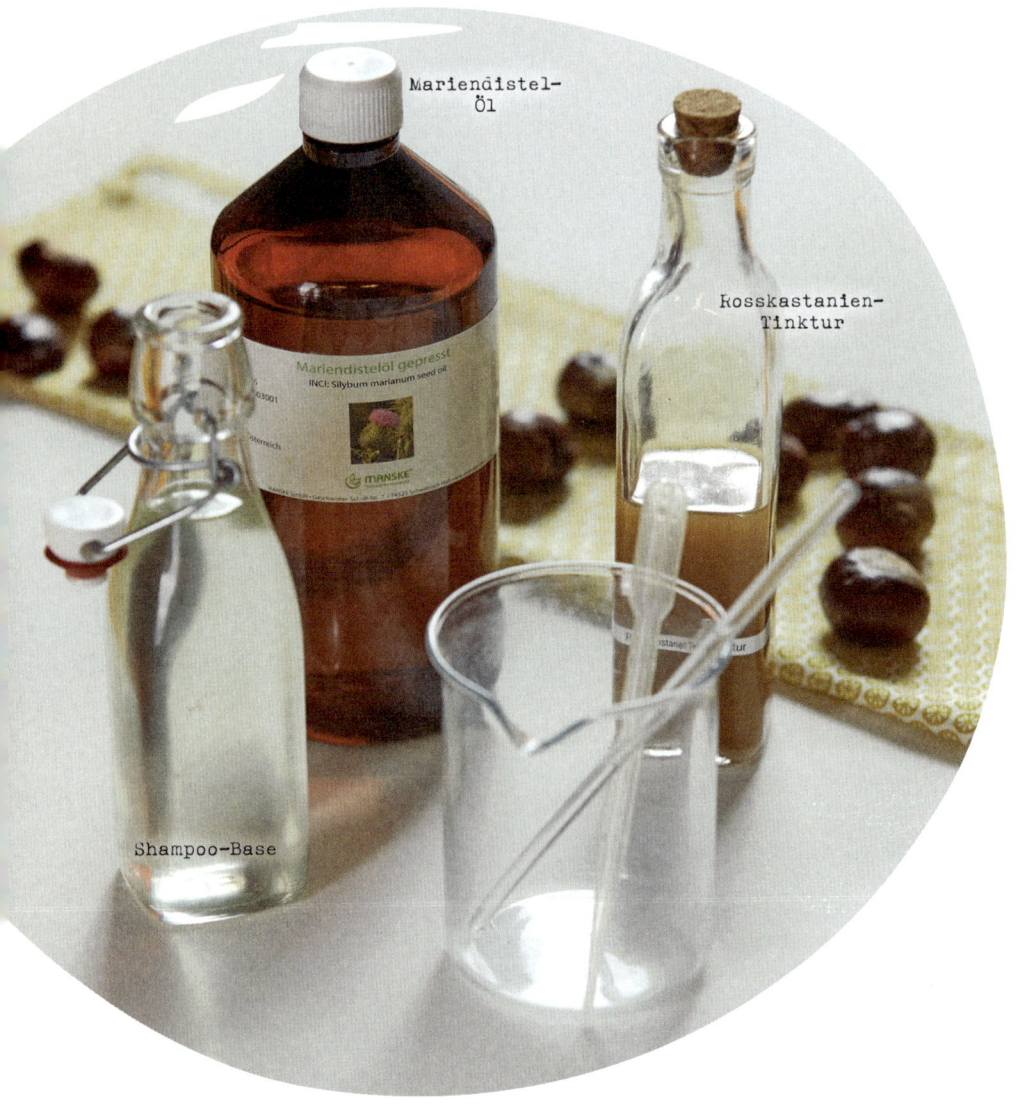

Shampoo aus Rosskastanie

Wenn ich im Herbst unterwegs bin, komme ich an ihnen einfach nicht vorbei. Die Kastanien strahlen mich förmlich an und ich muss sie einfach auflesen. Mit dem Gesammelten wird anschließend gebastelt und dekoriert. Und natürlich kommt ein kleiner Teil in meiner Kosmetik zum Einsatz – und zwar in Form einer Tinktur für die Haare. Allerdings ging diesem Rezept auch ein kleiner Fehlversuch voraus: So habe ich meine Haare eine Zeitlang mit Kastanienwasser gewaschen, wobei mich die Wirkung nicht wirklich begeisterte. Deshalb habe ich mich für mein Rezept für eine Shampoo-Basis entschieden, denn mir persönlich sind die Wirkstoffe der Rosskastanie in diesem Fall wichtiger: So wirkt sie einerseits beruhigend und auch nährend für die Kopfhaut, und verleiht den Haaren dabei zudem Glanz und Elastizität. Besonders bei widerspenstigem und kräftigem Haar ist dieses Shampoo bestens geeignet.

ZUTATEN

150 g Shampoo-Base

5 g Mariendistel-Öl

10 – 20 Tropfen
Rosskastanien-Tinktur

AUSSERDEM

Becherglas

Glasrührstab

Shampoo-Spender (oder eine leere
Shampoo-Flasche)

HERSTELLUNG

In das Becherglas die Shampoo-Basis, das Mariendistel-Öl und die Rosskastanien-Tinktur geben und alles gut mit dem Glasrührstab mischen. Dann in den Shampoo-Spender abfüllen und verwenden.

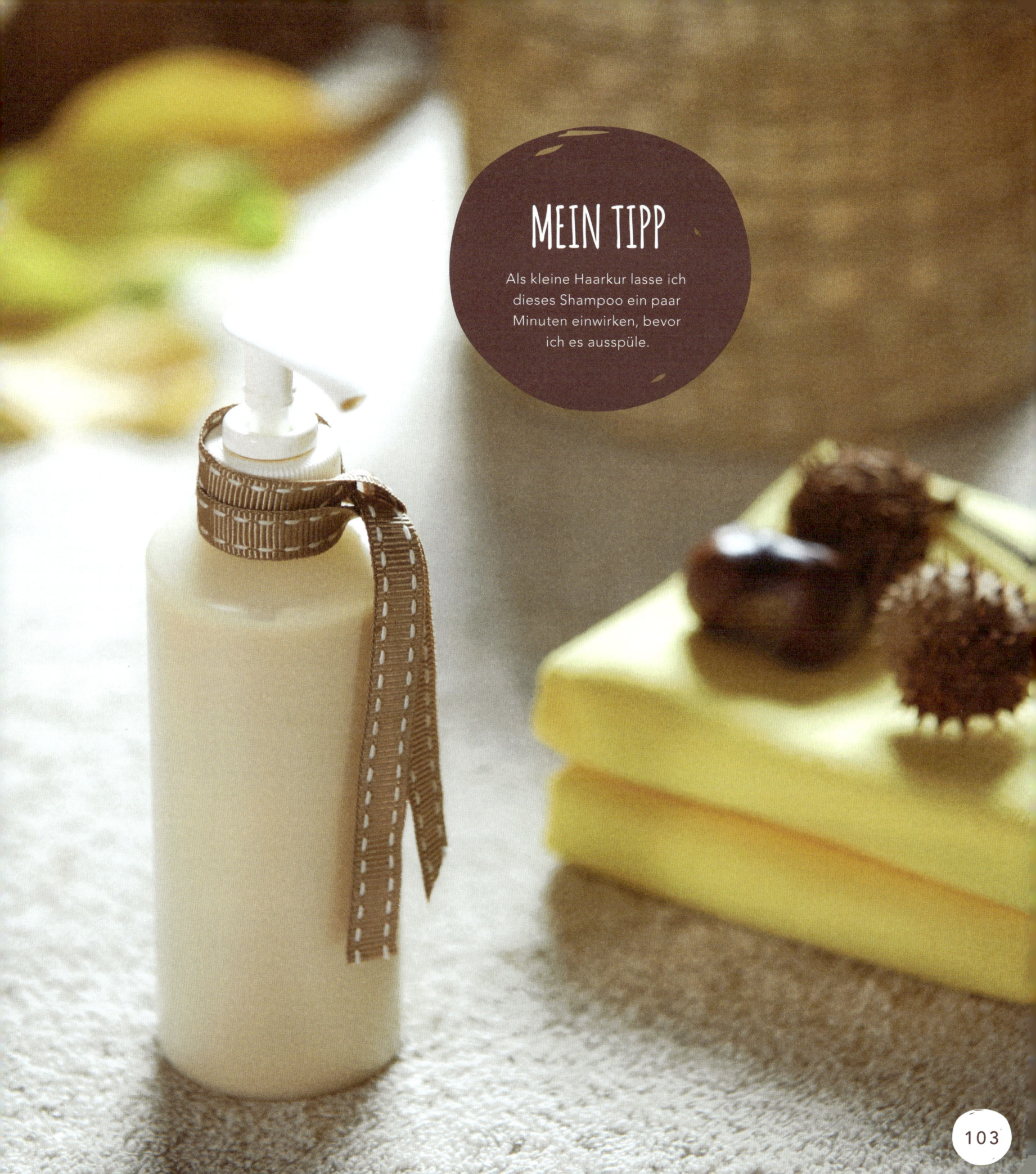

MEIN TIPP

Als kleine Haarkur lasse ich
dieses Shampoo ein paar
Minuten einwirken, bevor
ich es ausspüle.

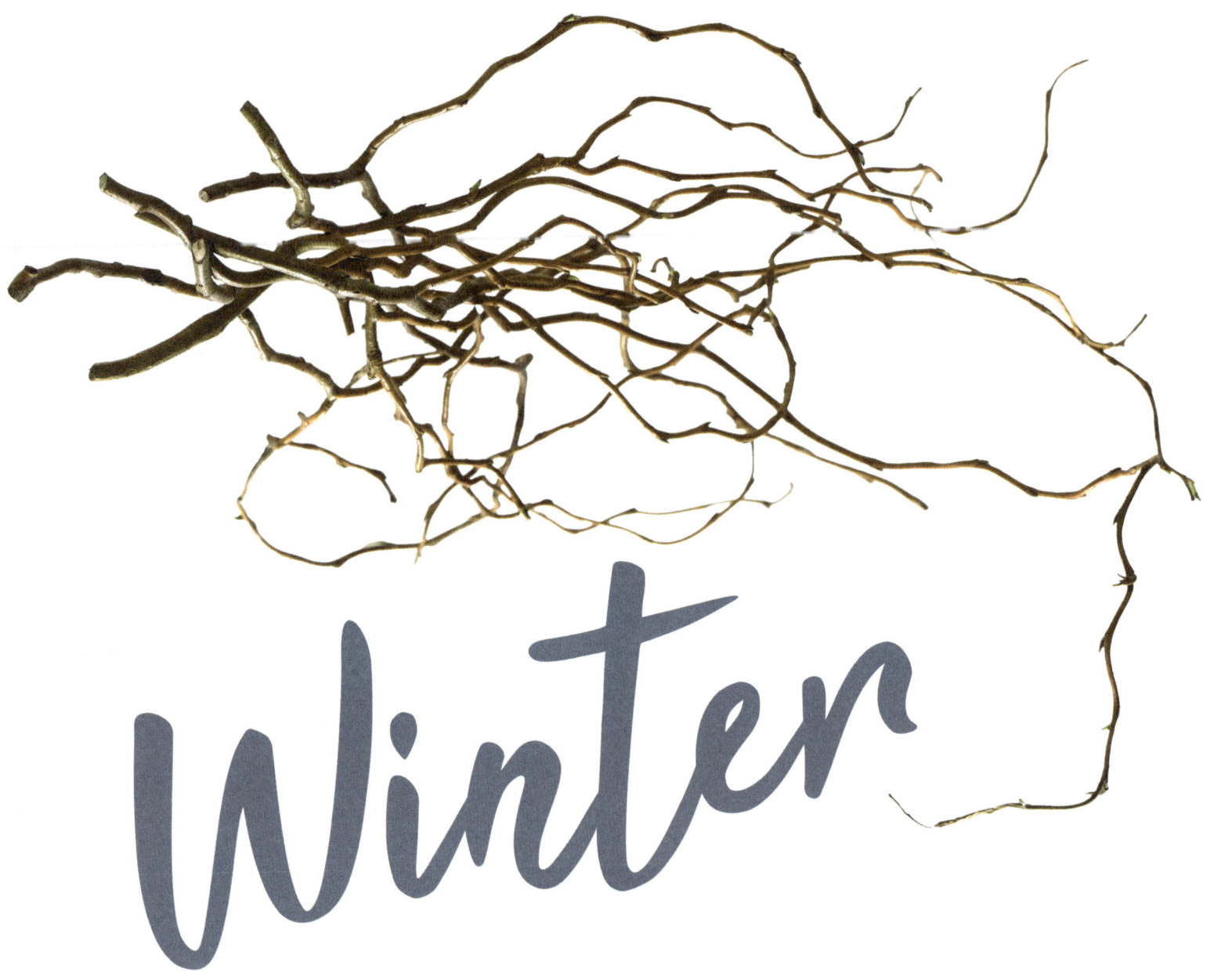

Winter

Wenn uns jetzt die kurzen Tage deutlich um Licht und Luft bringen, sind unsere Naturprodukte besonders gefordert. Wer frühzeitig im Laufe der Jahreszeiten schon die Ingredienzen, Tinkturen und Duftöle für Crèmes, einen Balsam oder eine Maske vorbereitet hat, kann jetzt aus dem Vollen schöpfen. Aber selbst die winterliche Vegetation im Garten und in der Natur hält noch die eine oder andere Pflanze bereit, die aktuell zu pflegender und regenerierender Naturkosmetik verarbeitet werden kann. Vom Winterbalsam aus duftendem Kirschbaumharz bis zur Tut-so-Wohl-Fußcrème für die durch dickes, schweres Schuhwerk geschundenen Füße bietet auch diese Jahreszeit jede Menge wohltuende Wellness-Produkte aus unserer eigenen Naturkosmetikwerkstatt.

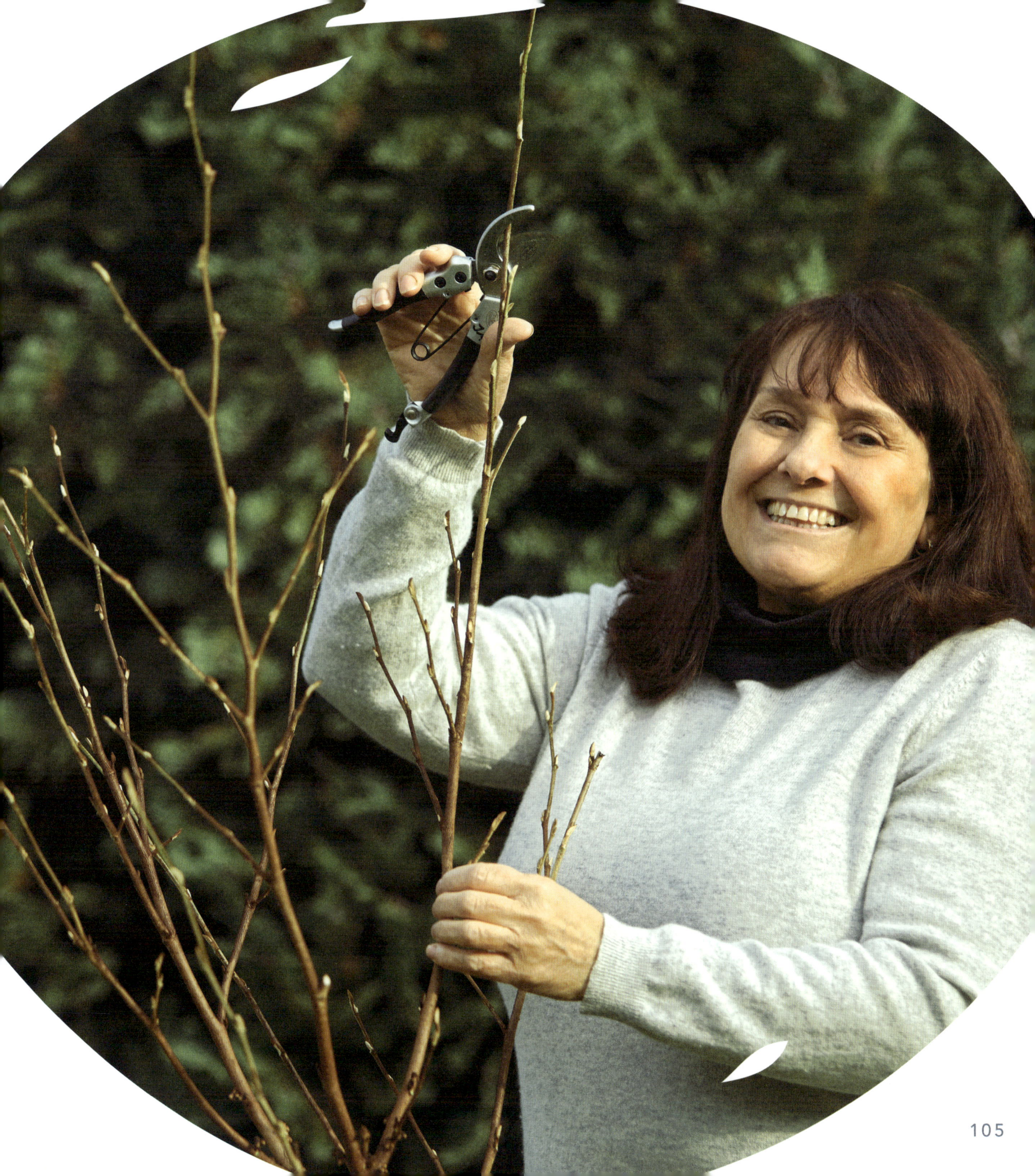

stärkend

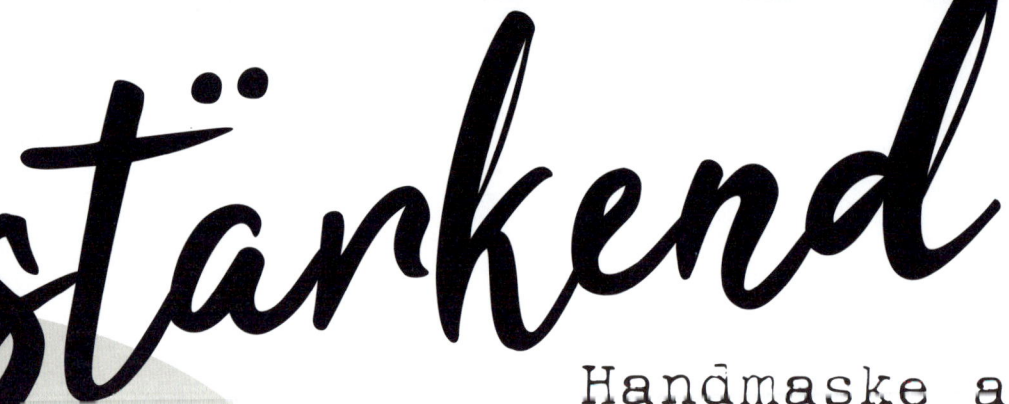

Handmaske aus Hagebutte

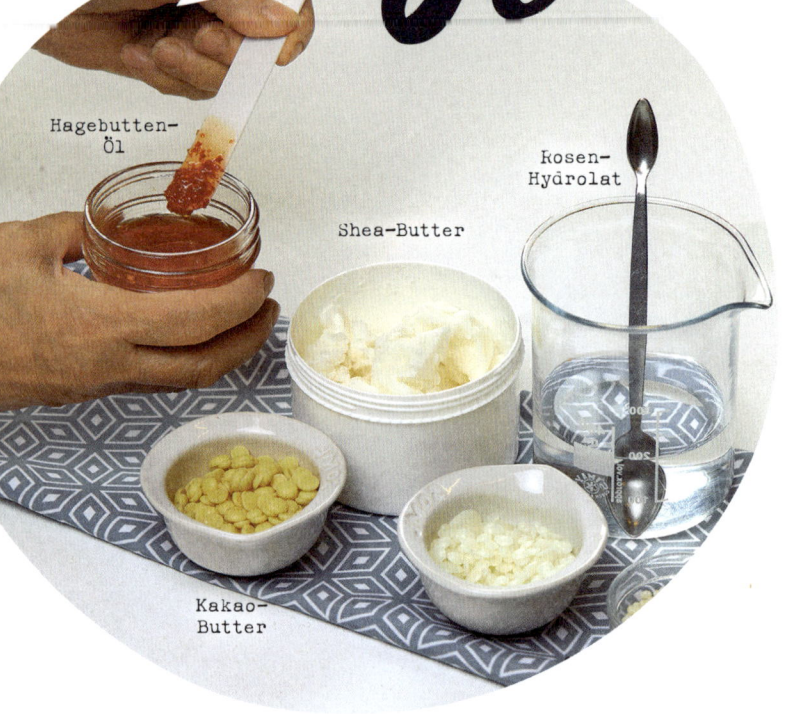

Hagebutten-Öl

Rosen-Hydrolat

Shea-Butter

Kakao-Butter

Hagebutte, die gesunde Winterfrucht! In der vierten Jahreszeit brauchen unsere Hände viel Aufmerksamkeit, denn die Winterkälte und Heizungsluft sorgen nicht nur im Gesicht für Trockenheit, auch unsere Hände leiden darunter. Meine Handcrème mit Hagebutten ist reich an Vitamin C und A. Diese beiden Wirkstoffe können helfen, den Wasserverlust der Haut zu reduzieren.

ZUTATEN
für das
Hagebutten-Öl

2 – 3 Handvoll Hagebutten

100 g Mandel-Öl

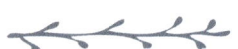

AUSSERDEM

Handschuhe

Becherglas

Kaffeefilter

ZUTATEN
für die Hagebutten-
Handmaske

50 g Hagebutten-Öl

25 g Lame-Crème

5 g Kakao-Butter

20 g Shea-Butter

130 g Rosen-Hydrolat

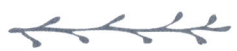

AUSSERDEM

Wasserbad

2 hitzebeständige Bechergläser

Kosmetik-Tiegel

Kosmetik-Spatel

HERSTELLUNG

Zunächst das Hagebutten-Öl herstellen.

Dazu Handschuhe anziehen, die Samen können jucken! Hagebutten entstielen und der Länge nach aufschneiden, mit einem Messer oder Löffel die Kerne entfernen. Die Früchte kurz im Wasser ausschwemmen lassen, um die restlichen Samen zu entfernen, dann herausnehmen und klein hacken. Die Hagenbuttenstücke mit dem Öl in ein hitzebeständiges Becherglas geben und im Wasserbad bei ca. 72°C ca. 1 Stunde ziehen lassen. Anschließend die Hagebutten durch den Kaffeefilter abseihen, das Öl auffangen und das Fruchtfleisch entfernen.

Anschließend die Handmaske herstellen.

Lame-Crème, das eben produzierte Hagebutten-Öl, Kakao- und Shea-Butter (Fettphase) in das eine hitzebeständige Becherglas, das Rosen-Hydrolat (Wasserphase) in das zweite Becherglas geben und beide im Wasserbad bei ca. 72°C erwärmen. Dann die Wasserphase unter Rühren in die geschmolzene Fettphase geben, alles gut verrühren, dann die Handmaske mit dem Spatel in die Kosmetik-Tiegel abfüllen. Kühl gelagert hält die Handmaske etwa einen Monat.

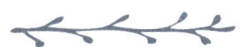

ANWENDUNG

Handmaske einmal pro Woche auf Handrücken auftragen und ca. 15 Minuten einwirken lassen. Crèmereste mit einem Tuch entfernen.

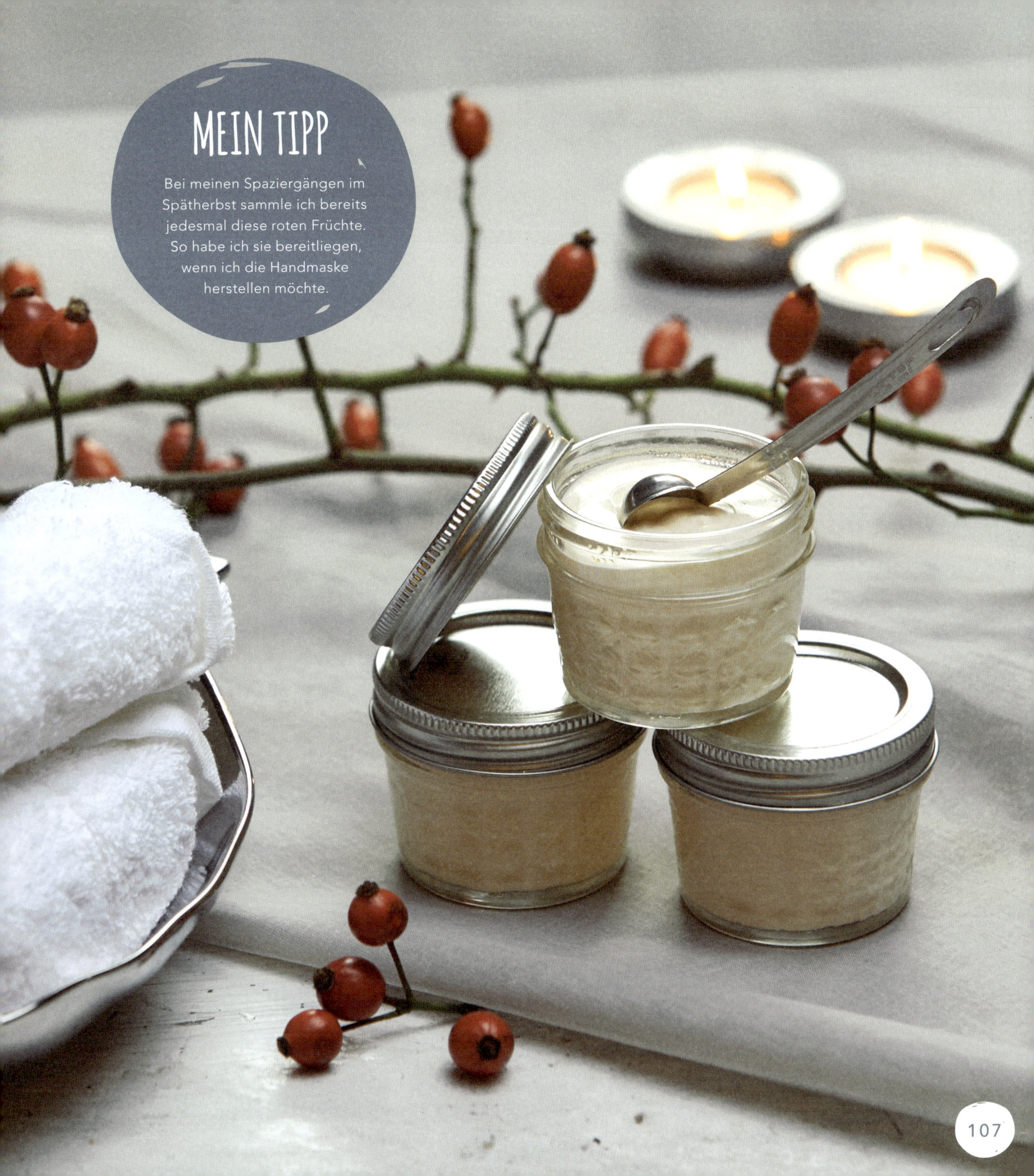

MEIN TIPP

Bei meinen Spaziergängen im
Spätherbst sammle ich bereits
jedesmal diese roten Früchte.
So habe ich sie bereitliegen,
wenn ich die Handmaske
herstellen möchte.

aufbauend

Handcrème aus Hagebutte

Meine Hagenbutten-Handcrème ist eine leichte und feuchtigkeitsspendende Kosmetik. Mit den Vitaminen der Hagebutte und dem Kokos-Öl ergibt sich eine inhaltsreiche Crème, mit der sich auch die Nägel pflegen lassen.

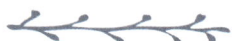

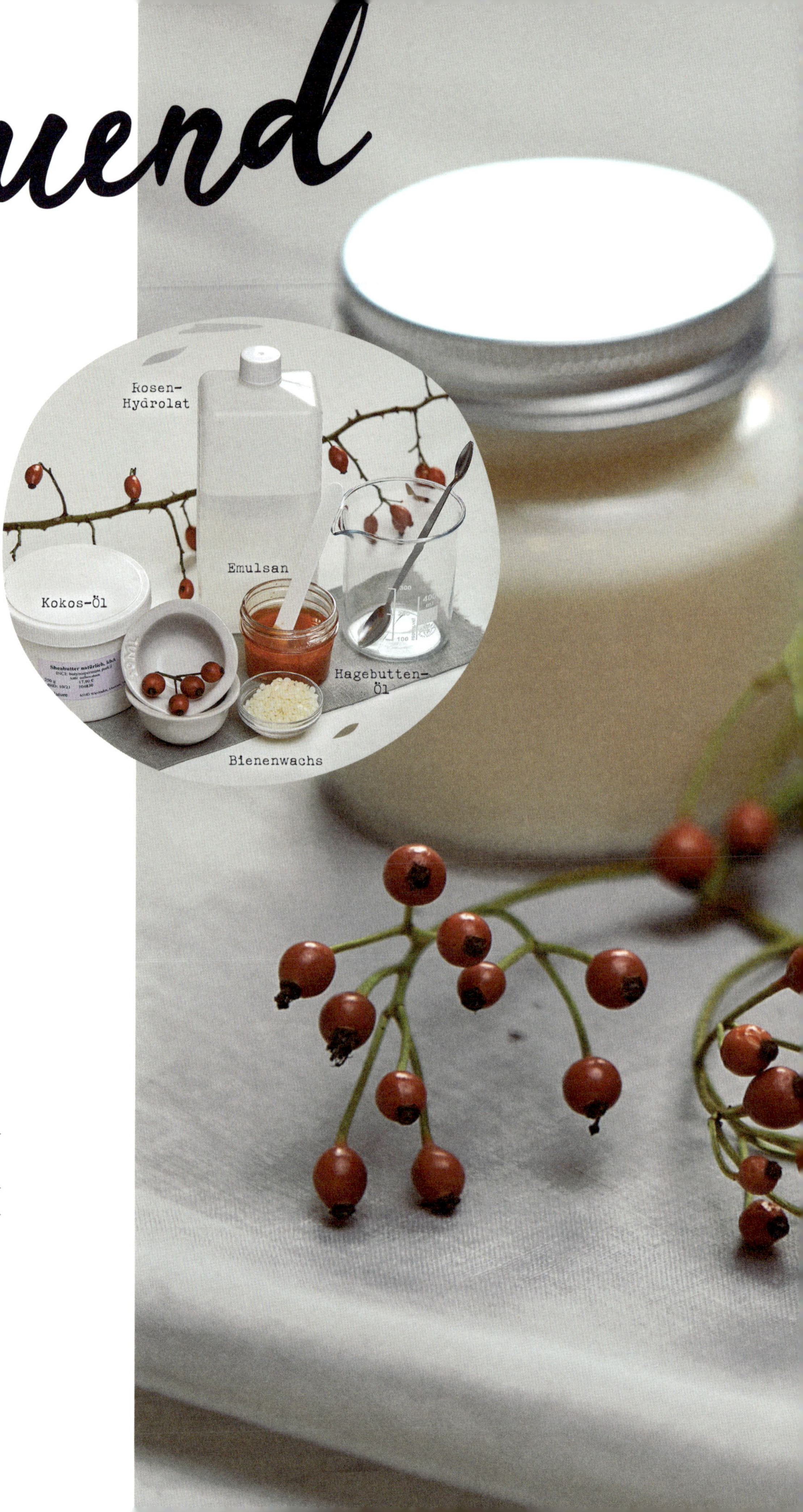

ZUTATEN

20 g Hagebutten-Öl

6 g Kokos-Öl

3 g Emulsan

2 g Bienenwachs

35 g Rosen-Hydrolat

AUSSERDEM

2 hitzebeständige Bechergläser

Kosmetik-Spatel

Kosmetik-Tiegel

HERSTELLUNG

Die Öle, das Emulsan und Bienenwachs (Fettphase) in das eine hitzebeständige Becherglas, das Rosen-Hydrolat (Wasserphase) in das zweite Becherglas geben und beide Gläser im Wasserbad bei ca. 72°C erwärmen. Wenn die festen Fette geschmolzen sind, die Gläser aus dem Wasserbad nehmen, 5 Minuten abkühlen lassen, dann die Wasserphase zu der Fettphase gießen. Alles gut mit dem Kosmetik-Spatel verrühren und in den Kosmetik-Tiegel füllen.

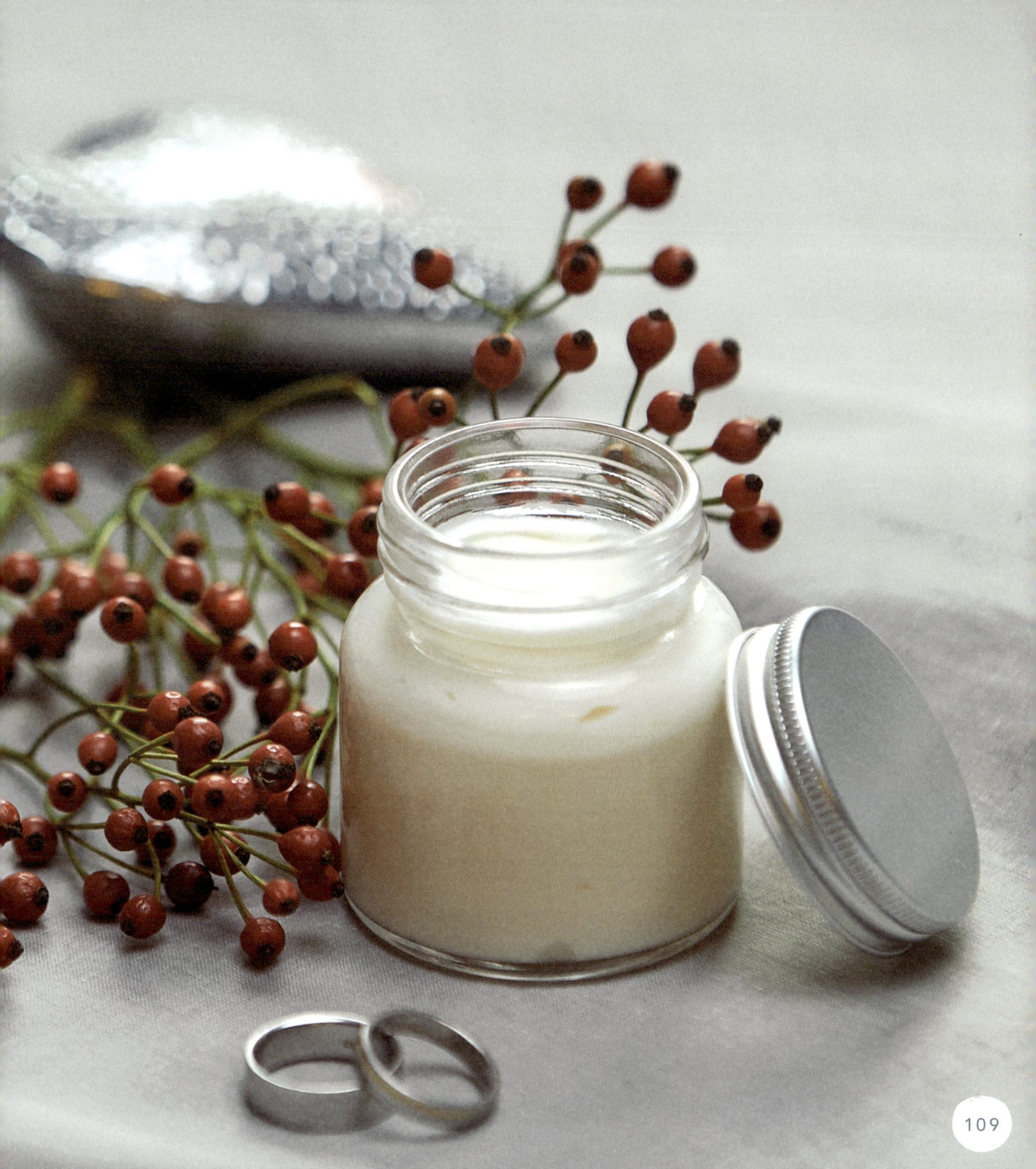

beruhigend

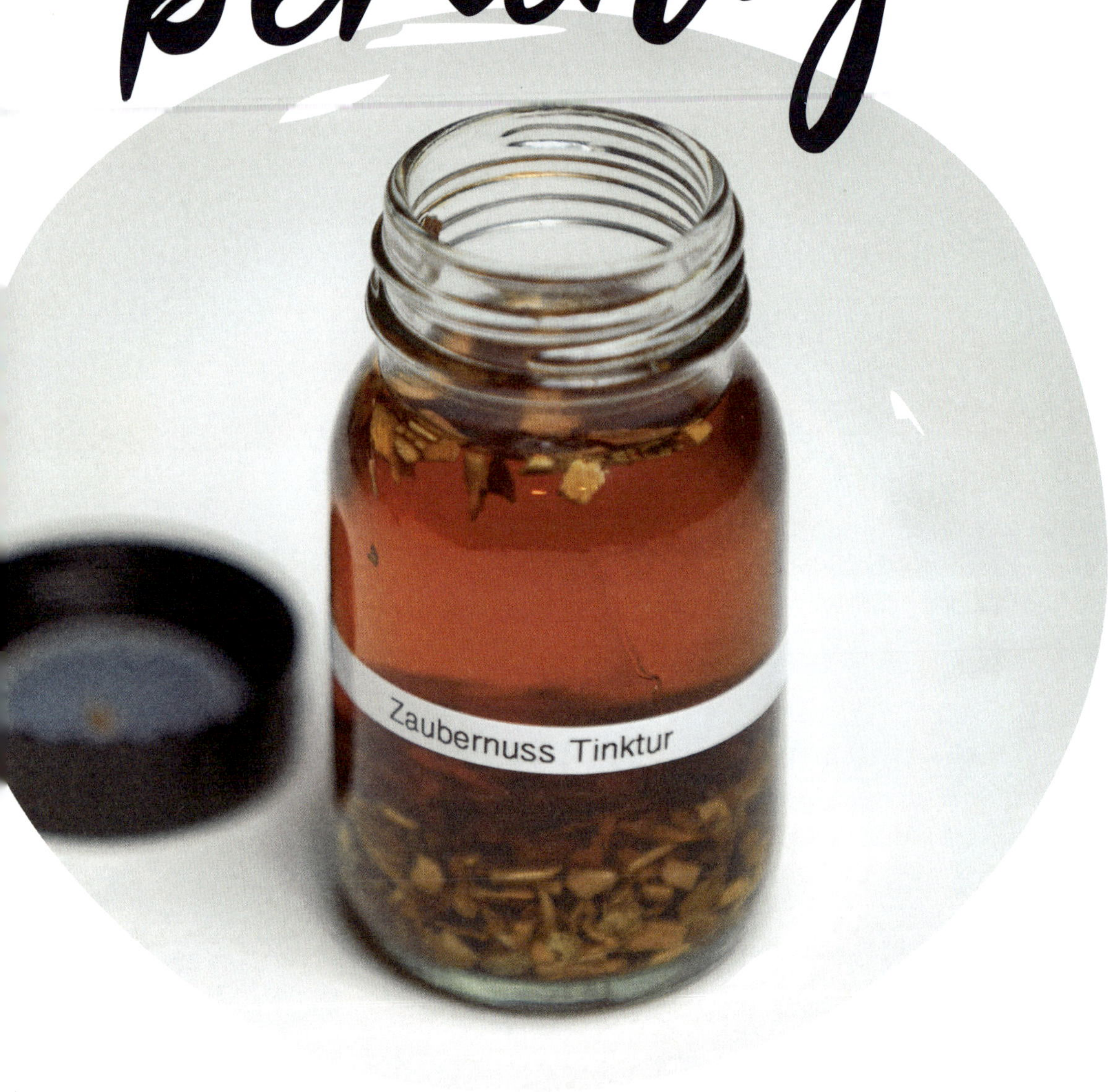

ZUTATEN

30 g Kokos-Öl

30 g Shea-Butter

10 g Kakao-Butter

3 EL Flüssigseife

2 TL Backpulver

15 Tropfen Zaubernuss-Tinktur

1 – 2 Tropfen Teebaum-Öl

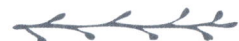

AUSSERDEM

hitzebeständiges Becherglas

Handmixer

Schüssel

Kosmetik-Spatel

Kosmetik-Tiegel

HERSTELLUNG

Kokos-Öl mit der Shea- und Kakao-Butter ins hitzebeständige Becherglas geben und im Wasserbad bei ca. 72°C schmelzen lassen. Dann in die Schüssel geben. Nun Flüssigseife, Backpulver, Zaubernuss-Tinktur und Teebaum-Öl zufügen. Alle Zutaten mit dem Handmixer zur flauschig-schaumigen Crème aufschlagen und mit dem Spatel in den Kosmetik-Tiegel füllen.

ÜBRIGENS

Die Rasiercrème hält bis zu vier Tage ungekühlt. Da sie aber noch erhärtet, ist sie möglicherweise nicht mehr so locker wie ursprünglich. Sie lässt sich aber dennoch in dieser Konsistenz gut benutzen.

Rasiercrème aus Zaubernuss

Rasieren ist für unsere Haut Stress. Umso wichtiger ist es, die Haut so schonend wie möglich zu behandeln. Gerne empfehle ich diese milde Rasiercrème, die mit der Zaubernuss (Hamamelis) verfeinert ist. Dieses Gehölz enthält Gerbstoffe, die zusammenziehend wirken. So schwillt die Haut schneller ab und Blutungen können gestillt werden. Außerdem hat die Crème eine leicht schmerzstillende Wirkung.

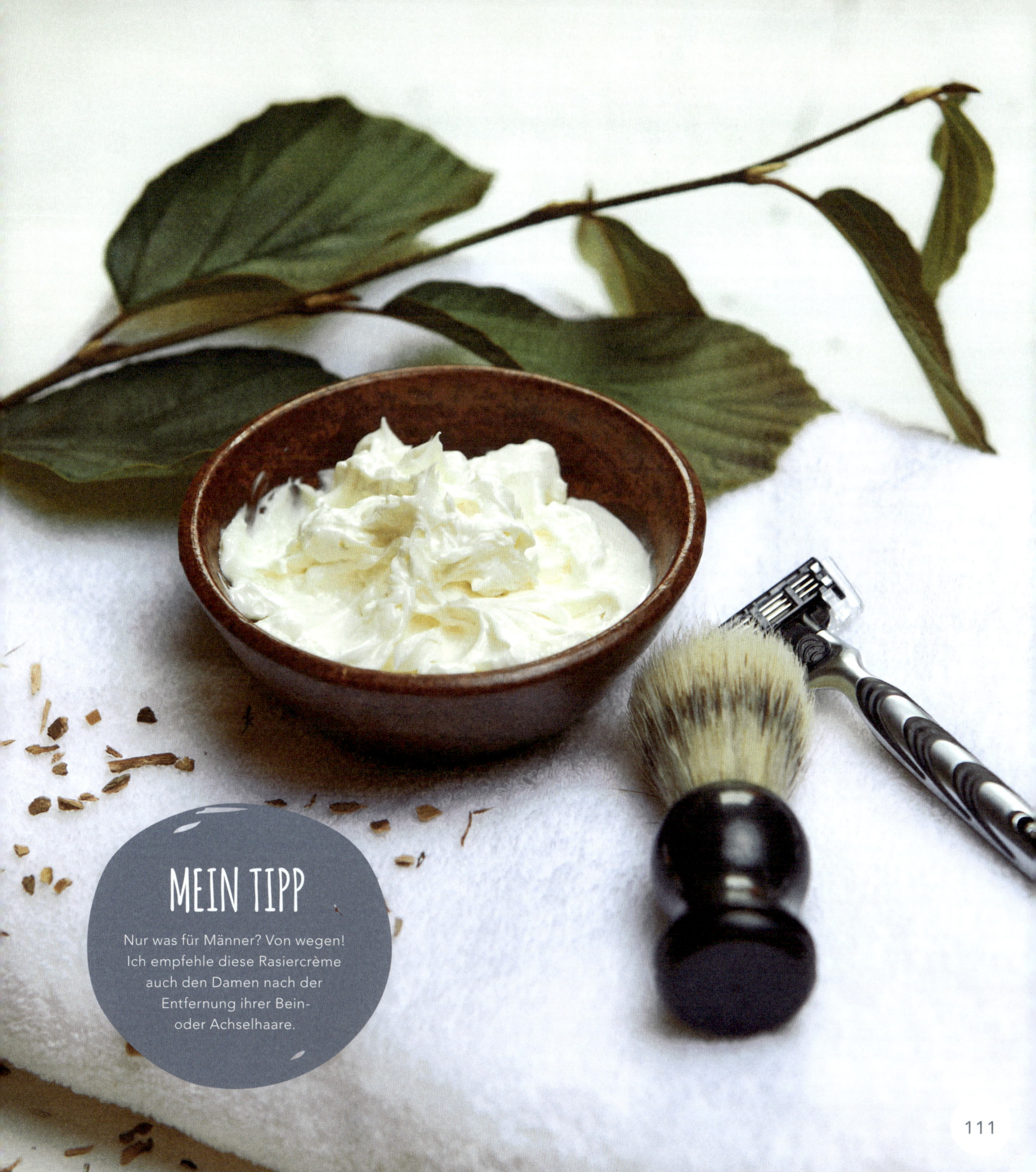

MEIN TIPP

Nur was für Männer? Von wegen! Ich empfehle diese Rasiercrème auch den Damen nach der Entfernung ihrer Bein- oder Achselhaare.

ergänzend

Aftershave aus Zaubernuss

Aftershave-Balsam ist die ideale Pflege der Haut nach der Rasur. Sie benötigt jetzt eine ganz besondere Pflege, vor allem gegen das Austrocknen. Ich verwende dieses Aftershave auch gerne als Beinlotion nach der Rasur. Duftmäßig passen dieses Aftershave und die zuvor beschriebene Rasier-Crème bestens zu einander.

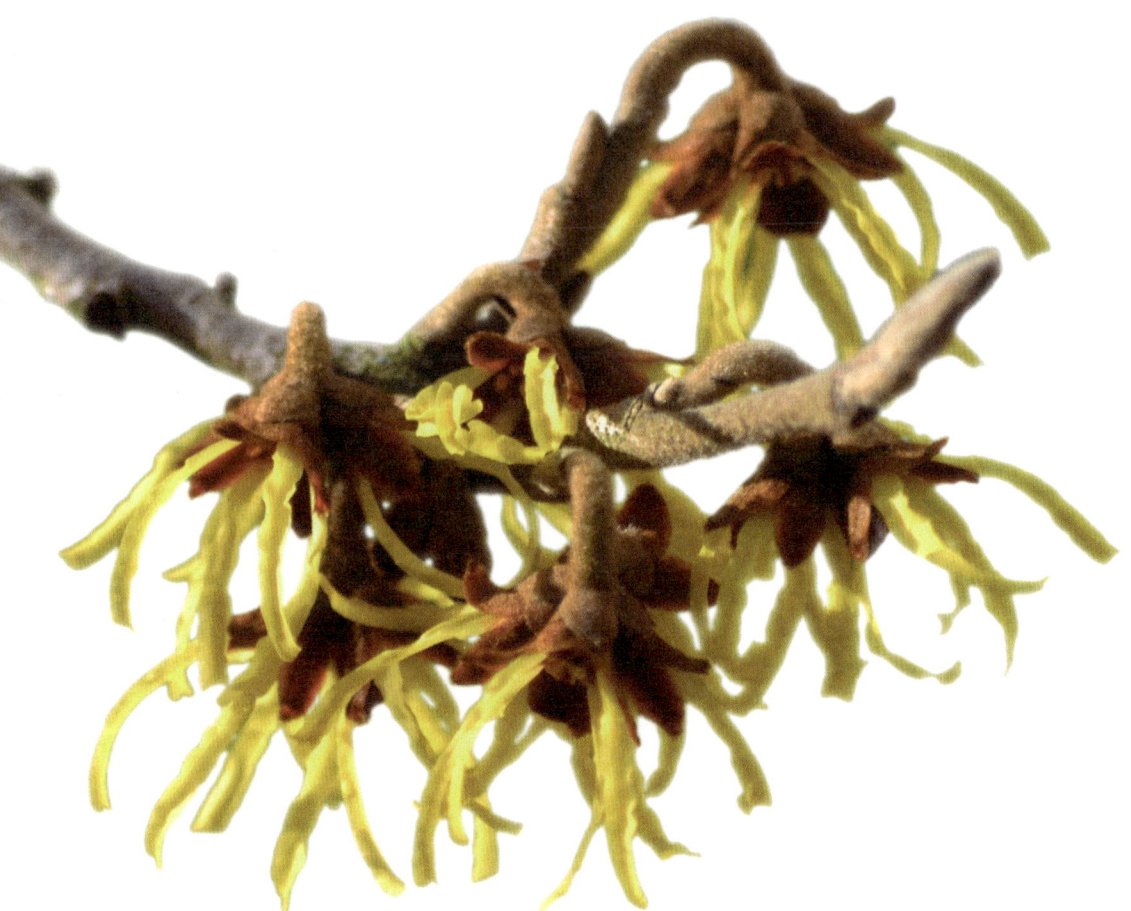

ZUTATEN

30 g Zaubernuss-Hydrolat

15 g Eukalyptus-Hydrolat

20 Tropfen Zaubernuss-Tinktur

1 Messerspitze Allantoin

8 g Fluidlecitin Super

12 g Mariendistel-Öl

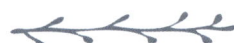

AUSSERDEM

2 Bechergläser

kleine Schale

Kosmetikspatel

Lotionflasche

Milchaufschäumer

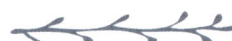

HERSTELLUNG

Hydrolate und die Zaubernuss-Tinktur in einem Becherglas zusammenfügen, das Allantoin hinzufügen und mit dem Milchaufschäumer aufrühren, bis sich alle Klümpchen gelöst haben. Zum Schluss Mariendistel-Öl und Fluidlecitin Super zugeben, nochmals gut durchmixen und in die Lotionflasche abfüllen.

Das Aftershave ist bei kühler Lagerung bis zu zwei Wochen haltbar.

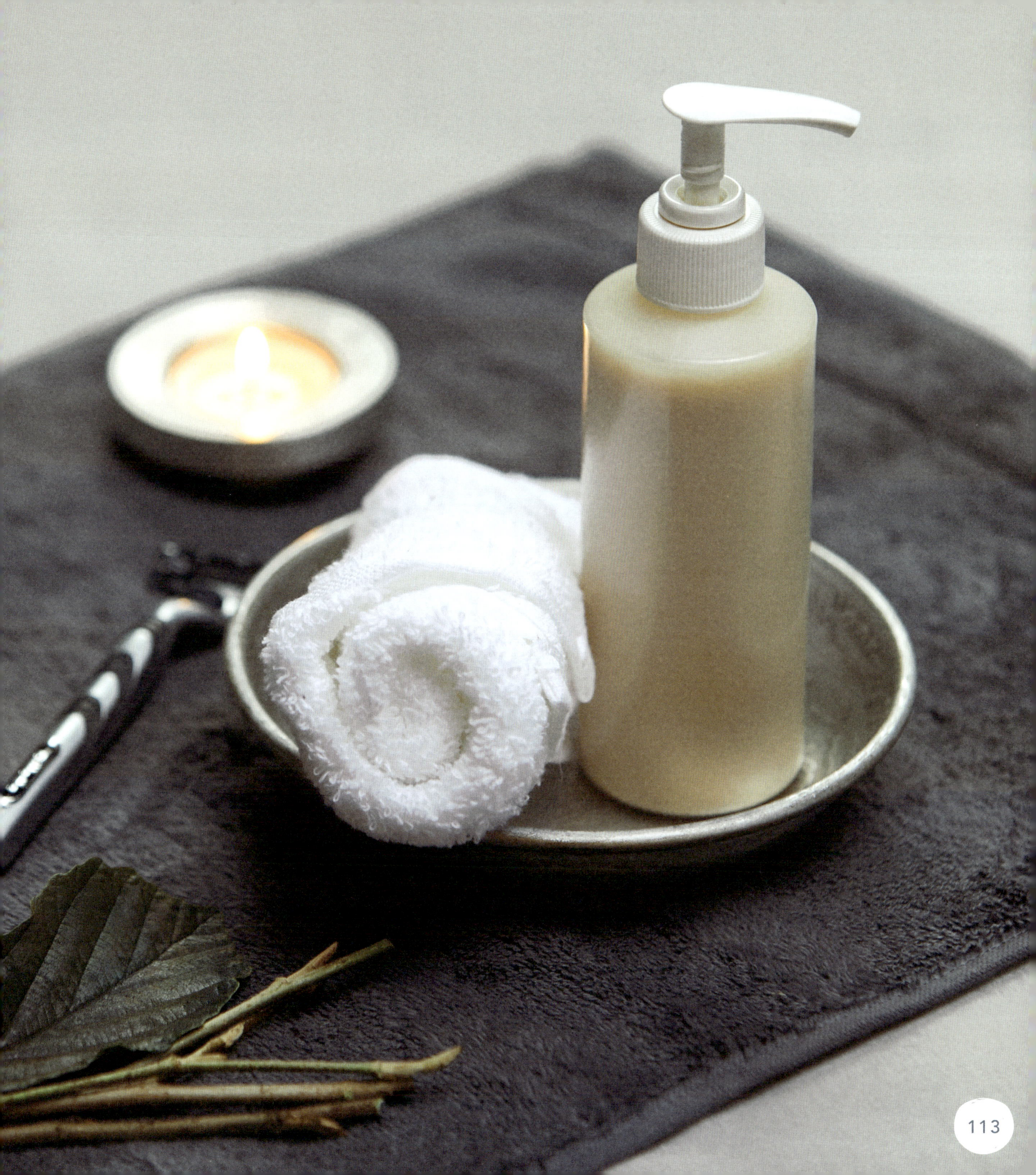

belebend

Badesalz aus Wacholder

Für mich gibt es nichts Schöneres, als nach einem Spaziergang an einem kalten, regnerischen Wintertag die Füße in ein warmes Fußbad zu stecken. Insbesondere, weil ich ständig unter kalten Füßen leide. Das Fußbad, ergänzt um Wacholder-Salz, fördert die Durchblutung und belebt die Füße auf besondere Weise.

ZUTATEN

2 g Menthol-Kristalle

100 g feines Meersalz

50 g Epsom-Salz

7 – 9 Wacholder-Beeren

25 g Wacholder-Öl

10 Tropfen Wacholder-Tinktur

AUSSERDEM

Mörser

Schüssel

Löffel

Aufbewahrungsdose

HERSTELLUNG

Zuvor die Menthol-Kristalle in der Wacholder-Tinktur auflösen. Dann die Salze und die im Mörser zerstoßenen Wacholder-Beeren sowie die Wacholder-Tinktur mit dem Menthol in der Schüssel gut verrühren. Das Wacholder-Öl zugeben und in die Aufbewahrungsdose umfüllen.

ANWENDUNG

Für ein Fußbad nehme ich etwa 4 bis 5 Esslöffel Badesalz und löse sie im warmen Wasser auf. Im Winter mache ich solch ein Fußbad mindestens einmal pro Woche.

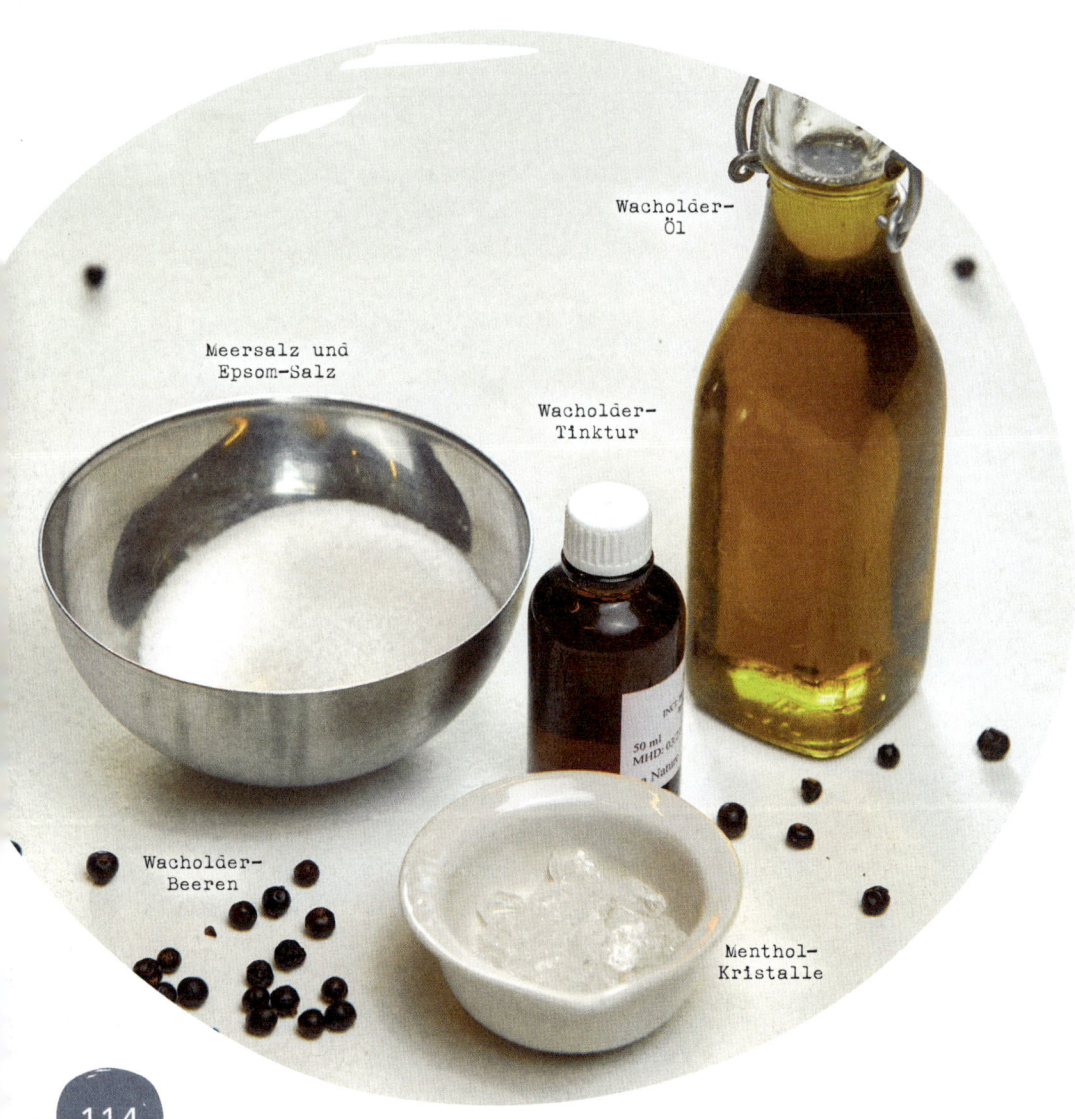

Wacholder-Öl

Meersalz und Epsom-Salz

Wacholder-Tinktur

Wacholder-Beeren

Menthol-Kristalle

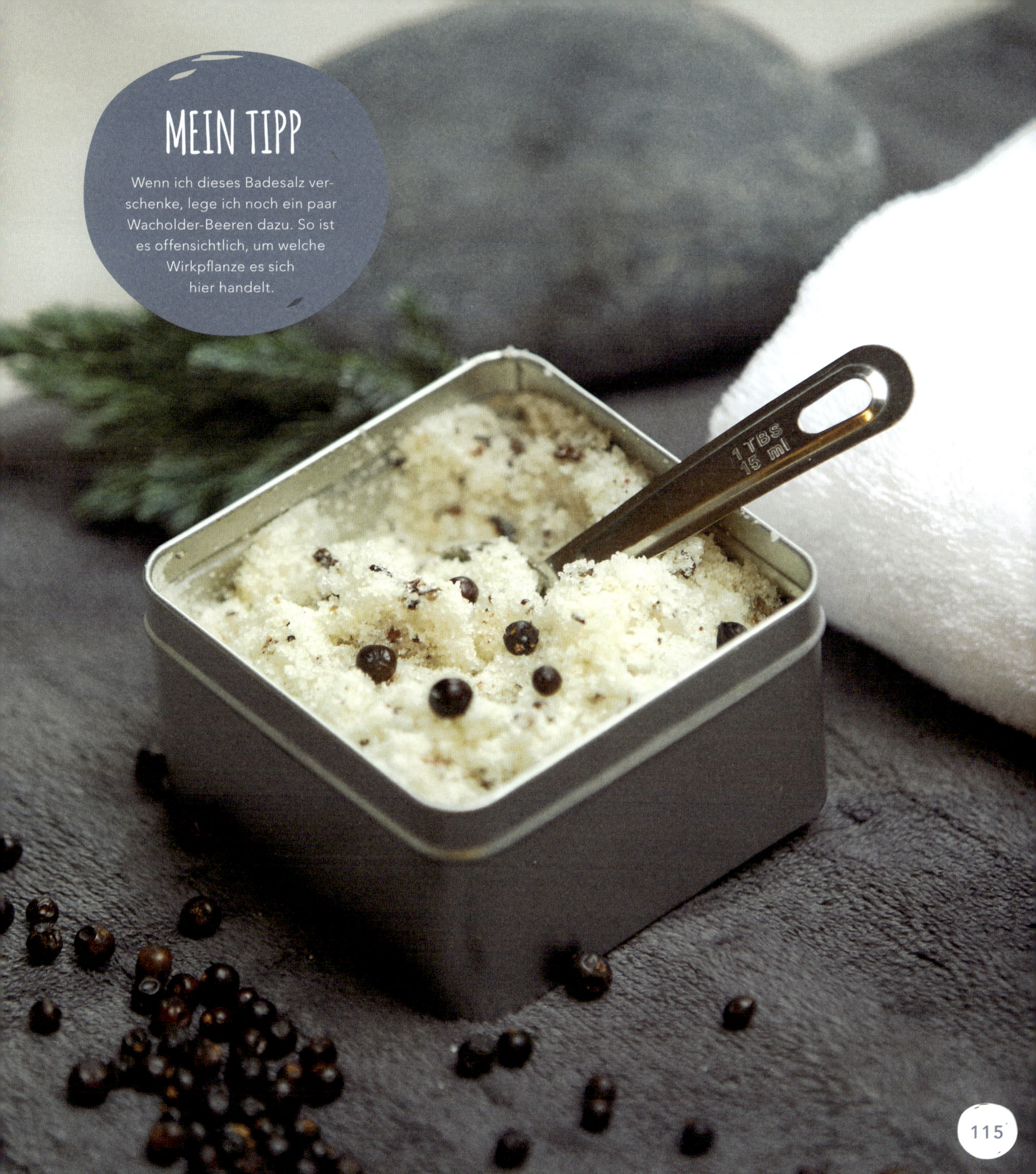

MEIN TIPP

Wenn ich dieses Badesalz verschenke, lege ich noch ein paar
Wacholder-Beeren dazu. So ist
es offensichtlich, um welche
Wirkpflanze es sich
hier handelt.

wärmend

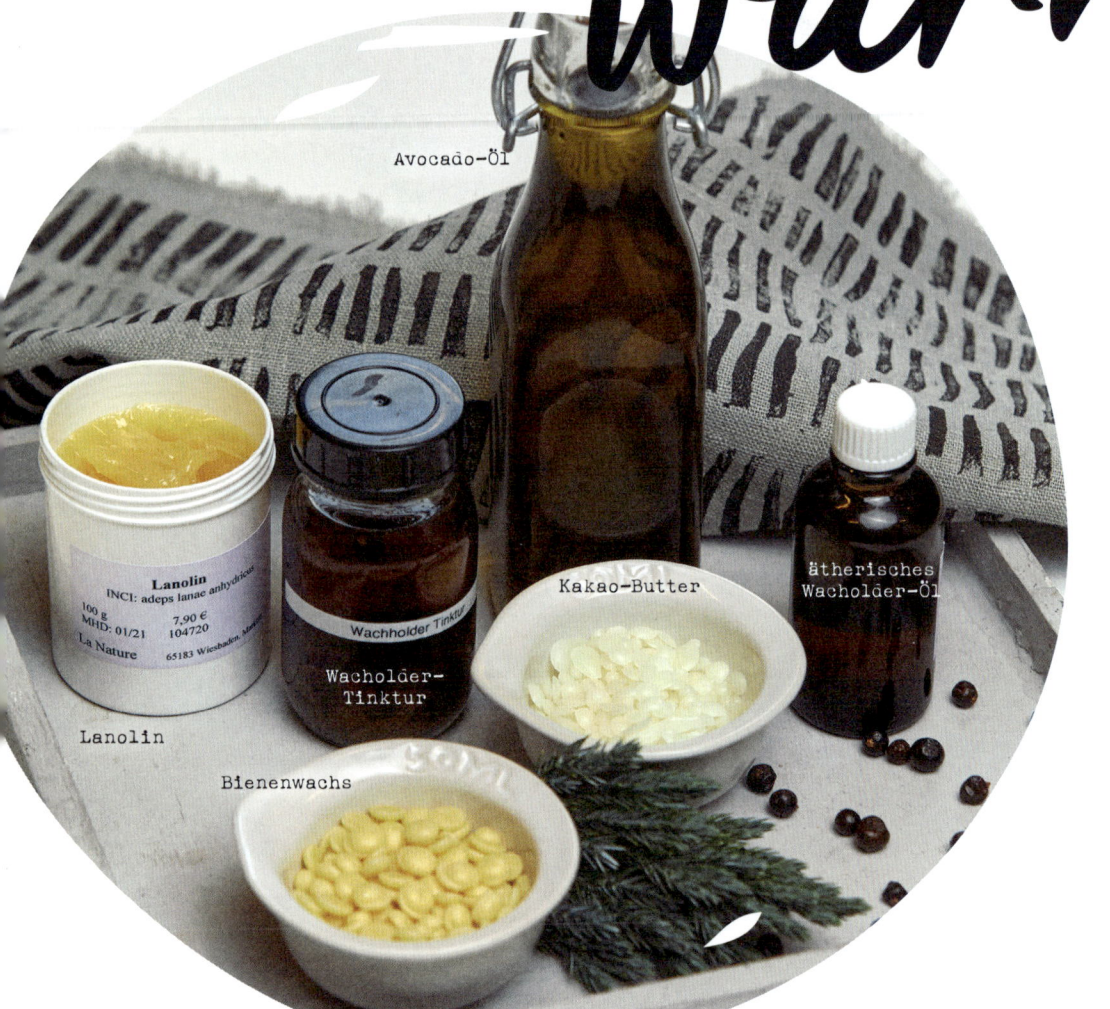

Avocado-Öl

Lanolin

Wacholder-Tinktur

Bienenwachs

Kakao-Butter

ätherisches Wacholder-Öl

Fußcrème aus Wacholder

Unsere Füße brauchen auch dauerhaft Pflege, besonders jetzt im Winter. Durch regelmäßiges Eincrèmen sorge ich dafür, dass gar nicht erst die kleinen, teils schmerzenden Risse in der Ferse entstehen. Der Gemeine Wacholder unterstützt die Durchblutung und wirkt dadurch entspannend und belebend.

ZUTATEN

50 g Avocado-Öl

20 g Lanolin

10 g Kakao-Butter

5 g Bienenwachs

10 Tropfen Wacholder-Tinktur

10 Tropfen ätherisches Wacholder-Öl

AUSSERDEM

hitzebeständiges Becherglas

Kosmetik-Spatel

Crème-Dose

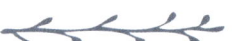

HERSTELLUNG

Avocado-Öl, Lanolin, Kakao-Butter und Bienenwachs in das Becherglas geben und im Wasserbad bei ca. 72°C schmelzen. Ist alles flüssig, die Tinktur und das ätherische Wacholder-Öl hinzugeben. In die Crème-Dose umfüllen und darin erkalten lassen.
Die Fusscrème hält 2 – 3 Monate.

ANWENDUNG

Am besten abends oder nach einem anstrengenden Wandertag die Füße damit dick eincrèmen, Socken drüberziehen und über Nacht einwirken lassen.

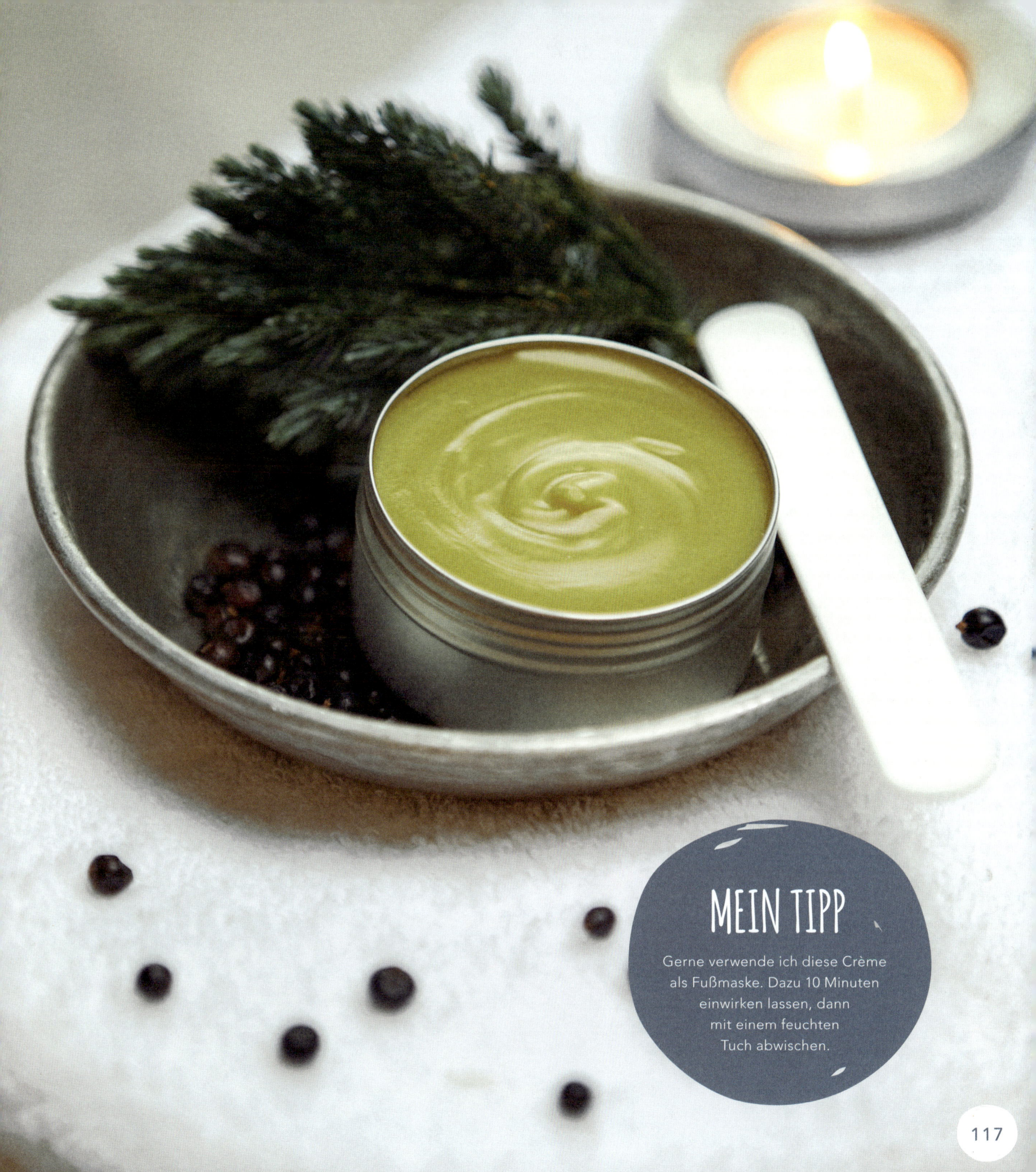

MEIN TIPP

Gerne verwende ich diese Crème
als Fußmaske. Dazu 10 Minuten
einwirken lassen, dann
mit einem feuchten
Tuch abwischen.

schützend

Balsam aus Kirschharz

Mein Winterbalsam ist eine reine Fettcrème, die nicht fettet, sondern sich wie eine schützende Hülle auf die Haut legt. So können kalte Winde und eisige Kälte meiner Haut nichts mehr antun. Das Kirschharz hilft auch bei Hautirritationen und bei der Wundheilung.

ZUTATEN
Kirschharz-Tinktur

8 – 10 Kirchharzbrocken

40 g Alkohol (70%)

60 g Mineralwasser

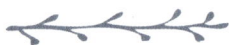

ZUTATEN
Kirschharz-Balsam

60 g Shea-Butter

40 g Aprikosen-Öl

20 Tropfen Kirschharz-Tinktur

5 – 7 Tropfen ätherisches Ingwer-Öl (optional)

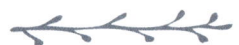

AUSSERDEM

Mörser

Becherglas

hitzebeständiges Becherglas

Kosmetik-Spatel

Kosmetik-Tiegel

frisch angesetzte Kirschharz-Tinktur

Aprikosen-Öl

Shea-Butter

Kirschharz-Tinktur nach ca. 3 Tagen

HERSTELLUNG

Zunächst die Kirschharz-Tinktur herstellen.

Gesammelte Kirschharzbrocken im Mörser etwas zerkleinern und im Mischverhältnis Alkohol/Glycerin auflösen. Das braucht etwas Zeit! Bei mir hat es 3 Tage gedauert, bis sich das Kirschharz komplett aufgelöst hat. Sollte sich das Kirschharz nicht vollständig auflösen, müssen die Partikel mittels Filtration entnommen werden. Es entsteht eine honigartige Konsistenz.

Anschließend den Kirschharz-Balsam herstellen.

Shea-Butter und das Aprikosen-Öl ins hitzebeständige Becherglas geben und im Wasserbad bei ca. 72°C schmelzen. Kirschharz-Tinktur hinzugeben, nach Belieben auch das ätherische Ingwer-Öl und gut verrühren. Den Balsam mittels Kosmetik-Spatel in den Tiegel füllen und erhärten lassen.

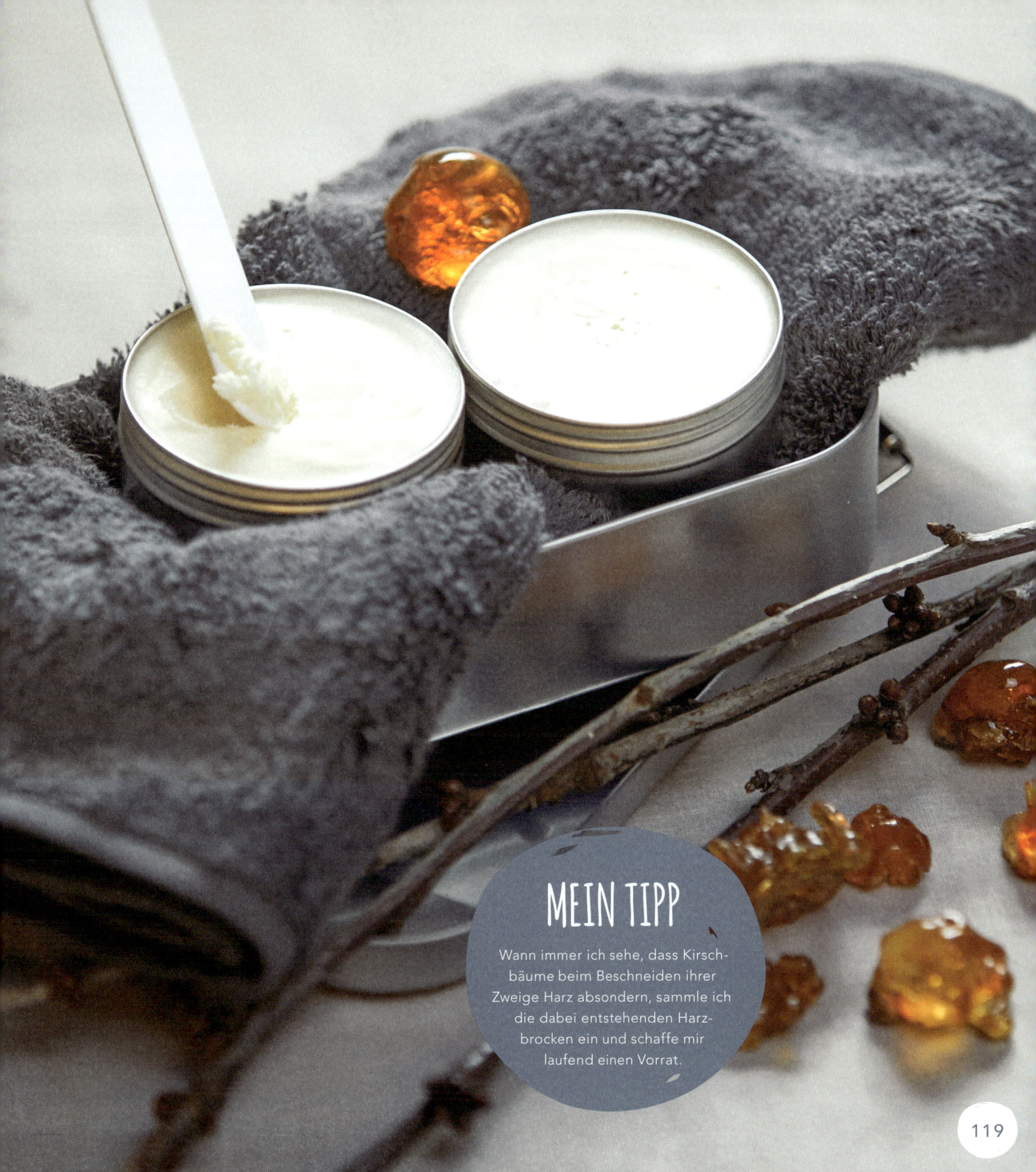

belebend

Massage-Öl aus Kartoffeln

ZUTATEN

100 g Macadamianuss-Öl

30 g Kartoffelschalen

5 Tropfen ätherisches Ingwer-Öl

4 Tropfen ätherisches Orangen-Öl

2 Tropfen ätherisches Nelken-Öl

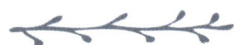

AUSSERDEM

hitzebeständiges Becherglas

Filter

Glasflasche

Das belebende Massage-Öl aus Kartoffeln ist ein einfaches, aber hilfreiches Mittel im Winter, die Haut vor Trockenheit zu schützen. Die Kartoffel steckt voller Vitamine und Mineralstoffe, sie ist somit in der Kosmetikindustrie schon lange angekommen. Mit diesem Rezept mache ich ein einfaches Massage-Öl noch wertvoller und inhaltsreicher. So können die täglich beim Kochen anfallenden Kartoffelschalen sinnvoll für die eigene Schönheitspflege genutzt werden.

HERSTELLUNG

Schalen der ungekochten Kartoffeln in kleine Stücke schneiden, ins feuerhitzebeständige Becherglas geben, mit dem Macadamianuss-Öl übergießen und im Wasserbad bei ca. 72°C etwa 45 bis 60 Minuten ziehen lassen. Dabei darauf achten, dass es nicht zu heiß wird, damit die Stücke nicht frittiert werden. Anschließend abfiltern und die ätherischen Öle hinzufügen. In Glasflaschen abfüllen und aufbewahren.

Das Massage-Öl hält bis zu 3 Monate.

ANWENDUNG

Vor allem bei Nackenverspannungen oder Muskelkater nach Wanderungen massiere ich dieses Öl in die entsprechenden Körperpartien ein.

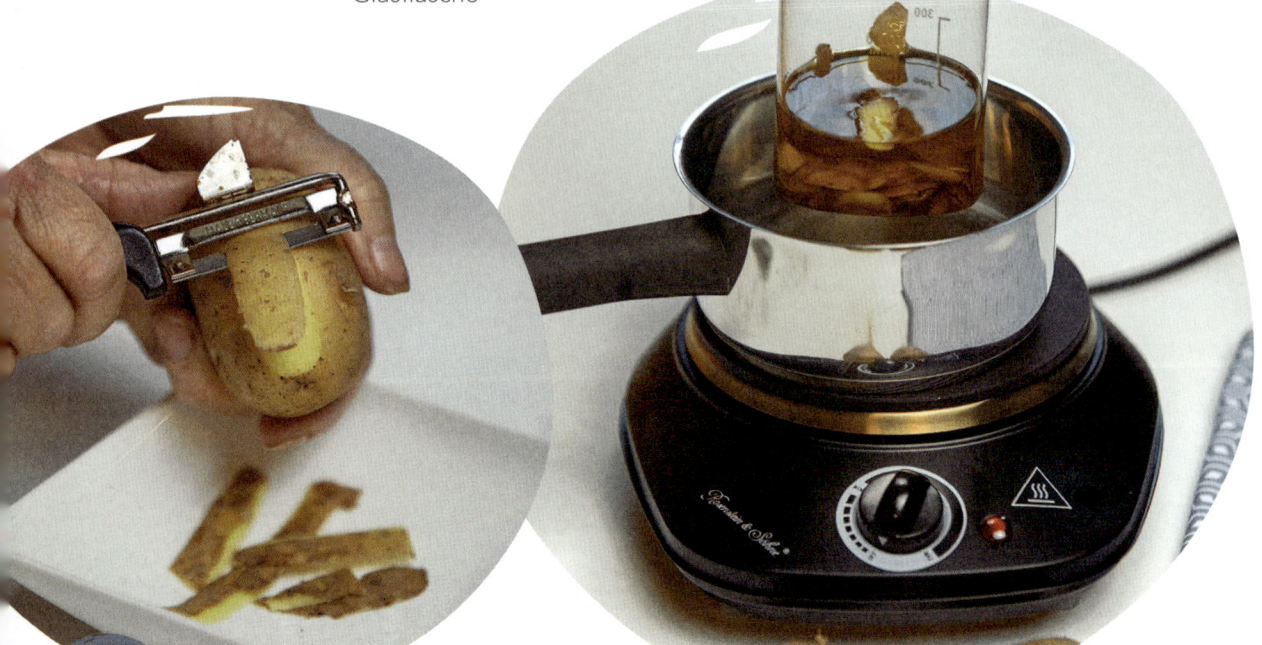

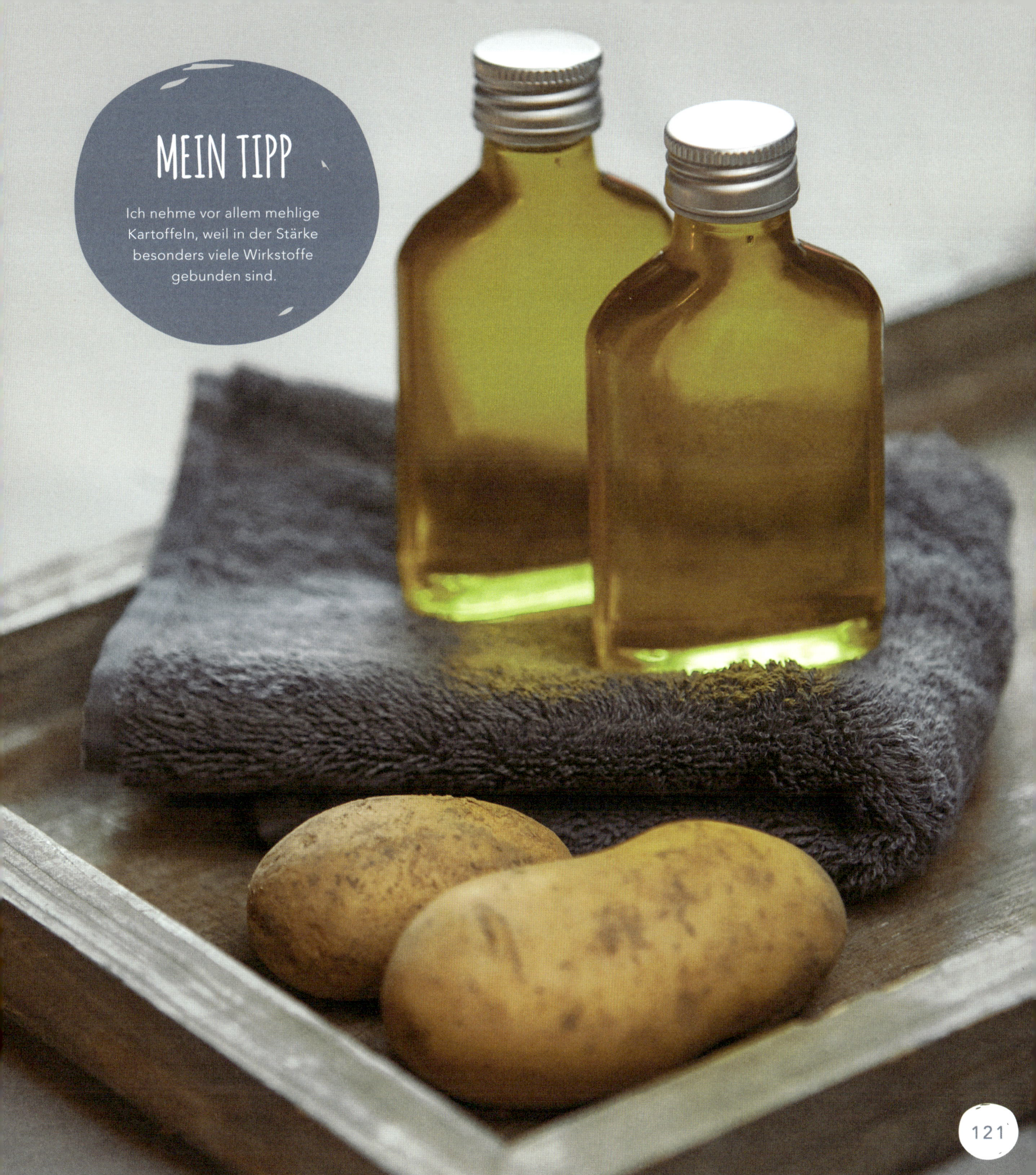

straffend

Maske aus Kartoffeln

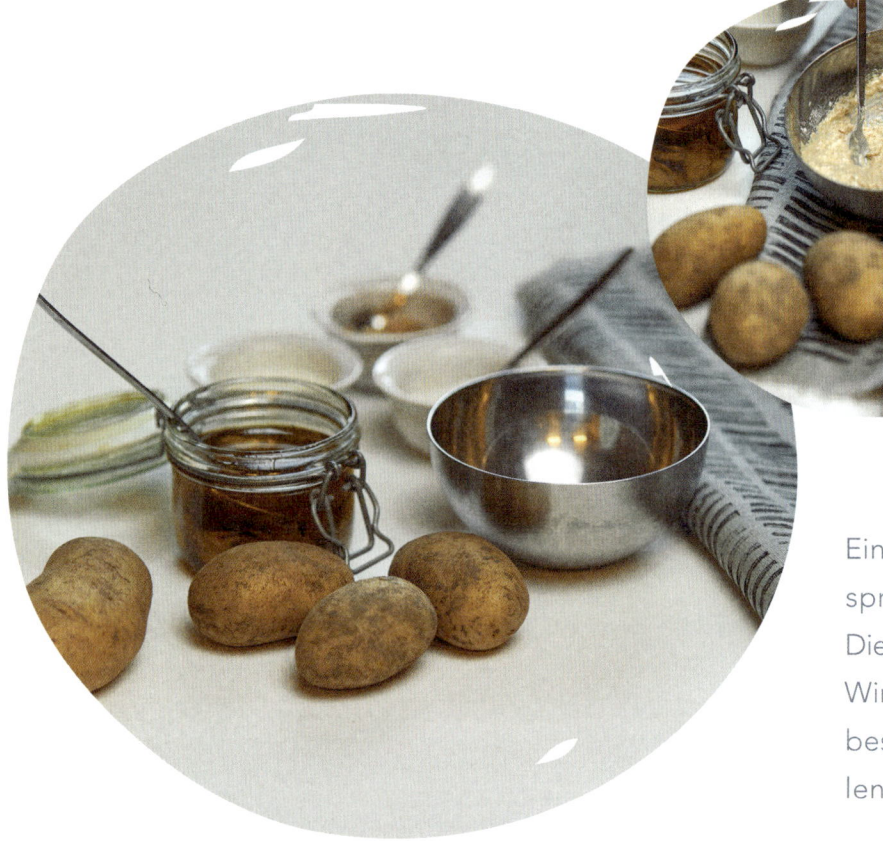

Eine Kartoffelmaske ist eine extra Pflege für beanspruchte Hände in der stressigen, kalten Winterszeit. Die Knollen haben eine wundheilende und beruhigende Wirkung auf unsere Haut, sodass eine Maske aus ihnen bestens geeignet ist in Ergänzung zu meiner generellen Handpflege.

ZUTATEN

2 – 3 Kartoffeln

1 EL rosa Tonerde

1 EL Kartoffel-Öl

2 TL Sahne

AUSSERDEM

Haushaltsreibe

Schüssel

Kosmetik-Spatel

HERSTELLUNG

Kartoffeln schälen und ganz fein reiben. Die geriebenen Kartoffeln gut ausdrücken, das ausgedrückte Wasser entfernen. Die mehlige Kartoffelmasse in die Schüssel geben und mit Kartoffel-Öl, wie auf Seite 120 beschrieben und hergestellt, Tonerde und Sahne zu einem dicken Brei verrühren. Ist dieser zu flüssig, etwas mehr Tonerde dazugeben.

ANWENDUNG

Am besten sofort verwenden. Die Maske auf die Hände auftragen und ca. 15 Minuten einwirken lassen. Danach abspülen – fertig.

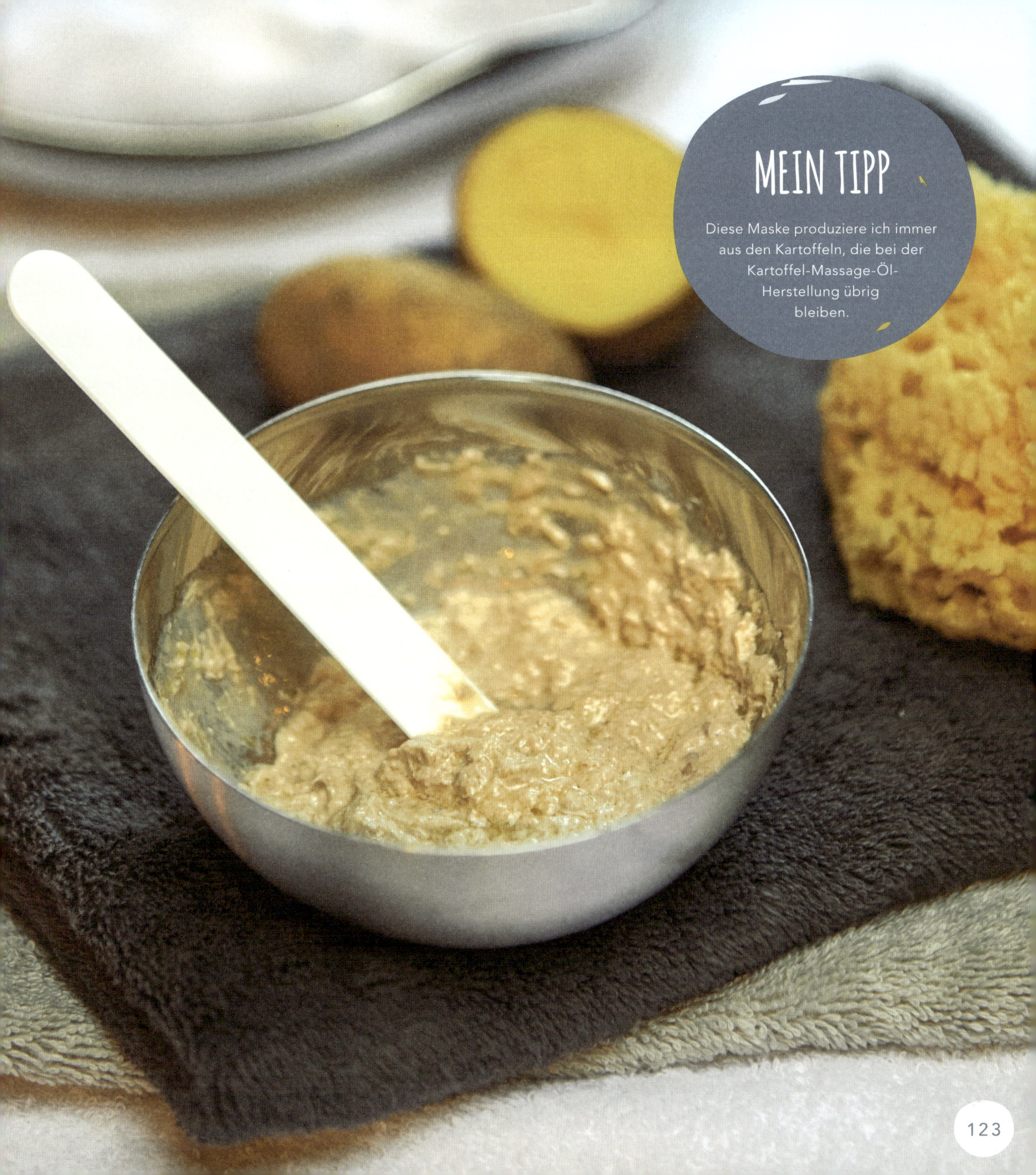

123

MEIN TIPP

Diese Maske produziere ich immer aus den Kartoffeln, die bei der Kartoffel-Massage-Öl-Herstellung übrig bleiben.

heilend

Balsam aus Mahonie

Mein Mahonienbalsam darf im Winter in meinem Kosmetikschrank nicht fehlen. Er hilft meiner Haut, sich zu regenerieren, wenn sie wieder mal spannt, juckt und schuppt. In der Medizin wird die Mahonie bei der Behandlung von Hauterkrankungen, wie der Schuppenflechte, angewandt. Bei uns kennen wir sie nur als Zierpflanze in unseren Vorgärten. Sie gehört zu den ersten blühenden Pflanzen im Frühjahr.

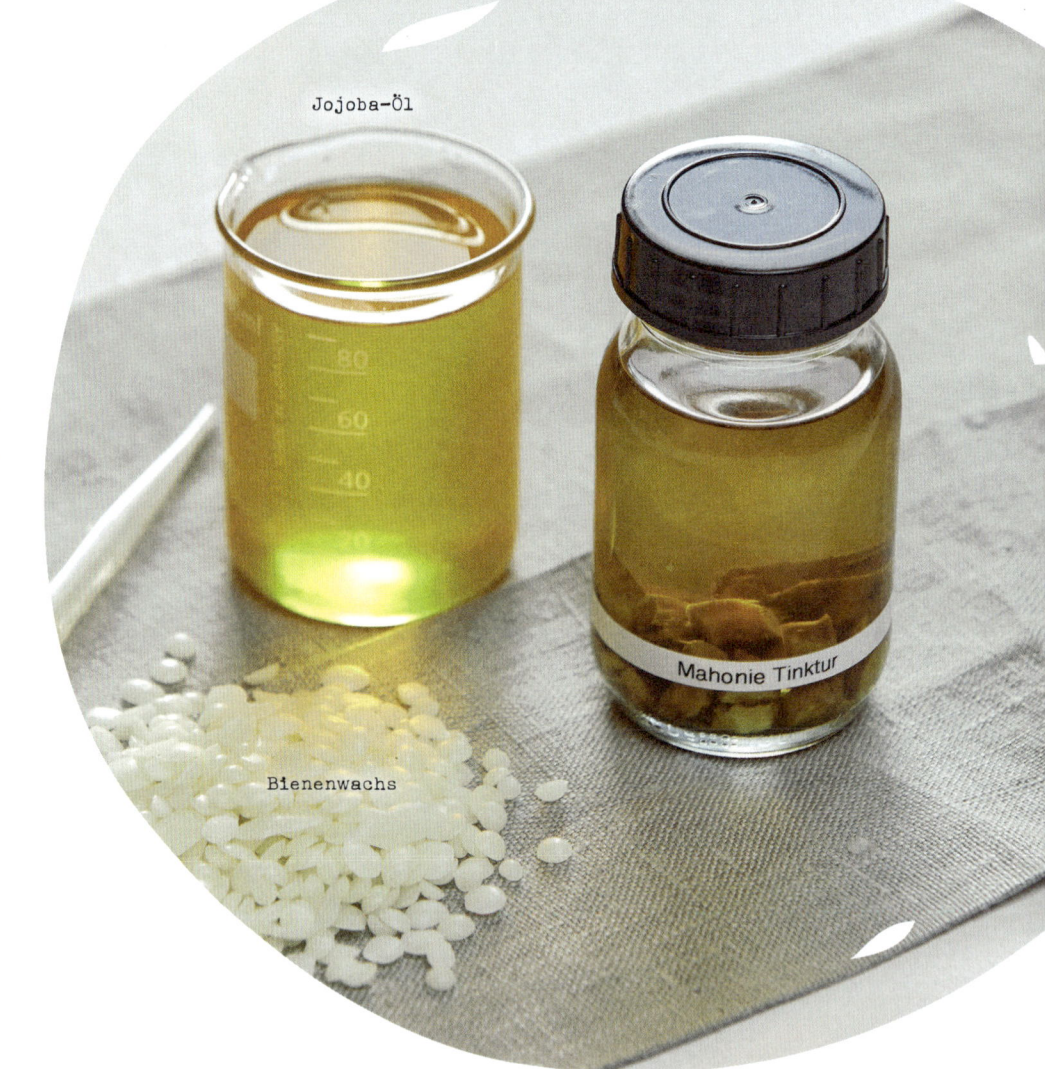

Jojoba-Öl

Mahonie Tinktur

Bienenwachs

ZUTATEN

30 g Jojoba-Öl

10 g Kakao-Butter

6 g Bienenwachs

6 – 8 Tropfen Mahonien-Tinktur

AUSSERDEM

hitzebeständiges Becherglas

Kosmetik-Spatel

Kosmetik-Tiegel

HERSTELLUNG

Jojoba-Öl, Kakao-Butter und Bienenwachs in das hitzebeständige Becherglas geben und im Wasserbad bei ca. 72°C erwärmen. Mahonien-Tinktur hinzufügen, alles gut miteinander verrühren und in die Kosmetik-Tiegel abfüllen.

Der Balsam enthält kein Wasser, dadurch ist er bis zu 6 Monate haltbar.

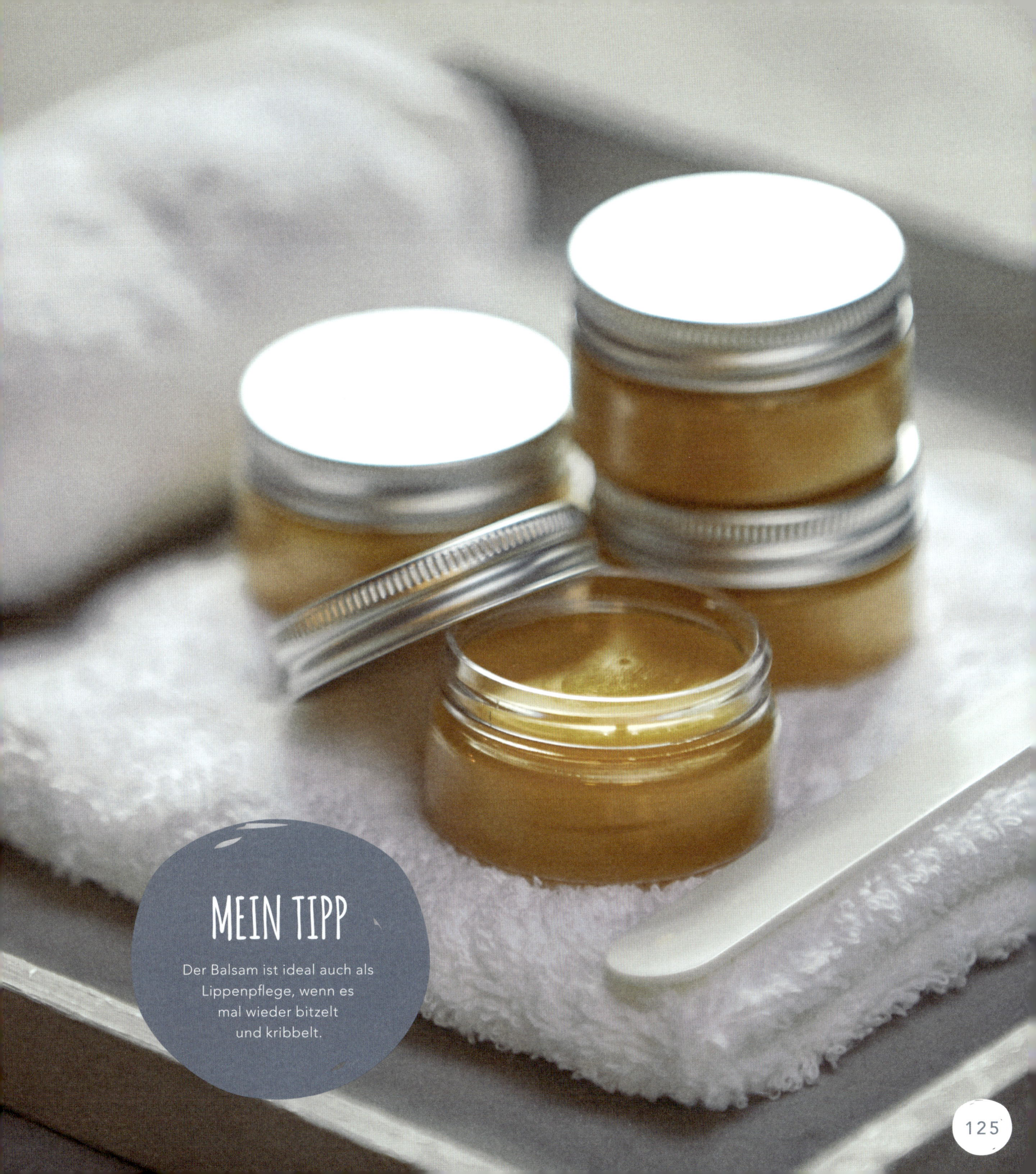

MEIN TIPP

Der Balsam ist ideal auch als
Lippenpflege, wenn es
mal wieder bitzelt
und kribbelt.

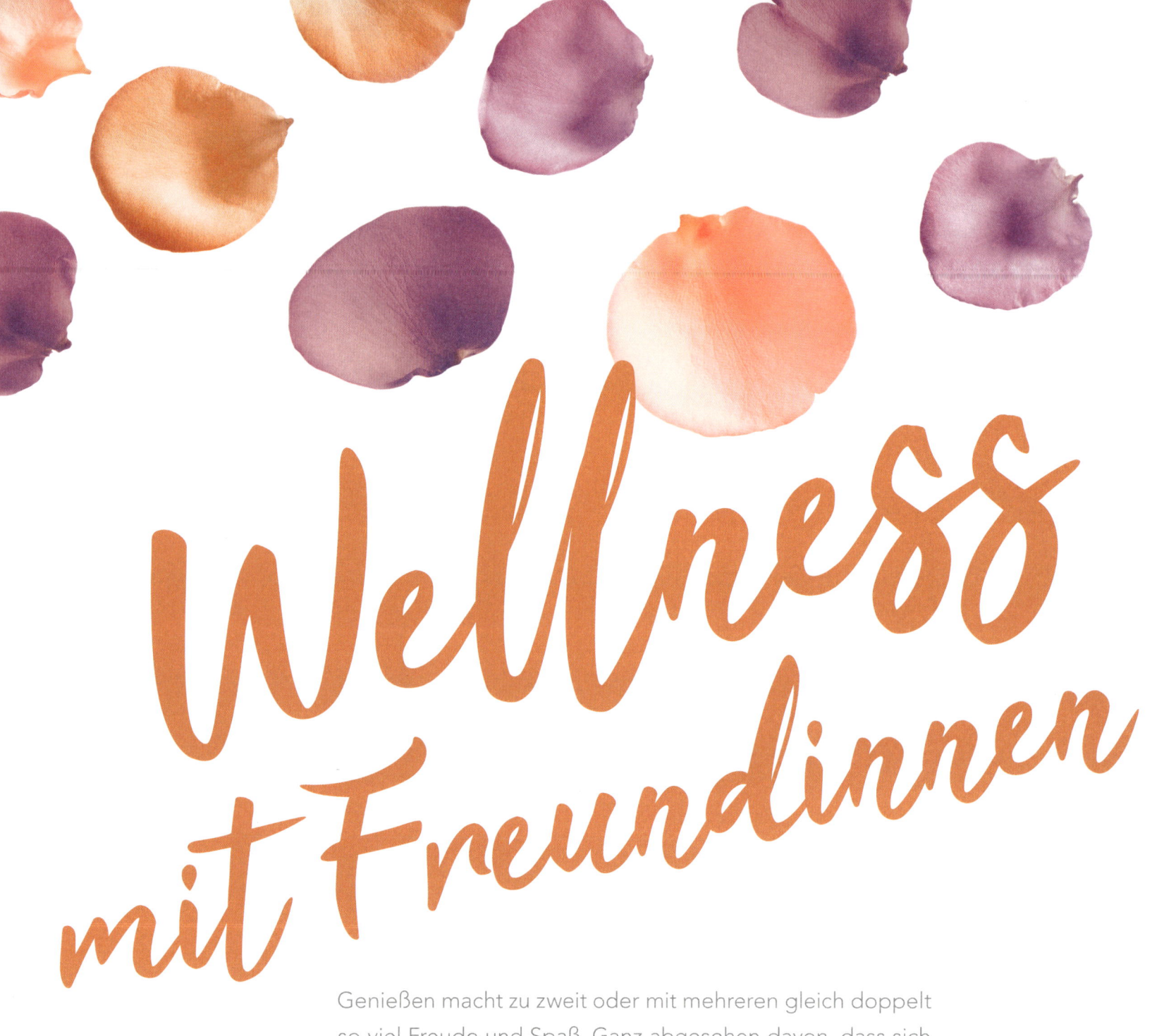

Wellness mit Freundinnen

Genießen macht zu zweit oder mit mehreren gleich doppelt so viel Freude und Spaß. Ganz abgesehen davon, dass sich zusammen Entspannung auf besondere Weise einstellt. Wie wärs also mal mit einem Freundinnen-Wellness-Nachmittag? Ladet Eure beste Freundin ein und Ihr werdet sehen, mit Maske, Peeling und anschließendem Pflegeprogramm habt Ihr jede Menge zu tun. Am Ende erfreut nicht nur ein wunderbares Erlebnis, sondern auch ein unvergessliches Wohlfühlevent, das nach Wiederholung ruft!

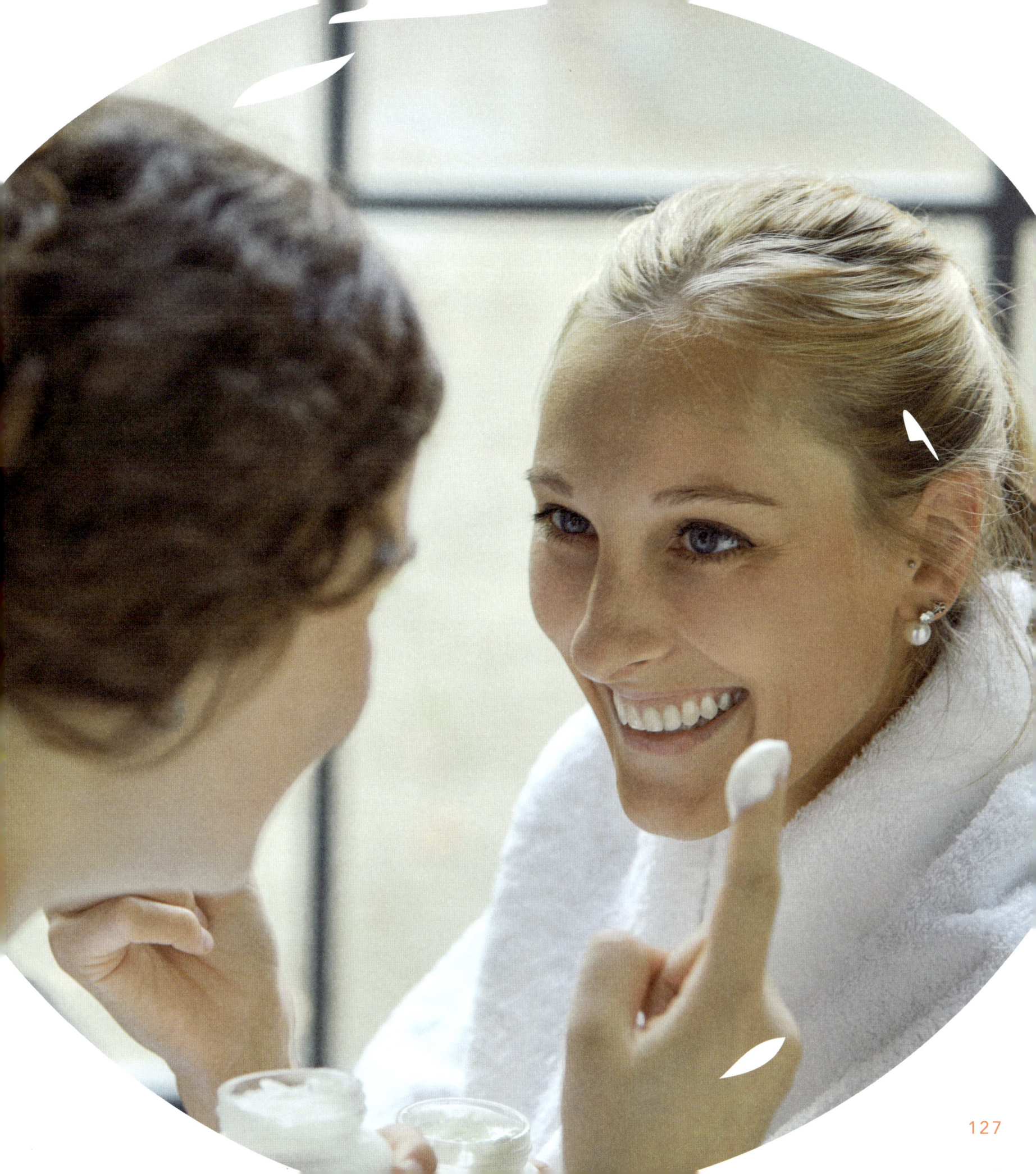

Wellnesstag zuhause ausrichten

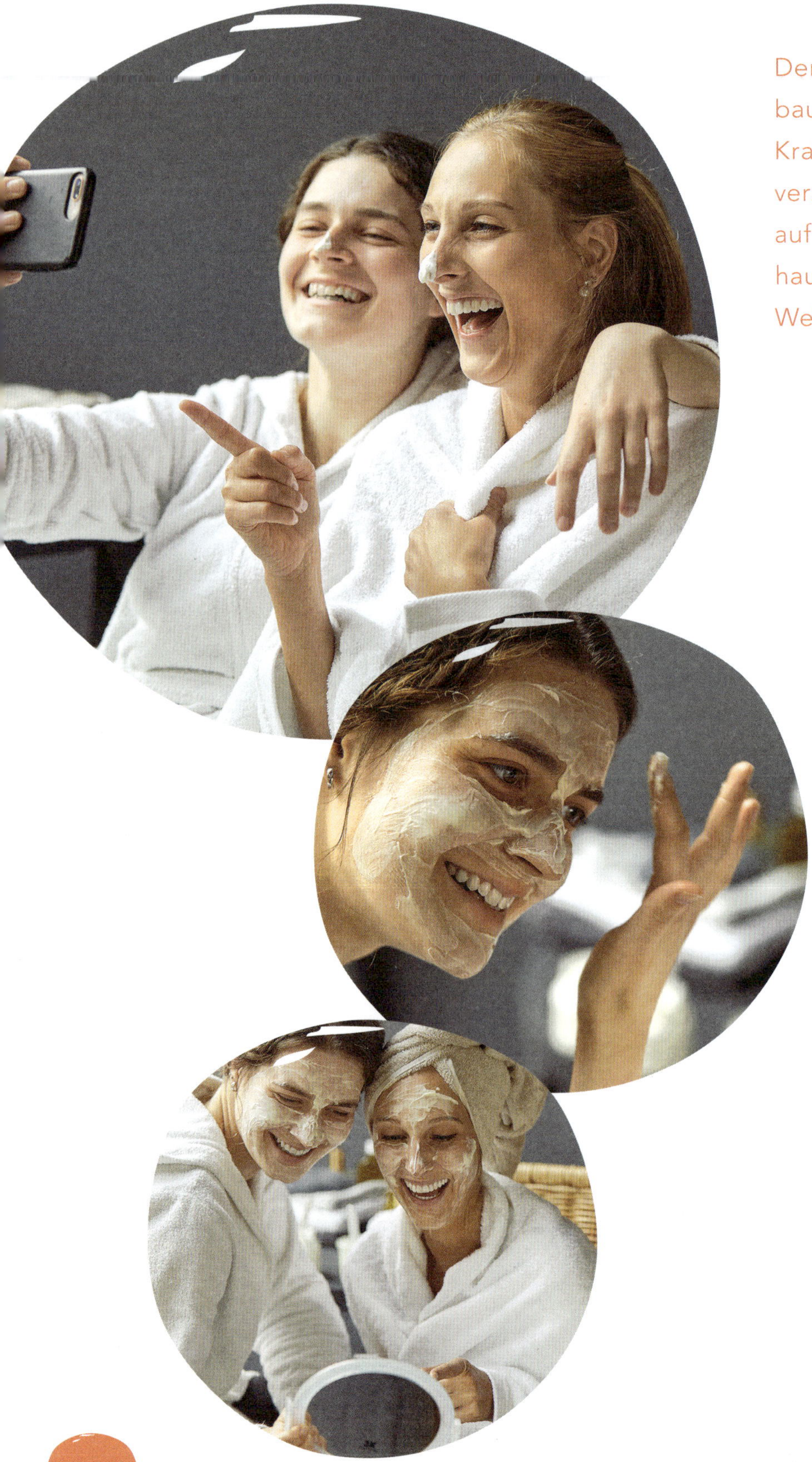

Den Alltag hinter sich lassen und mal so richtig die Seele baumeln lassen, das liegt voll im Trend und schafft neue Kraft für alles Notwendige. Wer nicht auf die Entspannung verzichten will, aber keine Zeit, kein Geld oder keine Lust auf ein richtiges Spa hat, für den bietet sich Wellness zuhause an. Egal ob allein oder mit der besten Freundin, ein Wellnesstag daheim wirkt Wunder und macht richtig Spaß.

VORBEREITUNG

Die Batterien nach einer anstrengenden Arbeitswoche wieder aufzuladen, muss nicht teuer sein. Ein paar Kerzen, ruhige Entspannungsmusik, je nach Uhrzeit und Vorliebe ein warmer Tee oder prickelnder Sekt. Und dann verbringt Ihr den ganzen Tag unkonventionell und gemütlich im kuscheligen Bademantel.

ABLAUF

Entspannungsbad Ein heißes Bad entspannt verkrampfte Muskeln und ist Balsam für die Seele. Vor allem wenn Ihr das Wasser mit unseren angenehmen Badezusätzen veredelt.

Peeling Wunderbar weiche Haut bekommt Ihr mit einem Peeling. Abgestorbene Hautschuppen werden weggeschrubbt und die Haut wird aufnahmefähig für die weiteren Behandlungen.

Gesichts- und Handmaske Eine Gesichtsmaske gibt der Haut ihren „Glow" wieder. Tragt Euch die Maske gegenseitig auf das gereinigte Gesicht auf und lasst sie 10 bis 15 Minuten einwirken. Dann sanft mit lauwarmem Wasser abwaschen und mit kühlerem nachspülen. Anschließend sind die Handoberflächen dran. Auch diese dick mit der Handmaske versehen, einwirken lassen und dabei genüsslich auf der Liege entspannen. Mit lauwarmem Wasser entfernen, bevor Ihr mit der Maniküre startet.

Eincrèmen Als letztes kommt eine selbst gemachte Crème auf den ganzen Körper. Wenn Ihr Euch diese gegenseitig auftragt, ist das entspannend und wohltuend wie eine Wellnessmassage.

Teezeremonie Zum Schluss trinkt Ihr genüsslich einen heißen Kräutertee. Dazu einen leichten Snack oder etwas Obst, so könnt Ihr danach herrlich schlafen. Und am nächsten Morgen erwacht Ihr wie neugeboren! **Viel Spaß dabei!**

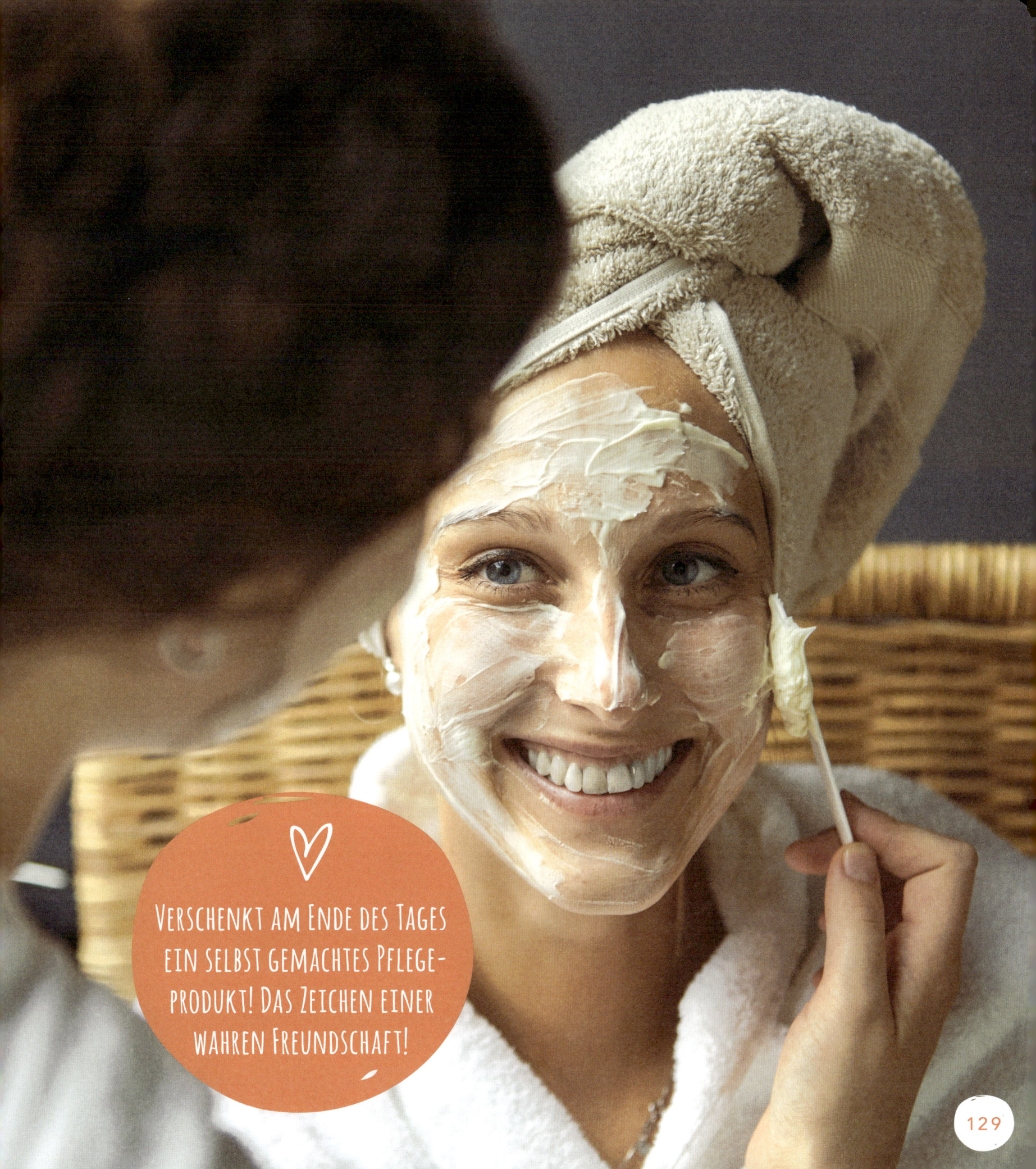

Verschenkt am Ende des Tages ein selbst gemachtes Pflege-produkt! Das Zeichen einer wahren Freundschaft!

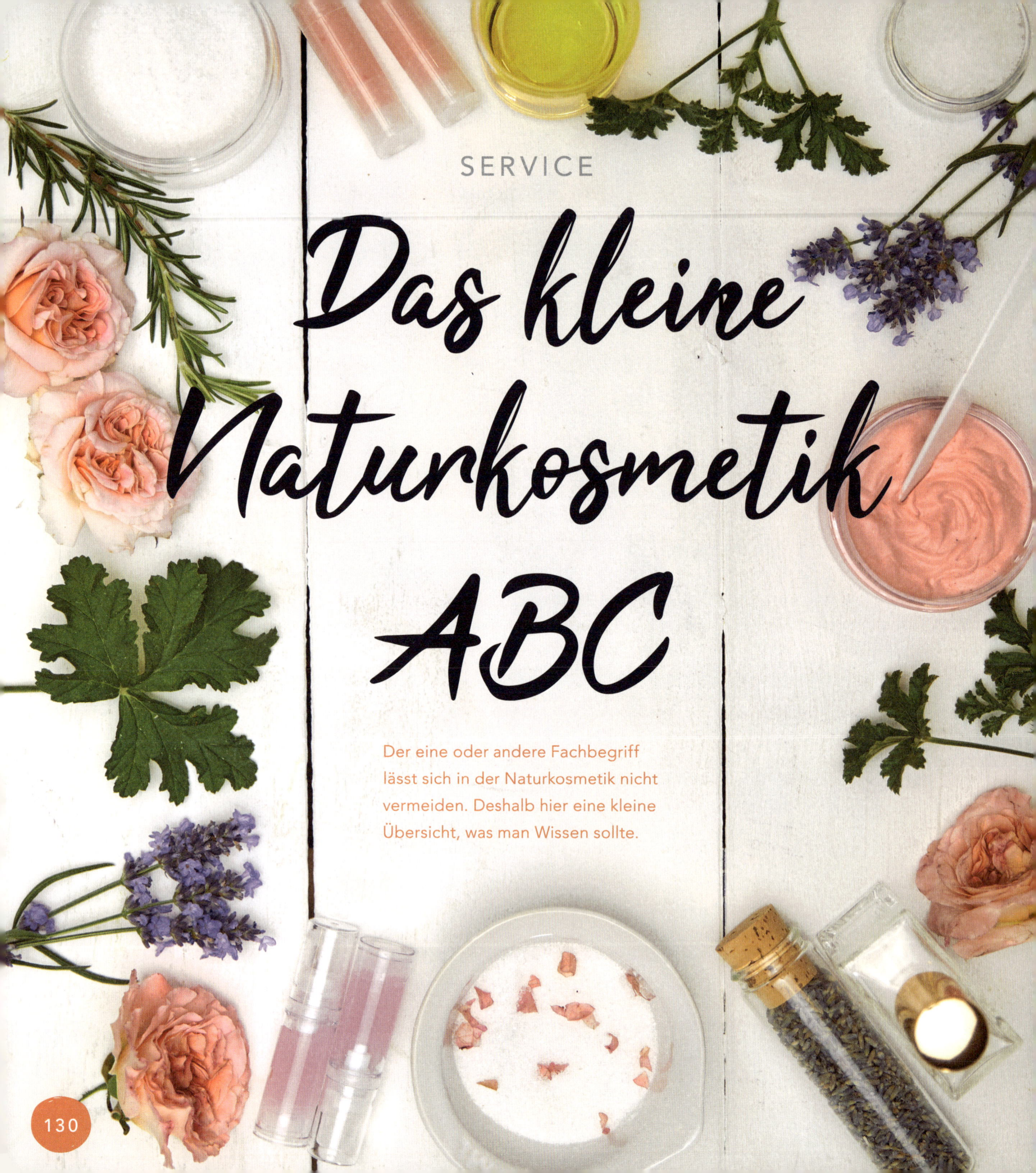

Das kleine Naturkosmetik ABC

Der eine oder andere Fachbegriff lässt sich in der Naturkosmetik nicht vermeiden. Deshalb hier eine kleine Übersicht, was man Wissen sollte.

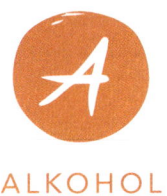

ALKOHOL

Als Spray zum Desinfizieren, er vernichtet schädliche Bakterien auf Oberflächen und Gegenständen. Alkohol einfach auf die gereinigte Fläche sprühen. Das Spray trocknet und die Oberfläche wird keimfrei.

ALLANTOIN

Ein Eiweißstoffwechselprodukt, das bei vielen Tieren und Pflanzen vorkommt. Gewonnen wird es z. B. aus der Wurzel des Beinwells und der Rosskastanie. Es ist sehr gut verträglich, macht raue, aufgesprungene Haut geschmeidig und glatt.

ALOE VERA 10FACH

wird aus dem gelartigen Pflanzensaft der Aloe vera gewonnen, sodass ein hochwertiges Konzentrat entsteht. In Kosmetik-Rezepturen wirkt es regenerierend bei trockener, feuchtigkeitsarmer und rissiger Haut. Es fördert die Bildung von neuem Hautgewebe, ist langanhaltend, feuchtigkeitsbindend und wirkt entzündungshemmend. In Sonnenpflegeprodukten verschafft es Linderung bei sonnengeschädigter Haut.

BABASSU-ÖL

Ein Öl aus den Kernen der Babassupalme dient als wohlschmeckendes Speiseöl und ist ein wichtiger Bestandteil bei der Herstellung von feiner Seife. Es gilt als Schönheitsmittel, weil es die Haut so herrlich geschmeidig hält und die Alterung der Haut verzögern kann.

BACKPULVER

besteht aus Natriumhydrogenkarbonat, das durch Wärme und Wasser Kohlensäure freisetzt. Diese sprudelnde Textur wirkt intensiv reinigend und klärend auf die Haut. Backpulver ist nicht nur super im Haushalt, sondern auch eine Wunderwaffe in der Kosmetik. Vor allem, wenn man Kosmetikprodukte selber herstellt, ist Backpulver die echte Neuentdeckung.

BIOKONS

ist ein sehr fortschrittlicher, leicht zu verarbeitender Konservierer mit hautpflegenden Eigenschaften und sehr geringem Unverträglichkeitspotenzial. Kurz: Er vereint alles, was sich Selber-Rührer-innen wünschen! Dieser Konservierer erlaubt eine Haltbarkeit von bis zu drei Monaten und ist im Bereich von pH 3 bis pH 10 sehr stabil!

BIENENWACHS

ist ein kostbarer und begehrter Rohstoff, vor allem in der Kosmetik und der Pharmazie. Vergleicht man rein nur die Eigenschaften von Bienenwachs mit denen von Fett oder Öl, geht das Wachs als klarer Sieger hervor: Es ist nicht ölig oder schmierig, es wird nach dem Erkalten fest und es ist insgesamt flexibler. Bei einer Temperatur von ca. 60°C schmilzt es, bei anschließender Abkühlung verfestigt es sich. Ein idealen Rohstoff in selbst gemachter Naturkosmetik, ob jetzt als Zutat in Salben, Crèmes, Lippenbalsam oder Haarpflegemittel.

CUPUAÇU-BUTTER

ist ähnlich der Kakao-Butter, jedoch viel feiner in ihrer Konsistenz.

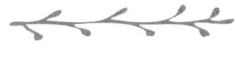

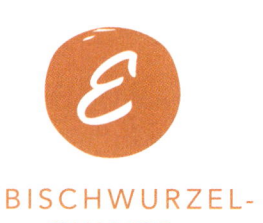

EIBISCHWURZEL-PULVER

kann sowohl pur verwendet werden. Als Zusatz zu einer Mischung für die Haarpflege macht es das Haar weicher, seidiger und hinterlässt es hydratisiert sowie genährt.

EMULSAN

ist ein Universal-Emulgator, mit dem man Öl-in-Wasser-Emulsionen zubereiten kann. Außer der emulgierenden Wirkung hat Emulsan noch feuchtigkeitsspendende Eigenschaften, es eignet sich also gut für trockene Haut. Er eignet sich für Lotions, Crèmes und Fluids.

EPSOM-SALZ

ist eine natürliche Verbindung von Magnesium und Schwefel. Aufgrund der Größe seiner Körner ist Epsom-Salz ein ausgezeichnetes natürliches Peeling. Es löst abgestorbene Zellen ab und glättet die Haut.

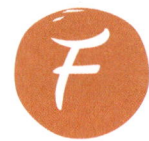

FLUIDLECITHIN SUPER

ist ein natürlicher Emulgator aus 50 Prozent hochwertigem Cholinphospholipid und 50 Prozent Distelöl. Es eignet sich für kalt- und warmgerührte Emulsionen. Fluidlecithin Super wird als Rückfetter in Duschgelen und als Co-Emulgator und Wirkstoff in Crèmes eingesetzt. Fluidlecithine haben äußerst hautpflegende, regenerierende Eigenschaften, sie sind feuchtigkeitsspendend und glättend.

FLÜSSIGSEIFE

Die flüssige Pflanzenölseife ist eine Kaliseife auf Basis von Sonnenblumen- und Olivenöl aus kontrolliert biologischem Anbau. Ohne Duft- und Konservierungsstoffe.

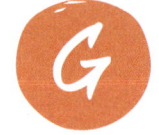

GLYCERIN

wird in Kosmetikprodukten hauptsächlich eingesetzt, um Feuchtigkeit zu binden. Ebenso findet es Einsatz in der Herstellung von Tinkturen und Pflanzenextrakten, also überall dort, wo man keinen Alkohol verwenden möchte. Bio-Glycerin, das zum Beispiel in Naturkosmetik vorkommt, wird aus Pflanzen gewonnen.

GLYCERINSTEARAT SE

ist ein bewährter und bekannter Emulgator für Öl-Wasser-Emulsionen, der auf rein pflanzlicher Basis hergestellt wird. Er vermittelt ein angenehm feuchtes Hautgefühl und hat konsistenzgebende Eigenschaften. Am besten wird er in Kombination mit Emulsan oder Lame-Crème eingesetzt.

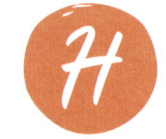

HIMALAYASALZ

Das Steinsalz aus Pakistan kann als Badezusatz genutzt werden. Es soll auf schonende Weise die Haut reinigen, und den pH-Wert der Haut regulieren.

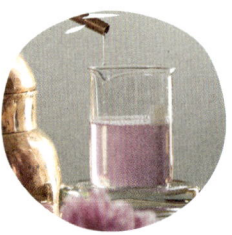

HYDROLAT

entsteht bei der Gewinnung von ätherischen Ölen durch Wasserdampfdestillation. Das „destillierte Wasser", also das Hydrolat, ist mit den wasserlöslichen Bestandteilen der jeweiligen Pflanzen versetzt.

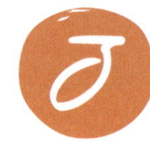

JOGHURTPULVER

eignet sich hervorragend für die Pflege der Haut und ist dazu auch noch absolut natürlich. Eine Konservierung ist überflüssig. Zudem kann man getrost auch größere Menge einer Gesichtsmaske herstellen und nach und nach verbrauchen.

JOJOBAPERLEN

sind kleine Wachskügelchen, die zur Gesichtsreinigung und zum Körperpeeling eingesetzt werden.

KAKAO-BUTTER

wird in der Kosmetik vor allem zur Hautpflege eingesetzt. Aufgrund ihres hohen Fettanteils ist sie ein natürliches, nahrhaftes Mittel gegen trockene Haut und spröde Lippen. Der hohe Anteil gesättigter und ungesättigter Fettsäuren sowie zahlreiche Vitamine, Mineralstoffe und Antioxidantien in der Kakao-Butter stärken die Zellen.

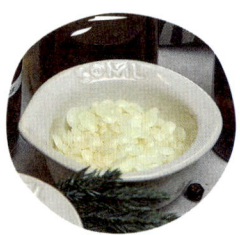

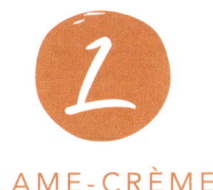

LAME-CRÈME

ist ein PEG-freier Emulgator auf natürlicher Rohstoffbasis. Dieser Emulgator ist frei von synthetischen und petrochemischen Rohstoffen. Mit Lame-Crème hergestellte Emulsionen verleihen ein angenehm zartes Hautgefühl. Sie eignet sich sowohl für leichte sowie reichhaltige Emulsionen. Sie ist auch ein hervorragender Co-Emulgator zur Stabilisierung von Crèmes.

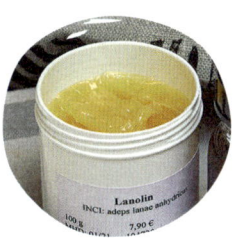

LANOLIN

wird auch als Wollfett oder Wollwachs bezeichnet. Lanolin dient als klassische Salbengrundlage in der Pharmazie und Kosmetikindustrie. Es ist mit anderen fetten Ölen beliebig mischbar und kann ebenso als W/O Emulgator eingesetzt werden. Es besitzt die Fähigkeit, eine vielfache Menge Wasser zu binden. Oft wird Lanolin auch nur als Rückfetter bei der Crème-Herstellung eingearbeitet.

LYSOLECITHIN

ist ein modifiziertes Lecithin, deckt in der Praxis eine breite Palette an möglichen Emulsionen ab und kann Fettkomponenten effektiv binden.

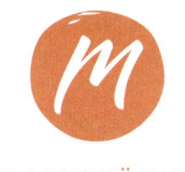

MAISSTÄRKE

wird aus geschälten Maissamen gewonnen. Der Mais speichert die Stärke als überschüssige Energiereserve in seinem Gewebe. In der Kosmetik wird Maisstärke z. B. in Puder oder zur Stabilisierung von Emulsionen eingesetzt. Maisstärke absorbiert Feuchtigkeit sowie Öle und hinterlässt ein weiches und beruhigendes Hautgefühl.

MATCHAPULVER

ist ein besonderer Grüntee in Pulverform. Es kann gut als natürliche Grünfärbung bei Badekugeln eingesetzt.

MEERSALZ

Das mineralstoffreiche Meersalz wird durch natürliche Verdunstung des Wassers aus dem Meer gewonnen. Meersalz versorgt die Haut mit erfrischender Feuchtigkeit, lindert Reizungen und beseitigt Unreinheiten. In der Kosmetik wird Meersalz z. B. in Peelingprodukten und Fußbädern eingesetzt.

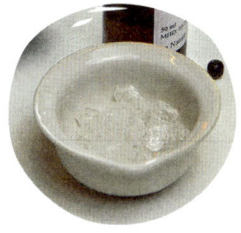

MENTHOLKRISTALLE

sind Utensilien, welche für die Sauna verwendet werden. Um genau zu sein, sind es Kristalle, welche aus Minzöl gewonnen werden.

MILCHSÄURE

dient zum Einstellen des pH-Wertes der kosmetischen Formulierung mit Wasserphase.

NATRIUMHYDROXID (NAOH)

ist eine weiße kristalline Substanz, die auch Ätznatron genannt wird. Dieser Stoff wirkt auf der Haut, auf Schleimhäuten und den Augen ätzend. Bei Kontakt mit den Augen besteht die Gefahr der Hornhauttrübung bis hin zur Erblindung. Auf der Haut entstehen schlecht heilende Wunden. Deshalb müssen beim Umgang besondere Sicherheitsregeln beachtet werden, insbesondere ist das Tragen einer Schutzbrille vorgeschrieben. NaOH ist eine starke Base, die zum Beispiel als Reagenz, für chemische Synthesen, in der Industrie, für die Herstellung von Seifen, als Reinigungsmittel und für die Zubereitung von Laugengebäck verwendet wird.

NATRIUMHYDROGEN-KARBONAT (NATRON)

ist ein weißes Pulver, das an trockener Luft beständig ist. Es ist unter dem Trivialnamen „Natron" bekannt. Wird oft in Badetabletten verwendet.

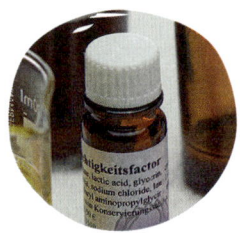

NATURAL MOISTURIZING FACTOR (NMF)

ist ein Feuchtigkeitsfaktor. Im Deutschen lässt sich die Abkürzung NMF am besten als „natürlicher Feuchtigkeit haltender Faktor" übersetzen.

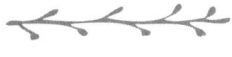

PERUBALSAM

wird von dem aus Mittelamerika stammenden Balsambaum gewonnen. Er findet vorwiegend in Heilsalben Verwendung.

PHYTOHORMONE

sind in Pflanzen vorkommende Hormone und gehören zu der Vielzahl der sekundären Pflanzeninhaltsstoffe. Pflanzen mit hohen Gehalten an Phytohormonen sind Soja, Hopfen oder Rotklee. Diese Pflanzen werden deshalb gerne in Naturkosmetik verwendet.

ROHRZUCKER

Zucker im Kosmetikprodukten liefert dem Stoffwechsel die nötige Energie und hilft der Haut dabei, das für sie so wichtige Wasser zu speichern. Auch stärkt und stabilisiert Zucker das Bindegewebe.

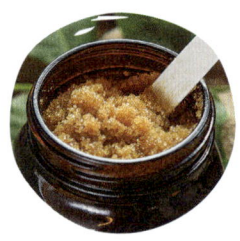

SAURE RINSE

(„rinse", „to rinse out" – englisch: ausspülen) besteht aus kaltem Wasser und entweder Apfelessig oder Zitronenwasser. Es ist eine aus minimalen Inhaltsstoffen bestehende Haarspülung, besonders gut.

SCHACHTELHALM-PULVER

In der Kosmetik werden Extrakte des Acker-Schachtelhalms besonders zur Stärkung des Bindegewebes, zur Entzündungshemmung, Hautstraffung, Durchblutungsförderung und seiner adstringierenden Wirkung verwendet. Auch gegen fettiges Haar wird Schachtelhalm in der Kosmetik vielfach genutzt.

SCI TENSID

ist ein Mildes Tensid. Es kann in vielen Pflegeprodukten, sogar in Schaumbädern und Badekosmetik, sowie in Haarshampoos und milden Reinigungsgelen, eingesetzt werden, wo es seine rückfettende und feuchtigkeitsspendende Wirkung voll entfalten kann!

SHAMPOO-BASIS

ist speziell zur einfachen Herstellung von Haarpflegeprodukten geeignet. Diese sollte selbstverständlich völlig sulphatfrei (frei von SLS/SLES), frei von Silikonen, künstlichen Duftstoffen und frei von chemischen Konservierungsmitteln sein.

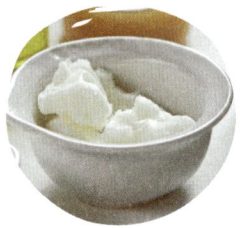

SHEA-BUTTER

ein beliebter Inhaltsstoff bei Crèmes und Haarpflegeprodukten. Aber man muss gar nicht zu verschiedenen Produkten mit Shea-Butter greifen, man kann sie auch einfach pur verwenden. Ob zur Hautpflege, Haarpflege oder sogar als Heilmittel, Shea-Butter ist ein echter Allrounder. Sie besitzt zahlreiche Inhaltsstoffe, die feuchtigkeitsspendend und entzündungshemmend wirken.

SEIFENBASIS (SHEA-BUTTER-ROHSEIFE)

ist das Rohmaterial zur Seifenherstellung und zum Seifengießen, leicht einschmelzbar mit einer hohen Transparenz und fast geruchlos.

SOFI SUPER

ist ein milder, völlig ungiftiger UV-Schutzfilter mit hoher Schutzwirkung.

STEINSAMENWURZEL-ÖL

ist die deutsche Bezeichnung für Lithospermum Erythrorhizon Root Extract, verwendet wird die Wurzel. Es ist hautpflegend und hält die Haut damit in einem guten Zustand.

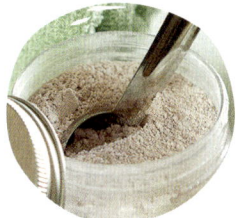

TONERDE

ist quasi ein Überbleibsel aus der letzten Eiszeit. Es ist der zermahlene Stein oder Felsen, der sich in den Tiefen der Erdschichten über Jahrtausende hin zu feinem Steinstaub verwandelte. Tonerde reinigt unsere Haut, mattiert den Teint und beruhigt die Talgdrüsen. Sie wird lediglich zur äußeren Anwendung eingesetzt. Es gibt verschiedene Arten dieses tiefenwirksamen Naturprodukts: weiße, grüne und auch rote Tonerde. Diese verschiedenen Färbungen ergeben sich aus dem unterschiedlichen Gehalt an Eisen- und Aluminiumpigmenten im Ausgangsgestein.

VITAMIN-E-KAPSELN

In natürlicher Form ist Vitamin E in vielen Pflanzen (z. B. in Weizen, Salat, Sesam und Avocado) enthalten. Es ist in der Lage, den Feuchtigkeitsgehalt der Hornschicht vom Hautinneren her günstig zu beeinflussen und mindert feine Falten bei Witterungsbelastung.

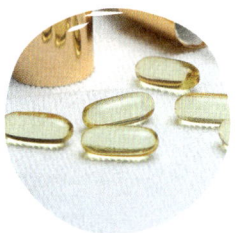

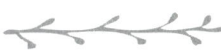

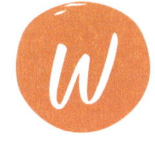

WEIZENVOLLKORNMEHL

wird gerne als Bindemittel für unsere Masken eingesetzt.

XANTHAN GUM

ist die englische Bezeichnung für Xanthan, das in zahlreichen Kosmetikprodukten wie etwa in Lotionen, Shampoos, Zahnpasta, flüssigen Seifen und Wimperntusche zu finden ist. Es eignet sich in vielerlei Hinsicht für den kosmetischen Gebrauch, da es unter anderem sowohl bindend (Zusammenhalt puderartiger Produkte) als auch emulgierend (Verbindung an sich nicht mischbarer Flüssigkeiten), emulsionsstabilisierend, gelbildend und hautpflegend wirkt.

ZINKOXID

In der Kosmetik wird Zinkoxid gerne aufgrund seiner entzündungshemmenden, adstringierenden, reizlindernden, antimikrobiellen und austrocknenden Wirkung genutzt.

ZITRONENSÄURE

auch „Citronensäure" geschrieben, ist eine natürlich auftretende Karbonsäure. Sie wird in Pflegeprodukten, wie z. B. in Badekugeln, verwendet.

Die Grundausstattung

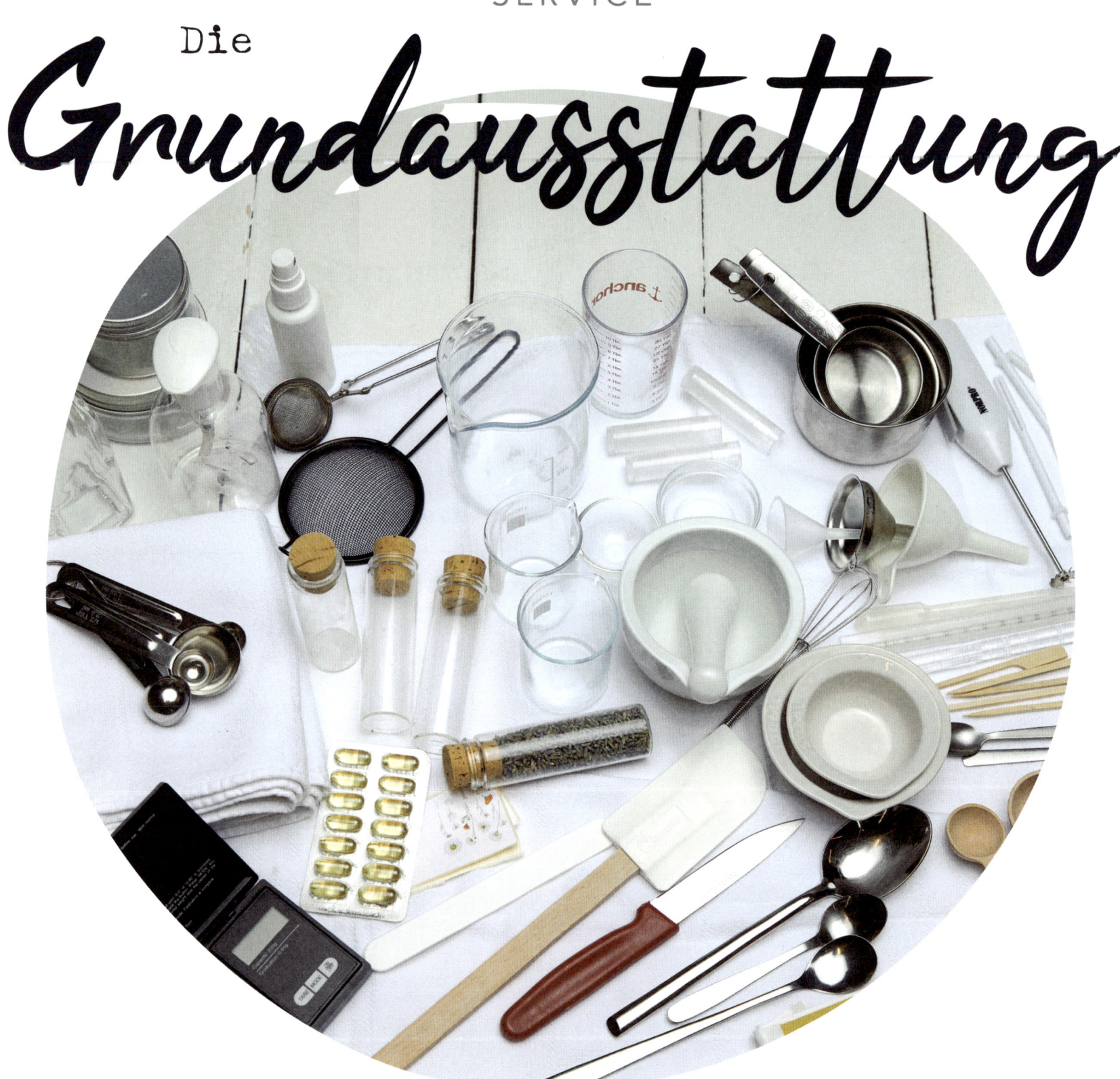

Für die Herstellung meiner Naturkosmetika benötige ich ein paar wichtige Arbeitsutensilien. Diese bewahre ich immer zusammen auf, damit sie ohne langes Suchen immer gleich griffbereit sind, aber auch nicht für andere Dinge verwendet werden.

ALKOHOL

zum Desinfizieren aller Utensilien wie Gläser, Spateln, Löffeln und Tiegeln. Am besten ist hier 70%iger Alkohol.

ETIKETTEN

für die Beschriftung, damit ich immer weiß, was ich hergestellt habe und wie lange meine Kosmetik haltbar ist.

FEINWAAGE

zum genauen Abwiegen der Inhaltstoffe. Am besten ist eine Waage mit Hundertstel-Gramm-Angaben für das genaue Abwiegen.

FEUERFESTE GLÄSER

für den Anfang reichen Marmeladengläser, aber wenn man Gefallen an selbst gemachter Kosmetik gefunden hat, so wie ich, empfehle ich immer Laborgläser. Sie sind hitzebeständig und haben einen praktischen Ausguss.

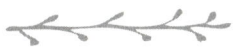

GLÄSER

zum Aufbewahren der gesammelten und getrockneten Pflanzen.

KOSMETIK-SPATELN

aus Kunststoff oder Glas sind hygienischer als hölzerne, man kann sie gut reinigen und immer wieder verwenden.

KOSMETIK-TIEGEL-FLASCHEN

zum Abfüllen der selbst hergestellten Kosmetik.

MESSLÖFFEL

ersparen das Abwiegen von ganz kleinen Mengen, wie zum Beispiel Duftstoffen.

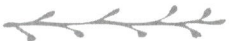

MITTELGROSSER TOPF

er ist praktischer als ein kleiner, da ich damit die Fette und Flüssigkeiten gleichzeitig erwärmen kann, das spart Wartezeit.

PH-WERT-STREIFEN

zur Kontrolle des pH-Werts der Kosmetik.

TEESIEB/FILTERTÜTEN

zum Filtern der Tinkturen und Öle.

THERMOMETER

zum Messen der Temperatur der geschmolzenen Fette und Flüssigkeiten.

TRICHTER

zum Abfüllen in Flaschen.

VITAMIN E

um das Ranzigwerden (durch Sauerstoffeinfluss) bei Ölen zu verhindern bzw. zu verzögern.

Die Haltbarkeit

...und worauf geachtet werden sollte

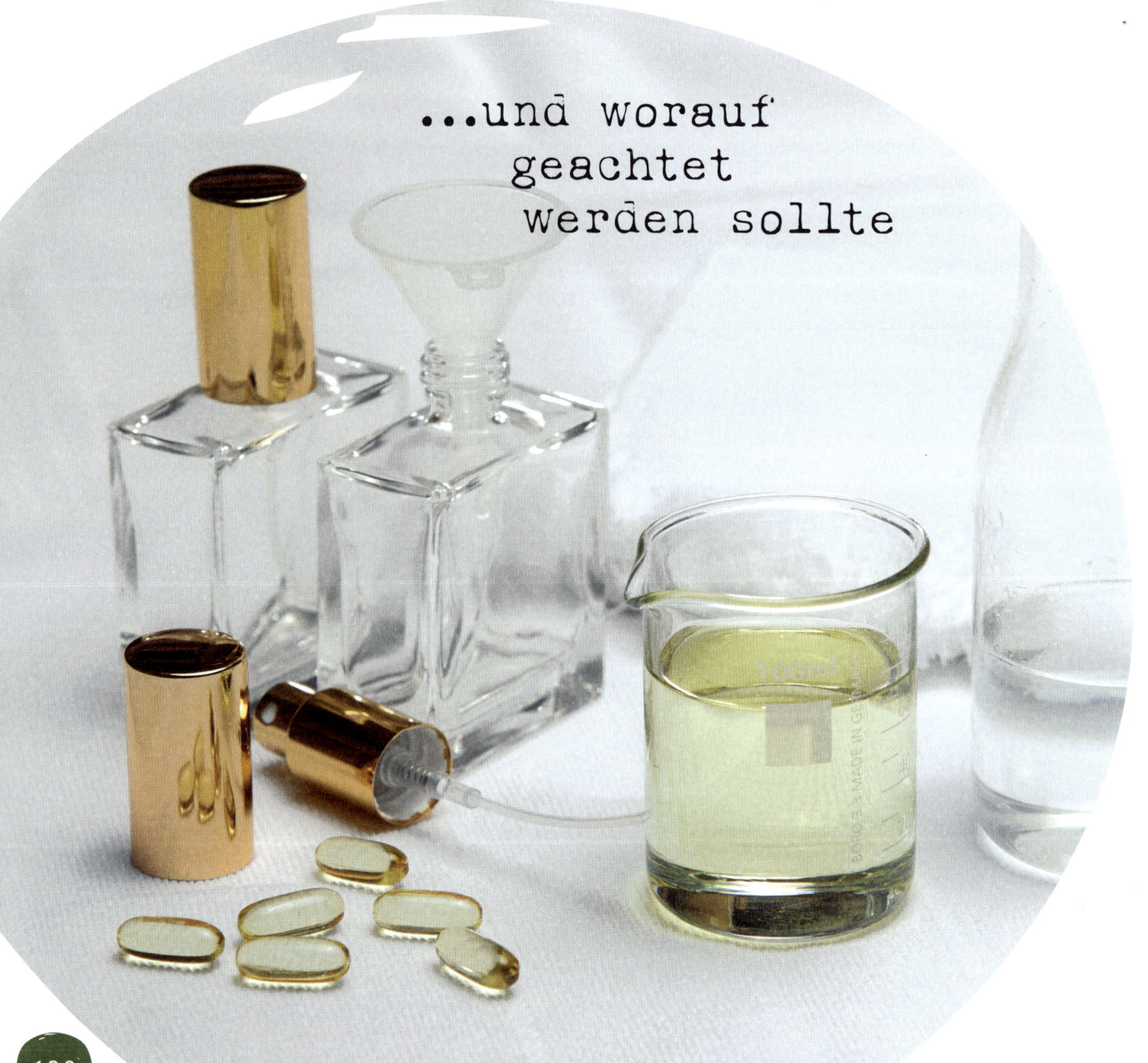

Die Haltbarkeit von selbst hergestellter Naturkosmetik ist von mehreren Faktoren abhängig.

Vor allem das saubere Arbeiten, die **Hygiene** spielt eine entscheidende Rolle. So müssen alle verwendeten Gefäße und Gerätschaften zuvor mit Alkohol desinfiziert werden. Ich verwende dazu 100-prozentigen Alkohol, den ich aufsprühe und der aufgrund seiner hohen Konzentration sofort verdunstet.

Desweiteren sollten ausschließlich **frische Rohstoffe** Verwendung finden. Die Pflanzen müssen schimmelfrei und von Faulstellen befreit sein. Ideal sind auch anstelle der frischen Pflanzenbestandteile getrocknete. Grundsätzlich empfehle ich, auch nur **kleine Mengen** herzustellen, nämlich nur so viel, wie man tatsächlich unmittelbar oder wenige Tage danach verbrauchen wird. Erfahrungen aus der Dauer des Genusses von Naturprodukten als Lebensmittel helfen, dies auch für die Verwendung als Kosmetik einzuschätzen.

Niemals sollten seitens ihrer Haltbarkeit abgelaufene Produkte zur Anwendung kommen. Auch dann nicht, wenn sie Konservierungsstoffe enthalten. Abgelaufen ist abgelaufen!

Auskunft über die Haltbarkeit gibt zu allererst das **Etikettieren**. Jede hergestellte Naturkosmetik sollte, wenn sie einige wenige Tage aufbewahrt werden soll, ein Etikett tragen, das die Bezeichnung dessen, was sie beinhaltet aufweist sowie das Herstelldatum und die verwendeten Inhaltsstoffe. Noch besser ist, das Datum, ab dem das Kosmetikprodukt auf keinen Fall mehr verwendet werden sollte, zu notieren im Sinne von „… haltbar bis Tag-Monat-Jahr". Das gibt die notwendige Auskunft. Bei entsprechender Erfahrung gewinnt man auch sehr schnell ein Gefühl bzw. eine gute Einschätzung dafür, wie lange die jeweilige Salbe, Lotion oder sonstige Naturkosmetik haltbar sein wird. Aber, darüber muss man sich im Klaren sein, Naturkosmetik hat eine extrem kurze Haltbarkeit, will man sich die volle Wirksamkeit der Pflanzeninhaltsstoffe zunutze machen!

Auch die Aufbewahrung hat einen Einfluss auf die Dauer der zulässigen und gesicherten Verwendung. So sollten sie nicht länger im warmen Badezimmer aufbewahrt werden. Selbst Kleinstmengen sollten **kühl** und möglichst **lichtgeschützt** gelagert werden. Hierzu empfiehlt sich der Kühlschrank.

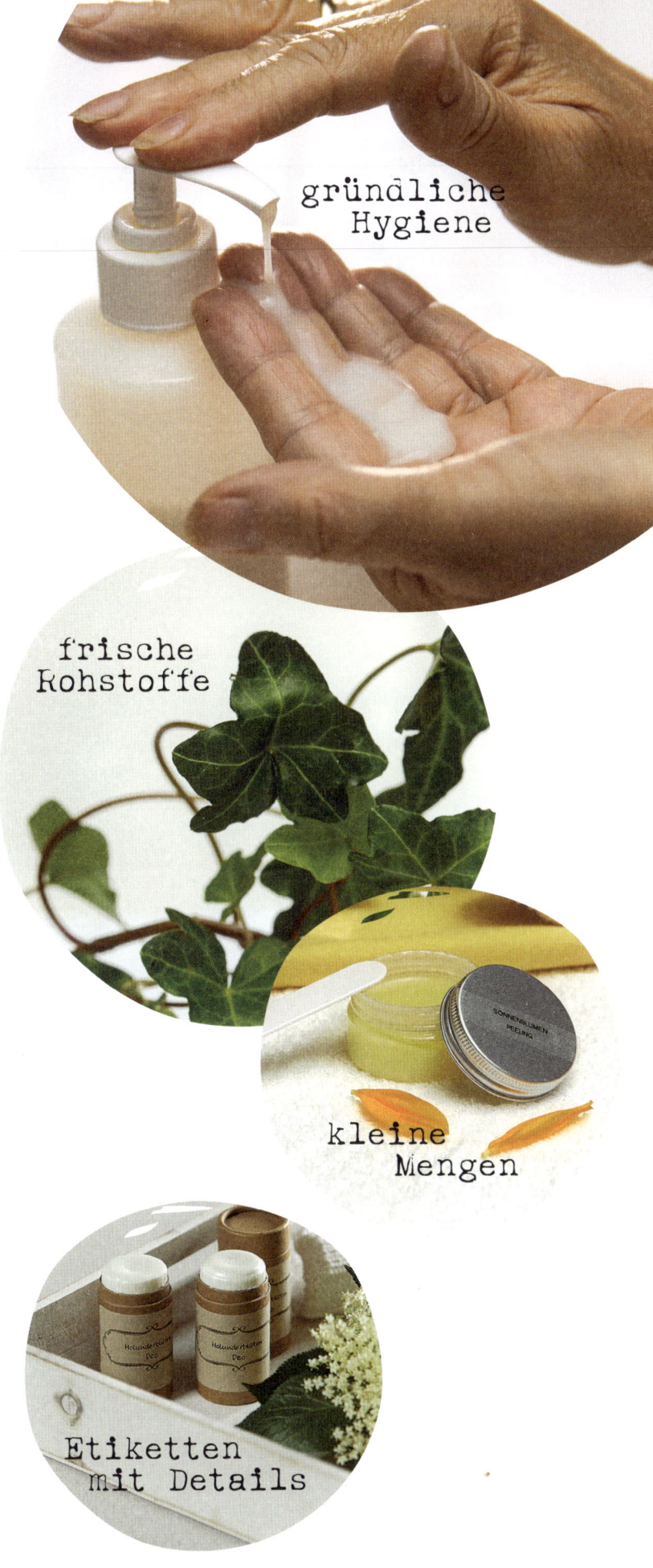

gründliche Hygiene

frische Rohstoffe

kleine Mengen

Etiketten mit Details

Die Beteiligten

Was wäre all das Wissen, wenn es nicht fotografisch ansprechend für dieses Buch in Szene gesetzt, beschrieben und gelayoutet wäre? Dass die Autorin Freude an der Naturkosmetik zum Selbermachen nun mit vielen Freunden, Leserinnen und Lesern, Fans, Naturbegeisterten und Umweltbewussten teilen darf, verdankt sie diesen Personen, die zum Gelingen des Buches maßgeblich beigetragen haben.

Claudia Wilhelmi

AUTORIN & SEIFENSIEDERIN

Die Begeisterung für das Herstellen von Seifen aus Naturprodukten erfasste die Autodidaktin (*1964) vor knapp 20 Jahren bei einem USA-Aufenthalt. Schon bald hatte sie sich das Wissen angeeignet, die Zutaten und alle notwendigen Utensilien angeschafft und eine eigene Manufaktur eröffnet. Heute sind ihre Produkte „handmade in Wiesbaden/Germany" und weit über die Landesgrenzen hinaus gefragt. Fast wäre das Fotoshooting zu diesem Buch aufgrund eines Großauftrages „baden gegangen". Doch die 5000 Seifen sind fertig, individuell gelabelt und einzeln in Seidensäckchen verpackt. Da waren die rund 50 Rezepturen und Herstellungsverfahren für die hier im Buch gezeigten Naturkosmetikprodukte geradezu eine Erquickung! Das Lebensmotto der quirligen Frohnatur lautet: „Wollen, anpacken, durchstarten – dann wird`s schon werden!" Der Erfolg hat ihr bislang recht gegeben.

Michael Wilhelmi

MANAGER & SEELENBEGLEITER

Auch die lebhafte und stets munter plaudernde Claudia kann den gelernten Werkzeugmacher (*1959) nicht aus der Ruhe bringen. Dabei hat der Fels in der Brandung und faktisch besehene Manager seiner Frau geradezu zwei Jobs. Ob die fehlenden Ringelblumen, das Anrühren von Emulsionen oder das Verpacken von Hunderten von Seifenprodukten am Feierabend, Wochenende oder am Urlaubstag, ihm ist kein Weg zu weit und kein Auftrag zu stressig. Claudia und er sind ein Dreamteam, deshalb war er auch in jeder Minute bei dem Fotoshooting zu diesem Buch dabei. Dass er stets der Erste ist, der die Naturprodukte seiner Frau testen darf, hält ihn auf ganz besondere Weise munter und jung. Sein Lebensmotto: „Das Leben ist zu kurz und kostbar, um sich zu ärgern und verdrießlich zu sein!" So ist jeder Tag mit ihm pure Harmonie.

Hella Henckel

REDAKTEURIN & HERAUSGEBERIN

Natur in ihrer genussvollen Vielfalt zu entdecken und dies in Form von Buchkonzepten vielen anderen zugänglich und zur Freude werden zu lassen, ist ihre Leidenschaft. Somit war die Begegnung mit Claudia geradezu eine Offenbarung und Ergebnis einer Seelenverwandtschaft. Die größte Herausforderung zu diesem Buch stellte jedoch das Strukturieren des überschäumenden Ideenreichtums der Natur-Alchemistin dar. In ihrem Kühlschrank hat die Redakteurin (*1958) bereits Platz für die Zutaten für Naturkosmetika geschaffen und ein Destillationsapparat steht auch schon auf der Anschaffungsliste. Und dass Pflanzen nicht nur schön sind, sondern die Beschäftigung mit ihnen auch glücklich macht, ist für die studierte Gartenbauingenieurin eine grundlegende Lebenserkenntnis. Ihr Lebensmotto: „Mit Sonnenschein im Herzen ist jeder Tag ein Gewinn!" So war jeder Produktionstag ein sonniger.

Alexander Heide

FOTOGRAF

Dass die Schönheit der Natur nicht im Garten aufhört, weiß er aus mehrjähriger Tätigkeit in dem auf Blumen und Pflanzendesign spezialisierten Verlagshaus BLOOM's. Dass aber auch der Bereich der persönlichen und körperlichen Wellness Teil der Natur sein kann, hat der begeisterte Fotokünstler (*1978) beim Shooting zu diesem Buch eindrucksvoll erleben dürfen. Ob es sich um die herbstlichen Früchte wie Apfel, Quitte, Walnuss oder die mehr oder weniger beliebten Kräuter wie Giersch, Gänseblümchen und Rotklee im Frühjahr handelt – alle diese Pflanzen sieht er mittlerweile mit anderen Augen und weiß nun um ihre verschönernde Kraft für Haut und Seele. Sein Lebensmotto: „Offensein für Neues, dann wird das Leben nie eintönig." Dies hat sich bei der Fotoproduktion zu diesem Buch wieder unter Beweis gestellt.

Adriani Schmidt

GRAFIKDESIGNERIN

Sich immer wieder neuen Themen zu stellen, um diese grafisch aufzubereiten, bereitet der leidenschaftlichen Gestalterin (*1987) besondere Freude. Die stete Herausforderung, auch das Thema Natur mit ihrer Pflanzen- und Verwendungsvielfalt zeitgemäß variabel zu halten, erledigt sie dabei mit selbstverständlicher Nonchalance. Dass dabei auch Allerwelts-Pflänzchen aus dem Garten oder vom Wiesenrand tiefgehende Wirkungen für das eigene Wohlbefinden, die Schönheit und das Bewusstsein von Frauen entfalten können, hat ihr die Thematik der Naturkosmetik in besonderem Maße vor Augen geführt. Am liebsten hätte sie sich selbst in den Frotteemantel gehüllt und den Freundinnen-Wellness-Nachmittag miterlebt. So erfreut sie sich an den Bildern und ist sich sicher, so etwas wird sie auch mal veranstalten! Ihr Lebensmotto: „Stillstand wäre Rückschritt, Weitergehen ist die Zukunft." Das hat sie bei diesem Buchlayout wieder mal besonders verdeutlicht.

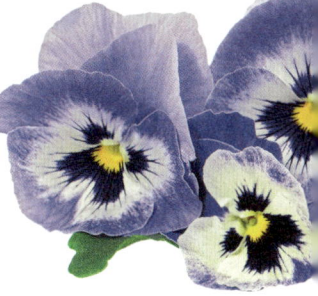

Inhalte nach Reihenfolge

018 Badekugeln aus Kiefernspitze

020 Balsam aus Kiefernspitze

022 Seife aus Kiefernspitze

024 Gesichtscrème aus Rotklee

026 Körperbalsam aus Giersch

028 Badesalz aus Giersch

030 Gesichtscrème aus
Gänseblümchen

032 Gesichts- und Handmaske
aus Gänseblümchen

034 Crème-Deostift aus
Holunderblüten

036 Handcrème aus Holunder

038 Bodyspray aus Pfingstrosen

040 Parfumcrème aus Pfingstrosen

042 Haarseife aus Brennnesseln

044 Haarstärkung aus Brennnesseln

048 Sonnenmilch aus Sanddorn

050 Sonnencrème aus Sanddorn

052 After-Sun-Fluid aus Rotem
Sonnenhut

054 Lippenbalsam aus Rosen

056 Heilsalbe aus Ringelblumen

058 Gesichtsmaske aus Ringelblumen

060 Schüttel-Lotion aus Lavendel

062 Blüten-Gel fürs Gesicht aus
Lavendel

064 Zwei-Minuten-Gesichtspeeling
aus Sonnenblumen

066 Gesichtsreinigung aus
Sonnenblumen

068 Körperlotion aus Mohnblumen

070 Ölseife aus Mohnblumen

072 Body-Peeling mit Efeu-Öl

074 Anti-Cellulite-Körperbutter
aus Efeu

076 Haarspülung aus Kapuzinerkresse

078 Shampoo aus Kapuzinerkresse

082 Waschlotion aus Kürbis

084 Gesichtsmaske aus Kürbis

086 Körperlotion aus Kürbis

088 Bodypeeling aus Walnuss

090 Bodymousse aus Walnuss

092 Gesichtscrème aus Apfel

094 Gesichtstonic aus Apfel

096 Maske mit Quitte

098 Gesichtsgel aus Quitte

100 Körpercrème aus Rosskastanie

102 Shampoo aus Rosskastanie

106 Handmaske aus Hagebutte

108 Handcrème aus Hagebutte

110 Rasiercrème aus Zaubernuss

112 Aftershave aus Zaubernuss

114 Badesalz aus Wacholder

116 Fußcrème aus Wacholder

118 Balsam aus Kirschharz

120 Massage-Öl aus Kartoffeln

122 Maske aus Kartoffeln

124 Balsam aus Mahonie

Service

006 Die Pflanzenöle

008 Blüten-Hydrolat herstellen

010 Die Tinkturen

012 Ätherische Öle

014 Seife herstellen

126 Wellness mit Freundinnen

130 Das kleine Naturkosmetik-ABC

136 Die Grundausstattung

138 Die Haltbarkeit und worauf
geachtet werden sollte

140 Die Beteiligten

Inhalte nach Kosmetika

BADEKUGELN, BADESALZ

018 Badekugeln aus Kiefernspitze

028 Badesalz aus Giersch

114 Badesalz aus Wacholder

BALSAME

020 Balsam aus Kiefernspitze

026 Körperbalsam aus Giersch

118 Balsam aus Kirschharz

124 Balsam aus Mahonie

CRÈMES

024 Gesichtscrème aus Rotklee

030 Gesichtscrème aus Gänseblümchen

036 Handcrème aus Holunder

056 Heilsalbe aus Ringelblumen

068 Körperlotion aus Mohnblumen

074 Anti-Cellulite-Körperbutter aus Efeu

090 Bodymousse aus Walnuss

092 Gesichtscrème aus Apfel

100 Körpercrème aus Rosskastanie

108 Handcrème aus Hagebutte

116 Fußcrème aus Wacholder

DEOS

034 Crème-Deostift aus Holunderblüten

DÜFTE

040 Parfumcrème aus Pfingstrosen

038 Bodyspray aus Pfingstrosen

ERFRISCHUNGEN

060 Schüttel-Lotion aus Lavendel

062 Blüten-Gel fürs Gesicht aus Lavendel

094 Gesichtstonic aus Apfel

098 Gesichtsgel aus Quitte

LIPPENPFLEGE

054 Lippenbalsam aus Rosen

MASKEN

032 Gesichts- und Handmaske aus Gänseblümchen

058 Gesichtsmaske aus Ringelblumen

084 Gesichtsmaske aus Kürbis

096 Maske mit Quitte

106 Handmaske aus Hagebutte

122 Maske aus Kartoffeln

MASSAGE-ÖLE

120 Massage-Öl aus Kartoffeln

PEELINGS

064 Zwei-Minuten-Gesichtspeeling aus Sonnenblumen

072 Body-Peeling mit Efeu-Öl

088 Bodypeeling aus Walnuss

RASIERCRÈMES, AFTERSHAVES

110 Rasiercrème aus Zaubernuss

112 Aftershave aus Zaubernuss

SEIFEN, WASCH- UND REINIGUNGSLOTIONEN

022 Seife aus Kiefernspitze

066 Gesichtsreinigung aus Sonnenblumen

070 Ölseife aus Mohnblumen

082 Waschlotion aus Kürbis

086 Körperlotion aus Kürbis

SHAMPOOS, HAARSEIFEN, HAARPFLEGE

042 Haarseife aus Brennnesseln

044 Haarstärkung aus Brennnesseln

076 Haarspülung aus Kapuzinerkresse

078 Shampoo aus Kapuzinerkresse

102 Shampoo aus Rosskastanie

SONNENSCHUTZ

048 Sonnenmilch aus Sanddorn

050 Sonnencrème aus Sanddorn

052 After-Sun-Fluid aus Rotem Sonnenhut

Bezugsquellen

Zutaten & Rohstoffe

www.dragonspice.de

www.behawe.com

www.spinnrad.de

www.manske-shop.com

www.meinekosmetik.de

www.kosmetikmacherei.at

www.naturkosmetik-werkstatt.at

www.spinrad.de

Ätherische Öle & Hydrolade

www.aromaland.de

www.essence.de

www.etherischeoele.de

www.primaveralife.com

Laborbedarf

www.laborshop24.de

www.biologie-bedarf.de

Verpackungen

www.rosa-heinz.de

www.dosenprofi.com

www.etsy.de

Auf der Seite von www.olionatura.de, der Naturkosmetik-Expertin Heike Käser finden sich detaillierte Informationen zum Thema.

Auf der Seite www.naturseife.com finden sich vielfältige Informationen rund um das Thema Seifenherstellung.

Impressum

Herausgeber

BLOOM's GmbH,
Ratingen/Deutschland

Redaktion / Text

Hella Henckel

Rezepturen

Claudia Wilhelmi

Fotos

Alexander Heide/
BLOOM's GmbH

Grafikdesign / DTP

Adriani Schmidt
Kathrin Zoermer
Gordian Jenal

©BLOOM's GmbH
Halskestraße 46
40880 Ratingen
T +49 2102 9644-0
F +49 2102 896073
info@blooms.de | blooms.de

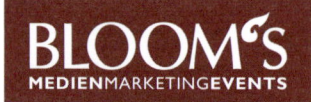

1. Auflage 2020
ISBN 978-3-96563-039-0